好妈妈圣经

Haomama Shengjing

新妈妈最想要的
婴幼儿护理全书

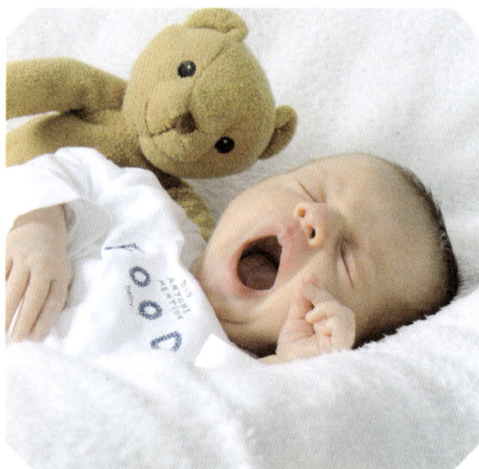

曲东◎主编

首都儿科研究所 主任医师

新时代出版社

New Times Press

图书在版编目（CIP）数据

新妈妈最想要的婴幼儿护理全书 / 刘晶晶编著. ——

北京 ：新时代出版社，2013.11

（好妈妈圣经 / 曲东主编）

ISBN 978-7-5042-2107-0

Ⅰ．①新… Ⅱ．①刘… Ⅲ．①婴幼儿－护理－基本

知识 Ⅳ．①R174

中国版本图书馆CIP数据核字(2013)第294751号

新时代出版社 出版发行

（北京市海淀区紫竹院南路23号　邮政编码100048）

北京市雅迪彩色印刷有限公司印刷

新华书店经售

*

开本 710×1000　1／16　印张 21　字数 350千字

2013年11月第1版第1次印刷　印数 1-6000册　定价 68.00元

（本书如有印装错误，我社负责调换）

| 国防书店： | (010) 88540777 | 发行邮购： | (010) 88540776 |
| 发行传真： | (010) 88540755 | 发行业务： | (010) 88540717 |

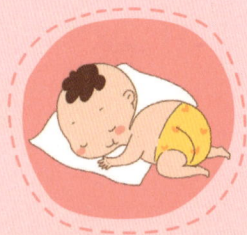

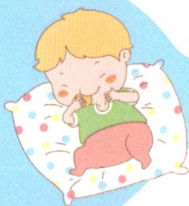

本系列旨在帮助准妈妈、新妈妈孕育、养育聪明健康的好宝宝，指导家人更好地照顾新生儿，给宝宝最健康的护理、最科学的营养保障。

胎教育儿：胎教的目的，不是教胎儿唱歌、识字、算算术，而是通过各种适当的、合理的信息刺激，促进胎儿各种感觉功能的发育成熟，为出生后的早期教育打下一个良好的基础。适宜的开发，大脑越发育大脑皮质的沟回相应地也就会越多，孩子也就越聪明。

读懂婴语：婴语就是婴儿的"特有语言"，是婴儿与外界交流和表达情绪的重要途径，同时也是婴儿表达需求和生理情况的一种能力。在养育宝宝的过程中，父母与婴儿之间的互动非常重要，对于宝宝的"婴语"表达，得到父母的及时回应与处理，对婴儿健康成长有着重要的意义。

婴幼儿护理：初为人母，你的身边一定充满了各种建议，但你要相信，没有人比你更了解你的宝宝！在掌握正确的婴幼儿护理知识的同时，相信自己的直觉，并且记住无尽关爱，安睡畅玩才是重要的！

宝宝营养：对于刚刚来到这个世界的小宝宝，让他们健康快乐地成长，哺乳期强调母乳喂养；4～6个月后要注意合理添加辅食；会吃东西后又要注意营养均衡。宝宝的营养健康始终是父母最关心的话题，宝宝身体发育所必须的各类维生素，合理地摄取不但在宝宝身体免疫力差时尤为重要，且在日常生活中也不可忽略。

这是一套实实在在的孕期胎教、新生儿护理、宝宝营养和读懂宝宝婴语的实用宝典。本套图书就像是经验丰富而充满热情的私人儿科医生，无微不至地解答准妈妈、新妈妈在育儿过程中可能遇到的所有问题，帮助新手爸妈打消顾虑、摆脱压力，轻松享受育儿生活。

目录 contents

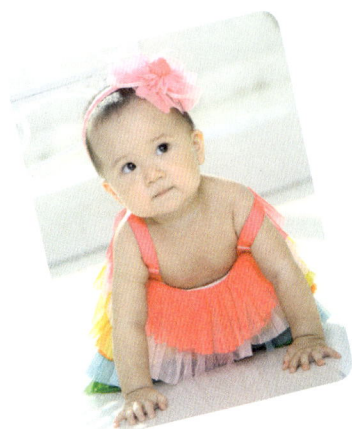

PART 02 宝宝0~2岁·195

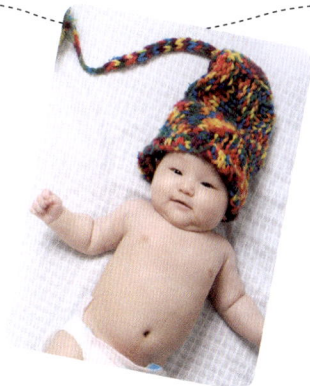

PART 03 宝宝 2~3 岁 · 271

PART 01
宝宝0~1岁

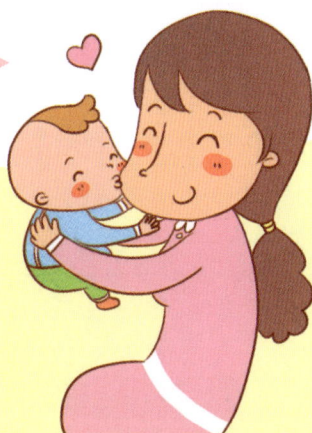

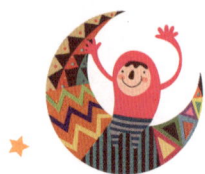

宝宝的第1个月

认识新生宝宝

胎儿皮脂

新生宝宝的皮肤外覆盖着一层白色、黏稠样的物质，称为胎儿皮脂。胎儿皮脂主要分布于独立的部位，如面部和手部。不同的医院对胎儿皮脂的处理方法不同，有的医院认为胎儿皮脂是一种对抗小型感染的天然屏障，无须处理。而有些医院会在出生后就给婴儿擦去皮脂。最近几年普遍认为没有必要擦去婴儿的皮脂，不仅是因为皮脂具有保护作用，而且还因为皮脂可以在几天内被皮肤吸收。但是，如果皮脂过多地积于皮肤褶皱内，最好还是加以清理，以防对皮肤产生刺激。

头型与卤门

卤门位于宝宝的头顶，为骨骼尚未结合好的部位。一般在宝宝2岁后才能全部结合。孩子卤门的皮肤比较硬，但是请注意不要用力压这个部位。宝宝卤门的作用在于经过产道时，保证柔软的头骨可以重新排列，以适应产道。

眼睛

大多数宝宝的眼睛由于正常生产时的挤压，看起来有些肿大，一般几天内即可消失。另外，不要把宝宝眼睛的分泌物当作正常现象，宝宝可能患有中度的感染，俗称粘性眼，应该找医生处理。切记不要随便给宝宝使用眼药水或药膏。

生殖器官与乳腺

男宝宝和女宝宝在出生时的生殖器与身体的其他部位相比，都比较大。睾丸或阴部发红，可能有感染。这是正常的，是母亲的激素通过胎盘影响胎儿血液所致，严重时还会引起女宝宝的白带和阴道内流出少量的血液。这同样也是正常现象，几天后会自然恢复。男宝宝和女宝宝的出生时的乳房都较大，有时可能会有少量的乳汁产生，也是由于母体中激素作用于胎儿所致，稍后会自然恢复正常。所以不要给宝宝挤奶头，乳房肿胀会在几天内自然消失。

新生宝宝的行为

视觉

通常新生宝宝在觉醒状态时能注视物体，并且能追随物体移动的方向，尤其对颜色鲜艳的物体，更容易表现出兴趣。比如在宝宝的头顶上方挂上一个红色的气球，宝宝就会用眼睛追随气球移动的方向，有时还会专注地注视着某一个物体。新生宝宝对光也比较敏感，遇到强光刺激时就会闭眼。

听觉

新生宝宝出生时，由于耳朵的鼓室没有空气和有羊水潴留等原因，听力稍差，生后3～7天，听力就已经很好了。如果在宝宝的耳边轻声呼唤，宝宝会把头转向发声的方向，有时还会用眼睛去寻找声源。如果声音过大，宝宝则会用哭叫表示抗议。宝宝的听觉起始于胎儿期。近年来，儿童早期教育研究者认为，胎儿在母亲腹内已有听觉，早期听觉刺激是胎教的主要方法之一。因此，对于宝宝来说，听觉是各项智能里最基础的因素。

神经反射

1. 觅食反射，可以用手指轻轻触一触宝宝的面颊，正常情况下，宝宝就会反射性地把头转向触及的该侧，若触及他的口唇，他就会噘起小嘴，似小鸟觅食状。

2. 拥抱反射，可以在宝宝仰卧位的时候，轻轻拉起他的双手，使躯体慢慢抬高，当肩部略微离开床面时突然松手，正常新生儿会出现两臂外展、伸直，继而内收，并向胸前屈曲，类似于拥抱的动作。（当然，检查动作要轻柔，千万别吓着宝宝，更要注意别伤着宝宝）

3. 交叉伸腿反射，也不妨试着做一下。可以用一只手按住孩子一侧膝关节，另一只手划一下该侧的足底，这时可见他的对侧下肢上缩、伸直，然后内收，触及受刺激的下肢或与之交叉。

这些神经反射都属于新生儿期的暂时性反射，正常情况下，生后3～4个月自然消失。如果宝宝在新生儿期不出现这些反射，或者生后3～4个月反射仍不消失，应该到医院请医生协助检查一下。

新生宝宝需要做的检查

第一次检查："阿氏评分"

阿氏评分是检查宝宝身体状况的标准评估方法，也是宝宝出生后接受的第一次检查，一般在出生后立刻进行。**时间**：出生后 1 分钟、5 分钟和 10 分钟分别评估。

第二次检查：足跟血化验

时间：新生儿出生进食 48 小时后。在新生儿出生进食 48 小时后，由脚跟采取少量的血液滴在特制的滤纸片上，待阴干后封袋寄至筛检中心检查，可检验先天性甲状腺低功能症、G-6-PD 缺乏症、苯酮尿症、高胱胺酸尿症及半乳糖血症。

第三次检查

时间：出生后 28 天。

身高及体重：这是了解宝宝生长发育的重要指标。足月新生儿身高在 47～53 厘米，体重在 2550 克以上，平均 3000 克左右。
头部：观察头颅的大小和形状，轻抚宝宝的头皮，以感觉骨缝的大小、囟门的紧张度、有无血肿。
眼睛：将红球放在距双眼 30 厘米左右的地方，水平移动红球，观察宝宝的双眼能否追视红球。
耳朵：足月新生儿耳廓发育好，耳廓直挺。
颈部：有无斜颈，活动是否自如，用手指由内向外对称地摸两侧，以感觉有无锁骨骨折。
胸部：观察胸部两侧是否对称，有无隆起，呼吸动作是否协调，频率应在 30～45 次／分，有无呼吸困难。用听诊器听肺部的呼吸音。
腹部：先看有无胃蠕动波和肠型，然后用手轻轻抚摸，感觉是否腹胀及有无包块。脐部有无脐膨出，残端有无红肿及渗液。
臀部：皮肤是否光滑，注意是否存在脊柱裂。
生殖器及肛门：注意有无畸形，男婴的睾丸是否下降至阴囊。
四肢：有无多指或并指（趾），双大腿能否摊平，以了解有无先天性髋关节脱位。

了解新生宝宝的需求

肚子饿了

一般宝宝饥饿时，哭声都会很宏亮，同时小脑袋不停地来回活动，小嘴做着吸吮的动作，不停地寻找乳头。当把乳头送到宝宝的嘴边时，哭声马上就停止，会急不可待地衔住乳头，满意地吸吮着，吃得非常认真，很难被周围的动静打扰。而且吃饱后会安静入睡，或是满足地四处张望。

尿布湿了

宝宝在睡觉的时候突然大哭起来，这时首先要检查是不是尿布湿了，如果是尿布湿了，换块干爽的，宝宝就会安静下来。

感觉冷、热

一般宝宝感觉冷时，哭声会较弱，并且身体紧缩、手脚冰凉、面色苍白，这时把宝宝抱在温暖的怀中或加盖衣被，宝宝感到暖和了，就会不哭了。

如果看到宝宝哭得满脸通红、满头是汗，一摸身上也是湿湿的，大多是因为衣服穿得太厚或是铺盖太厚，那么要减少衣服或铺盖，宝宝感觉舒服了，就会不哭了。

做梦了

有时候，尿布并没有湿，可能是因为宝宝做梦了，或者睡得不舒服需要换一个睡姿。这时，妈妈可以拍拍宝宝，然后给宝宝换个睡姿，宝宝就会接着睡了。

想要人陪

有的时候，宝宝没有尿湿尿布，也不在睡觉，冷热也适合，但是宝宝还是哭，这时候可能是因为宝宝觉得没人理他，所以这时抱着哄哄他，宝宝就会停止哭闹了。

生病了

有的时候，父母感觉宝宝在无缘无故不停地哭闹，用什么办法也不管用。这时候，要注意宝宝是不是生病了，用手摸一摸宝宝是不是发热，注意观察宝宝的精神状况以及吃奶的状况。一旦发现有异样，这就表明宝宝可能生病了，要尽快请医生诊治。

新生宝宝的重点能力训练

运动能力训练

竖抱抬头：每次给宝宝喂完奶后，将宝宝竖直抱起来，使宝宝的头部靠在父母肩上，轻拍几下背部，一方面使其打个嗝以防吐奶，另一方面也可以促进颈部肌肉张力的发展，试着不要扶头，让头部自然挺立片刻。进行这个训练，先看宝宝的情况，如果可以在每次喂完奶后，都可以做一下。

俯卧抬头：在两次喂奶中间，如果宝宝醒着，可以让宝宝俯卧在床上，用手抚摩宝宝背部，同时用小铃棒逗引宝宝抬头，并左右侧转动。

做体操：每天给宝宝洗完澡后，可以给宝宝做四肢被动体操。双手轻轻握住宝宝的手或脚，按节拍做四肢运动，使宝宝感到舒适、愉快。如果宝宝比较紧张、烦躁，可暂缓做操，改为皮肤按摩，等宝宝慢慢适应了，再做被动体操。

抓握训练：轻轻抚摩宝宝的双手，按摩手指，不断引起抓握反射，输入刺激信息。当你用手指（或细棒）触碰宝宝的手掌时，他的小手能握住不放。

言语能力训练

这个月的宝宝最喜欢看妈妈的脸，而且妈妈与宝宝的接触时间最多，可利用一切机会与宝宝交流。当妈妈在喂奶、换尿布或抱起宝宝时，要经常和他说话，并对他微笑，或者做一些丰富的面部表情，如挤眼睛、咧嘴、伸舌头、微笑，同时可以说"宝宝看看妈妈""宝宝吃奶""宝宝真乖"等话语同宝宝交流。

除了和宝宝谈话外，还可以和宝宝逗乐。妈妈可以摸摸宝宝的头，轻轻挠挠宝宝的小肚皮，以引起宝宝注意，并逗引他微笑。当婴儿微笑时，要给予夸奖，如"宝宝真能干"同时妈妈还可以抚摸亲吻宝宝。

认知与社交能力训练

在宝宝的小床上方，挂一个色彩鲜艳可以转动、并能发出声音的床铃，让宝宝注视，使宝宝的视线随着玩具移动，或者随着玩具的声音，手足舞动。每次几分钟，每日数次。出生半个月后，每天还可以将宝宝竖直抱片刻，让宝宝可以看到房间内各种形态的物品，并用轻柔的语气向宝宝介绍周围的物品。

宝宝的习惯姿势及本能动作

宝宝总是舒服地蜷缩着

因为宝宝出生前一直都是蜷着身体待在妈妈的子宫里，所以新生儿在刚出生后的一段时间里可能看起来是"蜷缩着"的，他的胳膊和双腿还没有完全伸展开。

妈妈完全不必担心：宝宝会慢慢伸展开来。到大约6个月的时候，他就会完全伸展了！宝宝离开了温暖、安全的子宫后，正在适应子宫外的生活，他可能会喜欢被舒舒服服地包裹在柔软的毯子里。

宝宝出生后会带有一些反射。比如惊吓反射——当他听到到很大的声音或感受到突然的动作时会自动拱起背来，伸开手臂和腿，甚至他还会放声大哭。新宝宝即使在睡觉时，也会有这种反应，但几个月以后就会逐渐消失了。

其他的新生儿反射包括巴宾斯基反射（你用力挠宝宝的脚心时，他的大脚趾会向后弯曲，其他几个脚趾则呈扇形张开）；跨步反射（当宝宝的脚碰到坚固的平面时，他好像要迈步或者跳舞），还有挺舌反射（当你把东西放在宝宝的舌头上时，他会把舌头吐出来）。

本能的动作

寻根反射——宝宝与生俱来的另一种反射，帮助他找到妈妈的乳房，并且学会如何吮奶。当妈妈用手指或乳头接触新生宝宝的脸颊、嘴唇或嘴巴时，宝宝会转过头来面对着你，同时张开嘴巴。留意宝宝的小嘴怎样开始吮吸——他在告诉你他知道怎样吃奶！妈妈可以把手指放到宝宝嘴里，靠着宝宝的上颚，看看他怎样开始吸吮。

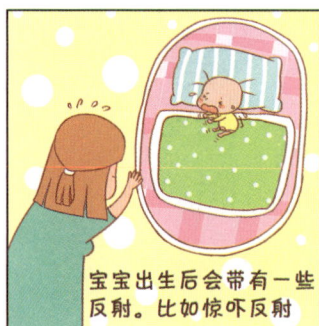

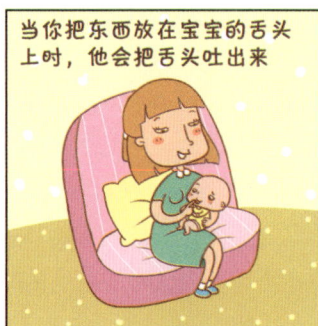

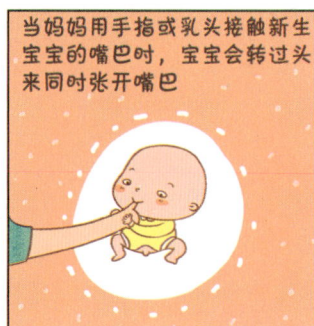

宝宝出生后会带有一些反射。比如惊吓反射

当你把东西放在宝宝的舌头上时，他会把舌头吐出来

当妈妈用手指或乳头接触新生宝宝的嘴巴时，宝宝会转过头来同时张开嘴巴

宝宝吃、睡、味觉、嗅觉

养成吃和睡的规律

吃是新生儿生活中的头等大事，其次就是睡觉了。多数新生儿，不管是在白天还是晚上，每 2～3 个小时就要吃一次。宝宝睡觉也是断断续续的，而且宝宝之间的差别也很大。一天 24 小时里，宝宝可能有 16～17 个小时在睡觉，通常会分成大概 8 个"小觉"。为了降低宝宝猝死综合征的风险，要确保宝宝是仰卧睡觉。到满月时，宝宝可能已经养成了一套吃和睡的规律，但不要强迫他遵守规律。

味觉和嗅觉

新生儿的味蕾数量似乎比成年人多。他对甜和苦这两种味道的感知与生俱来，但对咸味食物的反应要在 5 个月之后才有。宝宝生下来就会使用他的嗅觉，而且能够找出气味是从哪里来的：留意观察，当他闻到难闻的气味时，他是怎样把小脑袋扭开的。研究表明，5 天大的新生儿会转向溢满了母乳的垫子，这表明他们能闻到母乳的味道；而且，几天后，他们会表现出对自己妈妈乳汁的偏爱。利用他的嗅觉，宝宝可以蹭着找到妈妈的乳房。

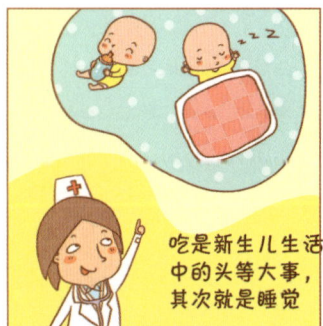

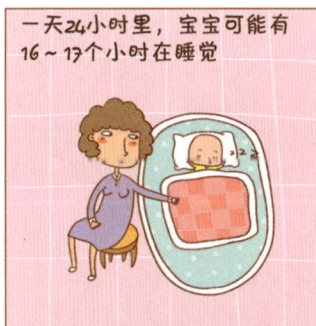

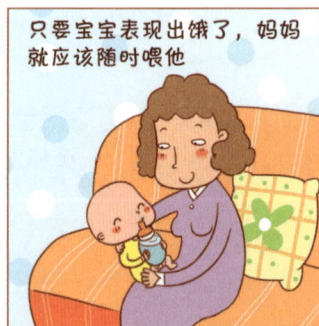

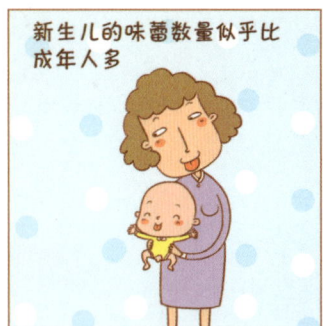

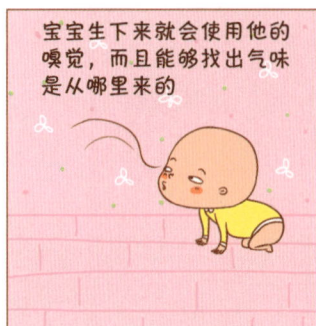

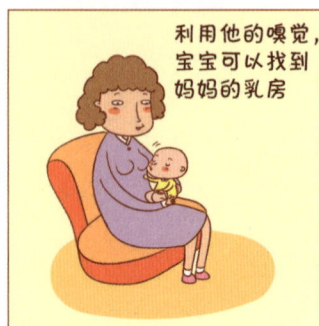

吃是新生儿生活中的头等大事，其次就是睡觉

一天24小时里，宝宝可能有16～17个小时在睡觉

只要宝宝表现出饿了，妈妈就应该随时喂他

新生儿的味蕾数量似乎比成年人多

宝宝生下来就会使用他的嗅觉，而且能够找出气味是从哪里来的

利用他的嗅觉，宝宝可以找到妈妈的乳房

宝宝的眼里只有你

现在宝宝看东西还是模模糊糊的。小宝宝天生是个近视眼，只能看清眼前20～25厘米左右的东西，所以只有你紧紧抱着他时，他才能看清你的脸。

如果宝宝一开始没看你的眼睛，也不必担心，刚出生的宝宝可能会更注意你的眉毛、刘海或你正在动的嘴巴。在月子里，宝宝渐渐认识你了，就会更愿意跟你进行眼神交流了。研究表明，相比其他图案和颜色，刚出生的宝宝最喜欢看人的脸。其次就是对比鲜明的东西，比如国际象棋棋盘那样的黑白格子。

妈妈要多离宝宝近点儿，让宝宝好好看清楚妈妈的样子。当妈妈或爸爸给宝宝喂奶时，慢慢地把头从左晃到右，看宝宝的眼睛会不会跟着走。这种练习有助于锻炼宝宝的眼部肌肉。如果感觉宝宝看你的时候有点对眼，也不要大惊小怪，对于刚出生的宝宝来说，在第一个月左右眼神游移或有点儿对眼是很正常的。

关于宝宝的喂养问题

如果你是母乳喂养，妈妈可能不知道宝宝是不是吃饱了，因为这个时候的宝宝多半总是显得很饿。宝宝大概确实很容易饿，因为他两三个小时就能把母乳消化光。

妈妈可以通过一些迹象来判断宝宝是不是吃饱了，比如：喂完宝宝以后，乳房是不是空了，感觉更软了；宝宝的皮肤是不是结实、颜色好，按一按能弹回来，如果宝宝脱水了，按压他的皮肤时，皮肤会有个小坑，过一会儿才会复原；宝宝的体重和身长是不是都在增长；喂奶时能不能听见宝宝吞咽的声音（房间要安静才行）；宝宝拉的大便是不是黄色或一天拉几次深色大便；宝宝是不是一天至少要换五六次纸尿裤，或者七八次布尿布。

不管是母乳喂养还是给宝宝喝配方奶，别忘了每个宝宝成长的速度都不一样，而且到了一定时候，宝宝长大的速度都会放慢。另外，如果宝宝出生时比较大，可能长得就会稍微慢一点。如果宝宝基本上按时达到了他的各个成长里程碑，跟家人相处融洽，而且各方面都挺健康愉快的，那他就应该长得不错。但如果定期称体重发现宝宝长的速度不够快，可能就是没有吃好，或者营养吸收不好。

宝宝排便状况及行为发育

宝宝的大便

一开始，刚出生的宝宝排出的是黏稠、墨绿色的胎粪，这是他还在妈妈的子宫里时肠道积累的东西。当宝宝开始吃奶，并排净胎粪后，他的大便就会开始变成黄色。不过，如果是母乳喂养，宝宝大便的颜色会随着妈妈吃的东西而变化；如果是吃配方奶，则会随着吃配方奶的数量和种类而变化。另外，宝宝大便的颜色还跟宝宝体内水分的多少有关。刚出生的宝宝每天可能要大便 8～12 次之多，但只要他每天至少能大便一次就应该是正常的。

行为发育

在这么小的时候，宝宝本能地认识人脸和表情动作，有时甚至能够模仿。你可以试试凑近宝宝的小脸，伸几次舌头或扬几次眉毛，然后看看宝宝会不会模仿你的动作。即使宝宝现在还不能模仿你的表情，他也在仔细观察，并且在学习。就算你逗了宝宝半天，他好像一点反应也没有，也不用着急。宝宝可能只是困了或累了，需要休息一会儿。

多让宝宝趴

小宝宝每天睡觉时间很长，为了减少宝宝猝死综合症（SIDS）的风险，最安全的睡觉姿势就是平躺着。随着宝宝逐渐长大，他醒着的时间会越来越多，当宝宝醒着的时候，要让他多趴趴。宝宝每天都应该趴一会儿，这样有助于加强他的颈部肌肉。所以妈妈应该从现在起，就让宝宝逐渐习惯趴着的姿势，否则宝宝长大一些后，可能就不愿意趴了。

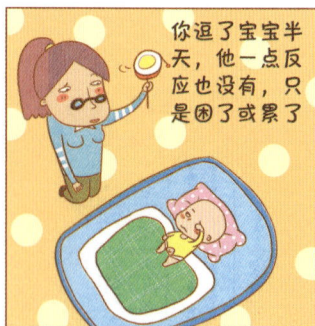

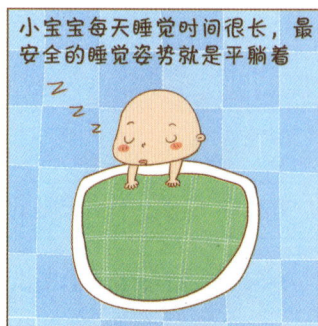

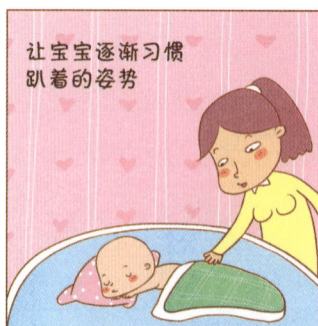

你逗了宝宝半天，他一点反应也没有，只是困了或累了

小宝宝每天睡觉时间很长，最安全的睡觉姿势就是平躺着

让宝宝逐渐习惯趴着的姿势

宝宝适应崭新生活

宝宝的本能：寻找妈妈

妈妈的子宫是一个温暖、舒适的地方，宝宝离开妈妈的身体后，需要一段时间来适应他在子宫外看到的、听到的和感觉到的一切。现在，你也许还看不出宝宝的太多个性，因为他的时间都是在睡觉、安静的清醒和活跃的清醒这三种状态中度过的。

宝宝目前所知道的唯一的交流方式就是哭，但是你可以通过说话和抚摸他，来与他交流。宝宝现在能够认出妈妈的声音，并能从其他人说话的声音中分辨出妈妈的声音来了。宝宝也许喜欢被抱着、被爱抚，喜欢有人亲亲他、抚摩他、给他按摩、有人抱着他到四处走走。当他听到妈妈的声音、看到妈妈时，宝宝甚至会发出"啊啊"的声音。当妈妈在人群中时，他会急切地想找到妈妈。

过度哭吵

如果宝宝每次连续哭吵3个小时以上，一周超过3天都是这样，而且持续至少3周，同时，也不是因为生病或身体不适而哭闹，那么有可能是宝宝过度哭吵——这是指宝宝在其他方面都很健康，但却哭闹不停。

过度哭吵的宝宝可能会表现出非常的不舒服，一会儿他会把小腿挺直，一会儿又会向上蹬，而且还会放屁。这种哭闹和不舒服在一天中的任何时间都有可能发生，但一般在下午6点到午夜间最严重。所幸的是，过度哭吵不会永远持续下去。60%的宝宝到3个月时，就已经过了最严重的阶段，90%的宝宝到4个月大时，就开始有所好转了。

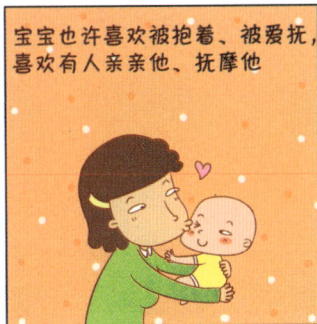

宝宝也许喜欢被抱着、被爱抚，喜欢有人亲亲他、抚摩他

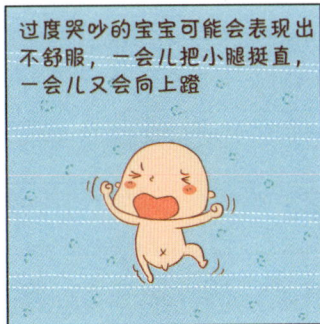

过度哭吵的宝宝可能会表现出不舒服，一会儿把小腿挺直，一会儿又会向上蹬

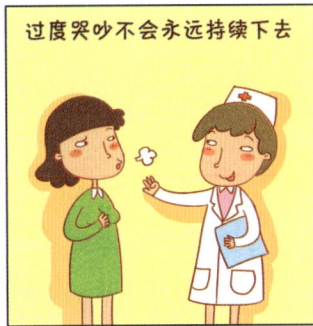

过度哭吵不会永远持续下去

新生宝宝的皮肤护理

刚出生的宝宝全身皮肤覆盖一层薄薄的黄白色胎脂，对皮肤具有一定的保护作用，没有必要全部擦掉，待 24 小时之后，体温稳定，皮肤干燥后就可以洗浴了。

全身洗浴最好每天 1 次，不仅可以去除皮肤的污垢，还可以清除皮肤上的细菌，防止皮肤感染。

皮肤皱褶多的地方容易受损，比如颈部、腋窝、肘内侧弯曲处、大腿内侧、阴囊内侧、肛门周围等处皮肤之间接触密切，局部散热不良，尤其是在炎热的夏季，出汗较多，再加上活动时皮肤互相摩擦，非常容易造成皮肤损伤。因此，在给宝宝做皮肤清洁时，应重点清洗这些皱褶处皮肤，为了保持褶皱部位的干燥，可用小纱布或专用扑粉海绵在皮折处擦抹少许爽身粉，目的是吸收汗液，干燥皮肤。

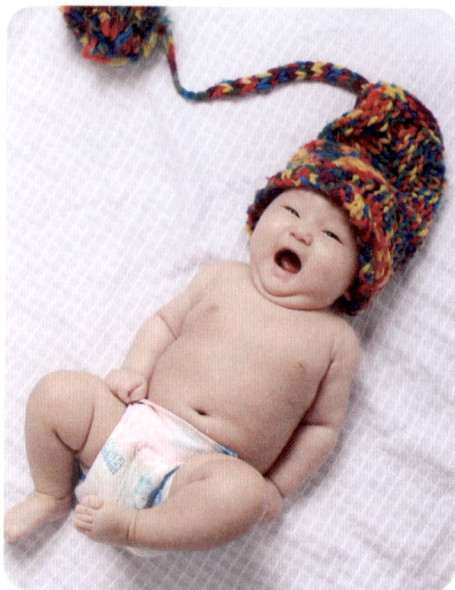

清洁面部时，要用小块的湿毛巾轻轻擦洗颜面部，最好不用水直接洗，以免水流入宝宝的眼睛、耳朵和口中，引起眼结膜炎和外耳道炎，或吞入口腔，损伤消化道器官。

有的宝宝头垢比较多，用一般温水很难清洗干净，需要使用专用的宝宝润肤油。用法是在宝宝洗头前将润肤油涂抹到有头垢的部位，反复按摩使头垢软化，然后再用温水清洗就可以了。

每次大便之后要用温水清洗臀部，清洗擦干后，夏季用一些爽身粉，冬季用一些宝宝专用护臀膏涂抹在臀部，防止臀部皮肤受到尿液和粪便的刺激。

平时洗浴或穿脱衣服的时候一定要检查全身皮肤，特别是背部、臀部、皮肤皱褶部位等，如发现红肿、皮疹、局部发炎等异常应尽快到医院就诊。

新生儿皮肤娇嫩，所以一定要使用对皮肤无刺激的洁肤用品。使用前可将浴皂或浴液先涂擦在洗澡者的手或上臂，如无不适感，再涂到新生儿的皮肤上。目前市场上销售许多不同种类的婴幼儿洁肤和护肤用品，可仔细慎重挑选。

给新生宝宝洗澡

新生儿皮肤薄而嫩，皮脂腺分泌旺盛，如果不经常清洗，皮肤的分泌物等就会堆积在皮肤表面，造成皮肤毛孔堵塞，继发感染。严重者还可以出现败血症，导致死亡。

洗浴前的准备：

① 调试室温 24 ～ 26℃之间。

② 洗浴前应观察新生儿的一般状态，若有感冒、呕吐、腹泻时，应先测试体温，若腋下温度高于 37.5℃时，最好不要洗澡。

③ 洗浴人员的准备：剪短指甲，洗净双手，戴上清洁的围裙。

④ 做好物品的准备：大浴盆、洗脸盆、宝宝沐浴剂、宝宝浴巾、小毛巾各一条、水温计、宝宝润肤油、脐带处理用具包括有酒精、棉棒等。

⑤ 热水的调试，浴盆内的热水温度应控制在 38 ～ 40℃左右。

⑥ 洗浴时间不要过长，以 5 分钟内为宜。

Tips

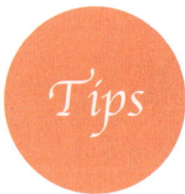

肚脐凹进去，还是突出来？

　　宝宝出生以后，医生会在宝宝感觉不到疼痛的情况下，剪断脐带，留下一个脐带残端，也叫脐痂。在宝宝出生后的两周里，你会注意到残余的脐带开始脱落。在这个阶段，可以用海绵或毛巾给宝宝擦洗身体（不要让宝宝在澡盆里洗澡），以保证脐带部位是干的。当脐带与身体完全分离，并脱落的时候，宝宝的小肚子上就留下了一个可爱的肚脐眼了。

洗浴步骤：

① 脱掉衣服，用毛巾裹住宝宝。

② 用双手托住宝宝，用肘部试一试浴盆中的温度，感觉合适后用温水毛巾仔细擦洗眼、鼻、面部和耳朵，不必使用浴液。

③ 淋湿头发，涂抹宝宝洗发液，用手掌轻轻擦洗，要注意清洗头发部位，用温水洗净洗发液，用拧干的毛巾将头发擦干。

④ 打开包裹身上的毛巾，轻轻从脚开始将宝宝放入水中，按颈部、胸部、腋下、上腹、手等顺序涂抹宝宝浴液，用毛巾盖好胸部。

⑤ 继续清洗腹部，再洗大腿根部，最后洗脚。这里需要提醒的是，如果脐带未脱落应小心不要弄湿。

⑥ 翻过身来洗背部及臀部。

⑦ 最后用已备好的温度适宜的清水冲洗全身。

Tips

晚间的易怒、焦躁

你可能发现一天快结束时，宝宝会变得易怒或焦躁不安，这是正常的。可能是因为一天的新鲜场景和声音超过了宝宝的接受程度。即使你家里相对安静，宝宝仍然会接受到很多东西。当宝宝听到新的声音时，他的心律和吮吸节奏会发生明显的变化。当你看到宝宝变得烦躁不安时，就让他安静一段时间。给宝宝做按摩、抱抱他或摇摇他，都能帮助他安静下来。

洗浴后的护理：

① 将宝宝用毛巾包裹，擦干水分。

② 爽身粉涂抹在颈部、腋下、大腿根部等皱褶处，容易发生摩擦的部位。

③ 脐部护理。先用棉棒蘸上消毒用的酒精（75% 酒精）擦洗脐带的根部，再擦脐带周围部分。然后用干棉棒重复擦拭脐带的根部和周围部分，擦干为止。

④ 换好尿布并给宝宝穿衣。

⑤ 如果发现耳、鼻部有分泌物时，可用浸上油的棉棒轻轻擦洗耳鼻部。

⑥ 洗浴完毕之后，可让宝宝饮用温开水，补充水分。

最后需要提醒家长的是，新生儿皮肤娇嫩，所以一定要使用对皮肤无刺激的洁肤用品。使用前可将浴皂或浴液先涂擦在大人的手或上臂，如无不适感，再涂到新生儿的皮肤上。目前市场上销售许多不同种类的婴幼儿洁肤和护肤用品，家长可仔细慎重挑选。

让宝宝趴着及学会自我安慰

让宝宝趴着

当宝宝醒着的时候，别忘了让他趴着待一会儿。宝宝睡觉的时候应该采取仰卧的姿势，但他每天也需要趴一段时间，来锻炼他颈部的肌肉。这会帮助他支起胸部、翻身、坐起来和爬行。而且，经常让他趴一会儿，也能够避免宝宝由于总是仰卧，而使后脑勺变平。

到本月结束时，宝宝趴着的时候，可以把头抬起来一小会儿了，也许还可以左右转转。把你的脸正对着宝宝的脸，逗引着他抬起头来看你。你也可以把一条毛巾或卷起来的小包被垫在他的胸前，帮助他开始试着支撑起胸部。这样，要不了多久，他的神经系统和对肌肉的控制能力就会发育成熟，他原先笨拙的动作也会变得更加流畅。

自我安慰

宝宝喜欢并且需要吸吮，所以，不要限制他。事实上，你可能已经发现，安抚奶嘴能够很神奇地帮助宝宝安静下来。美国儿科学会建议，在宝宝白天午睡和晚上睡觉时使用安抚奶嘴，因为有证据显示，安抚奶嘴可以减低宝宝猝死综合征（SIDS）的发生。当安抚奶嘴或你的手指不在宝宝身边时，宝宝也能够找到自己的拇指或其他手指来喔，安慰自己。

请记住，宝宝是独特的

所有宝宝都是独特的，他们会按照自己的节奏达到每一个成长里程碑。发育指南只是向你介绍宝宝有潜力做到哪一步——也许他现在还做不到，但很快就会做到的。如果宝宝是早产儿，他通常需要多一点时间来达到各个成长里程碑。

Tips

如何坚持母乳喂养？

坚持母乳喂养成功的四要素是：妈妈要有给宝宝喂奶的意识和准备；妈妈在孕期要做好母乳喂养的准备；早吸吮和母婴同室。

新生儿的皮肤

　　刚出生的宝宝皮肤外观不尽相同，这与宝宝出生时的孕周有关。早产儿的皮肤较薄，看上去透明，可能还覆盖着一层细软的绒毛——胎毛。他们身上可能还有一层胎脂，这是一种白色的奶酪状物质，可以保护羊水中宝宝的敏感皮肤。宝宝出生的孕周越往后，他身上的胎毛和胎脂就越少，但通常出生后几天内会有脱皮的现象。大概 30%～40% 的宝宝出生时会有粟粒疹，那是长在他们脸上的看上去像小粉刺一样的白色或黄色小点点。粟粒疹通常在 3～4 周内就会自行消失，不需要特别治疗。如果宝宝身上有小脓包，破了以后皮肤上有深棕色的印记，可能是黑色素沉着脓包疹，这是一种在黑人宝宝身上较为普遍的新生儿皮疹。这也不需要治疗，宝宝 3～4 个月大时皮肤上的印记就能消失。

　　大多数宝宝身上都会有胎记，胎记形状、大小、颜色各异，可能出现在宝宝身上的任何部位。有些类型的胎记可能在宝宝出生后几天或几周才出现。大部分胎记是无害的，许多会在几年内自行消失，也有的会跟随宝宝终生。

母乳是新生宝宝最好的营养品

　　1. 母乳含有宝宝生长所必需的营养物质，而且各种营养素的比例搭配适宜，容易被宝宝吸收。比如母乳中钙、磷含量虽不高，但比例合适，易于吸收，因此母乳喂养发生缺钙的情况较人工喂养的宝宝少。母乳所含的蛋白质以乳清蛋白为主，易被宝宝吸收。母乳所含的乳糖在宝宝的消化道中经微生物作用可以生成乳酸，对宝宝的消化道可起到调节和保护作用。母乳所含的脂肪颗粒小，含不饱和脂肪酸多，均有利于宝宝消化吸收。

　　2. 母乳是宝宝得到的第一次被动免疫。母乳中含有大量的免疫球蛋白，尤其是初乳中含有大量的抗体，可以有效减少宝宝患上腹泻、肺炎、流感感染等疾病的可能性。

　　3. 母乳中除了富含易吸收的蛋白质、脂类，还含有丰富的牛磺酸，这些都是宝宝大脑发育不可缺少的营养物质，对宝宝脑神经系统发育起着重要作用。

　　4. 母乳经济、方便、卫生，温度恒定，近乎无菌。

鲜牛奶和奶粉的调配方法

鲜牛奶的调配：奶水比例：1个月以内的宝宝按照鲜牛奶：水 = 2：1的比例调配，1个月以后的可按3：1、4：1至纯牛奶逐渐喂养。目前，市场所售的鲜牛奶质量不一，有的已被稀释，如果再按比例加水，可能达不到所需营养，使宝宝发生营养不良，所以只要小宝宝能适应也可以喂纯牛奶。通常是配制好的100毫升鲜牛奶中加5~8克糖（约半汤匙）。鲜牛奶需用小火煮沸3~5分钟，改变酪蛋白性质，便于宝宝吸收。

全脂奶粉的调配：全脂奶粉是用纯牛奶浓缩而制成的干粉。经过加工后，牛乳中的酪蛋白颗粒已经变得细软，较易消化，适合婴儿喂养。奶水比例有两种方法：按容量配制和按重量配制。推荐用按容量配制，比较方便，好量取，即1平匙奶粉加4匙温开水，这样配制出的奶相当于纯牛奶。然后，按100毫升纯牛奶加5克~8克糖的比例加糖即可。调配好后，可以直接喂哺。

配方奶粉的调配：配方奶粉的品牌较多，根据包装上标注的不同年龄段宝宝奶粉用量和调配方法，喂前仔细阅读即可。

人工喂养和混合喂养

人工喂养

如果母亲因疾病及其他原因不能母乳喂养，或者宝宝因乳糖不耐受综合征等疾病，而完全用其他乳类或代乳品喂养宝宝时称为人工喂养。人工喂养首选鲜牛奶及牛奶制品，还有一些地区用鲜羊奶及其他代乳品。

鲜牛奶：鲜牛奶的成分不同于人乳，其蛋白质含量高，但大多是酪蛋白，不好消化，糖含量低。另外，在鲜牛奶储运过程中污染机会较大，所以鲜牛奶必须调配后才能给宝宝吃。哺喂初生婴儿时，一般要加水稀释，降低酪蛋白浓度；然后加热，改变酪蛋白性质，凝块变小，容易消化，同时，煮沸还能起消毒作用；最后加糖，以提高牛奶中糖类含量，提高供给热量。

鲜羊奶：鲜羊奶的营养价值比鲜牛奶要高一些，酪蛋白含量较低，容易消化。但是鲜羊奶铁含量低，也缺少叶酸，容易发生营养性贫血，所以单纯用羊奶喂养的宝宝，每天必须服用叶酸 10 毫克。

配方奶粉：营养学家根据母乳的营养成分，以牛奶为主要原料，从大豆中提取大豆蛋白和油脂，重新调整搭配奶粉中酪蛋白与乳清蛋白、饱和脂肪酸与不饱和脂肪酸的比例，来弥补牛奶中酪蛋白含量高不易消化的缺点，除去部分矿物盐的含量，加入适量的营养素，包括各种必需的维生素、乳糖、精炼植物油等物质，比较适合婴儿食用。

混合喂养

如果母乳分泌量不足或因工作原因白天不能哺乳，需加用其他乳品或代乳品喂养的称为混合喂养。混合喂养虽然比不上纯母乳喂养，但总体还是优于人工喂养。所以，即使母乳分泌不足也不能放弃母乳喂养。加用其他乳品或代乳品调配同人工喂养，另外，混合喂养还需要特别注意以下几点：

1.每天母乳喂养应按时，即先喂母乳，再喂其他乳品，这样可以保持母乳不断分泌。因为母乳量少，宝宝吸吮时间长，易疲劳，所以每次哺乳时间不超过 10 分钟，然后再喂其他乳品。补喂的其他乳品量多少，可以通过观察宝宝吃完奶后，能否坚持到下一喂养时间。

2.如果母亲乳汁分泌不足，又因工作原因白天不能哺乳，可在每日特定时间哺喂，最好不要少于 3 次，这样既保证母乳充分分泌，又可满足宝宝每次的需要量。其余的几次可完全用其他乳品代替，这样每次喂奶量较易掌握。

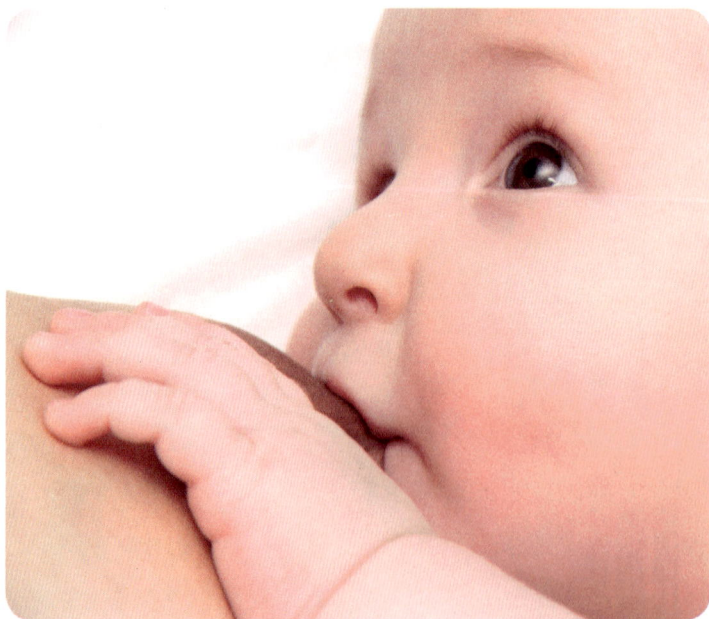

新生宝宝的特别护理

冷热护理

新生宝宝刚出生时，由于外界环境的温度和子宫内的温度有一定差异，加之自身的体温调节中枢发育不完善，所以体温极其不稳定，随着外界环境温度的变化而变化。若温度过高，新生宝宝体温也升高，易发生脱水热；若温度过低，新生宝宝体温也会降低，易引起感冒或其他疾病。所以，给予新生宝宝恰当的保暖是十分重要的。

室内温度一般以 18～22℃为宜，相对湿度以 50% 为宜，并保持恒定，这样可以维持新生宝宝体温在 36～37℃。室内要保持空气新鲜、清洁，经常要开窗换气。如果在炎热的夏季，要特别注意室内通风。冬季的空气干燥，要保持室内空气湿润，以防新生儿呼吸道黏膜干燥而引起呼吸道疾病。

注意要适当调节衣服和被褥的穿盖。宝宝在吃奶或哭闹时都容易出汗，这种情况下应适当减少被褥。

睡眠护理

新生宝宝在出生后除哺乳时间外，几乎全处于睡眠状态，睡眠的数量和质量某种程度上决定这一时期宝宝的发育良好与否。因此，应保证充足的睡眠。睡眠时不能处于饥饿状态，睡前最好大小便，卧室要安静、清洁、通风，但不能有穿堂风。有条件的话，室内温度尽量控制在 21～24℃之间，湿度为 60%～65%。

正常情况下新生宝宝每天大约有 18～22 小时是在睡眠。新生宝宝睡眠不安是常遇到的问题。当遇到这种情况应该怎么办呢？

首先看睡眠不安发生的时间，是在白天还是夜晚。有的宝宝白天睡觉很好，可是到了夜晚就哭闹不睡了。对这样的宝宝可以让他白天少睡一些，使他疲劳，晚上自然就能睡得好一些了。

其次要仔细分析一下宝宝睡眠不安的原因，针对形成的原因去采取相应的处理措施。注意一下室内温度是否过高，是否给宝宝包裹的太多，太热就可能导致宝宝睡不安稳。这时宝宝鼻尖上可能有汗珠，摸摸身上也会潮湿，需要降低室温，减少或松开包被，宝宝感到舒适了自然就能入睡。如果摸一下宝宝的小脚发凉，则表示宝宝是由于保暖不好而睡不安,可加盖棉被或用温水袋放在包被外保温。大、小便使尿布湿了,宝宝不舒服也睡不踏实,应及时更换尿布。母乳不足,宝宝没吃饱则会影响睡眠,就要勤喂几次,以促进乳汁分泌,让宝宝吃饱。

如果上述情况都不存在,而妈妈在孕期有维生素 D 和钙剂摄入量不足的情况,新生宝宝可能有低钙血症,在疾病的早期也表现睡觉不踏实,可给宝宝补充维生素 D 和葡萄糖酸钙以纠正。如果除睡眠不安还伴有发烧、不吃奶等其他症状时,应去医院请大夫检查诊治。

皮肤护理

新生宝宝皮肤娇嫩,容易损伤,因而接触动作要轻柔,衣着要宽松,质地要柔软,不宜钉扣子或用别针。要用温水擦洗皮肤皱折处,每次大小便后清洗,并用毛巾擦干。但由于新生宝宝皮肤角化层薄,具有较高的吸收及通透能力,故为宝宝涂药或洗浴时应避免使用含有刺激性及易吸收的药物或肥皂,以防宝宝中毒或过敏。

脐带护理

在脐带未脱落时,每天用 75% 的酒精擦洗脐部一次,然后用消毒纱布盖上,不要把宝宝放盆内洗澡。脐带脱落后,可以不用纱布,但必须保持脐部干燥清洁。如发现脐部有红或有脓性分泌物,应进行消炎处理。

口腔护理

在新生儿期,宝宝容易患鹅口疮,为了预防发病,所以每次喝完奶后,最好让宝宝喝口水,以冲掉口腔中残留的奶液。如宝宝吃奶后就入睡,不易喂水,可以每天早晚用清洁口腔专用湿巾或消毒棉棒沾水,轻轻在宝宝口腔里清理一下。注意此时期宝宝的睡液腺发育不足,睡液分泌少,黏膜细嫩而干燥,易受损伤,护理时动作一定要轻柔。

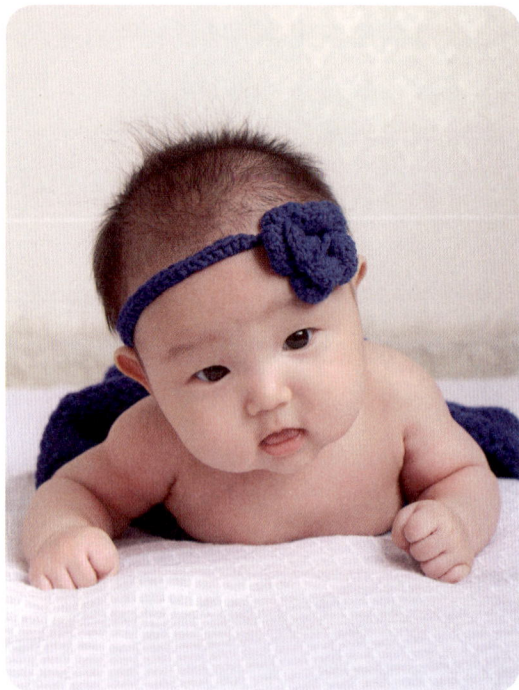

新生宝宝常见问题处理

新生儿黄疸

黄疸表现为皮肤与眼白黄染的一种现象，是在新生儿期很常见的体征。只要家长了解病因，及时采取措施，不必太担心。引起新生儿黄疸的常见的原因有以下几种：

生理性黄疸：很多健康的宝宝出生后第2～3天开始便会出现黄疸，称为生理性黄疸。这种黄疸不是疾病，其原因是胎儿血液中含有大量的原红细胞，出生后受到破坏并释放出内部的色素——胆红素，使血液内的色素增加，造成皮肤与眼白黄染。正常喂养的宝宝的生理性黄疸，一周内就会消失。

母乳性黄疸：一般在生后2～3周开始逐渐出现黄疸，或原有的生理性黄疸迟迟不退，宝宝的精神反应及吃奶均正常。此类型黄疸，常见于单纯母乳喂养的新生儿，目前病因还不十分清楚，有可能与母乳中缺乏维生素K有关。可以用维生素K预防和治疗，适当配合清热利胆的中药辅助退黄。母乳性黄疸症状比较严重的可考虑暂停喂母乳，1～3天后再继续哺喂，愈后一般良好。

新生儿溶血病：如果宝宝出生时表现正常，但是在生后1～2天内出现贫血和黄疸，且黄疸的现象越来越严重，病情发展迅速。这大多是由于母亲和孩子的血型不合引起的黄疸。此种黄疸出现越早病情就越严重。宝宝常表现为精神差、嗜睡、拒奶、皮肤黄染呈金黄色。若不及时治疗，新生儿会出现中枢神经系统受损的表现，例如正常生理反射消失、尖叫、抽搐甚至死亡。若黄疸过高，胆红素沉积在大脑中，即便患儿幸免于死，但仍会遗留严重的神经及精神系统功能障碍。

感染性黄疸：在新生儿期，一些轻微的感染即可引起黄疸，常见感染有肺炎、脐炎、皮肤脓疱疹等。此型黄疸多伴有体温升高或精神差、不爱吃奶等症状。感染性黄疸的治疗措施主要是针对原发感染进行抗感染为主的治疗。

鹅口疮

鹅口疮是一种常见的口腔感染性疾病，常见于新生儿、体弱儿以及大量应用抗菌治疗的其他疾病婴儿。本病由一种叫"白色念珠菌"的真菌感染口腔内黏膜所致。正常情况下，人口腔内就生存有多种微生物，但多数不发病。当机体抵抗力下降时，或口腔内环境适合这种真菌繁殖时，就会发生鹅口疮。

主要表现：口腔黏膜内出现大小不等的如乳状的白色斑点或斑片，白色斑点或斑片稍高出黏膜表面，可出现在口腔中的任何部位，多见于两颊、软腭及牙龈表面。病情严重时，白色斑点或斑片会蔓延到咽、唇处，偶尔可涉及到食道、气管。宝宝的口腔黏膜可有轻度充血水肿。白色斑点或斑片上有一层白膜很容易被擦掉，多为坏死上皮细胞及食物残渣构成，白膜较久可呈淡黄色，并可自行脱落。宝宝不会发热，吃奶也可以，一般无其他全身症状。

治疗：确诊宝宝患有鹅口疮后，可以用消毒药棉蘸 2% 的小苏打水擦洗口腔，再用 1% 龙胆紫涂在患处，每天 1～2 次。对较轻的鹅口疮，可用普通盐水清洗干净后，再涂上鱼肝油治疗。擦洗的时候动作要轻，要彻底，不然很容易复发。

"马牙"

新生宝宝口腔内牙龈上看似牙齿的白色斑块，民间俗称"马牙"。它是在牙胚发育过程中残余上皮细胞形成的角化物，不是真正的乳牙。"马牙"对宝宝来说一般也没有危害，多数会随月龄增长而自行脱落，所以家长发现"马牙"可不必过分担心，只要注意宝宝口腔卫生，无需特殊处理。千万不能用手抠，或者用布擦，否则容易造成宝宝口腔感染，甚至严重者还会引起婴儿颌骨发炎。

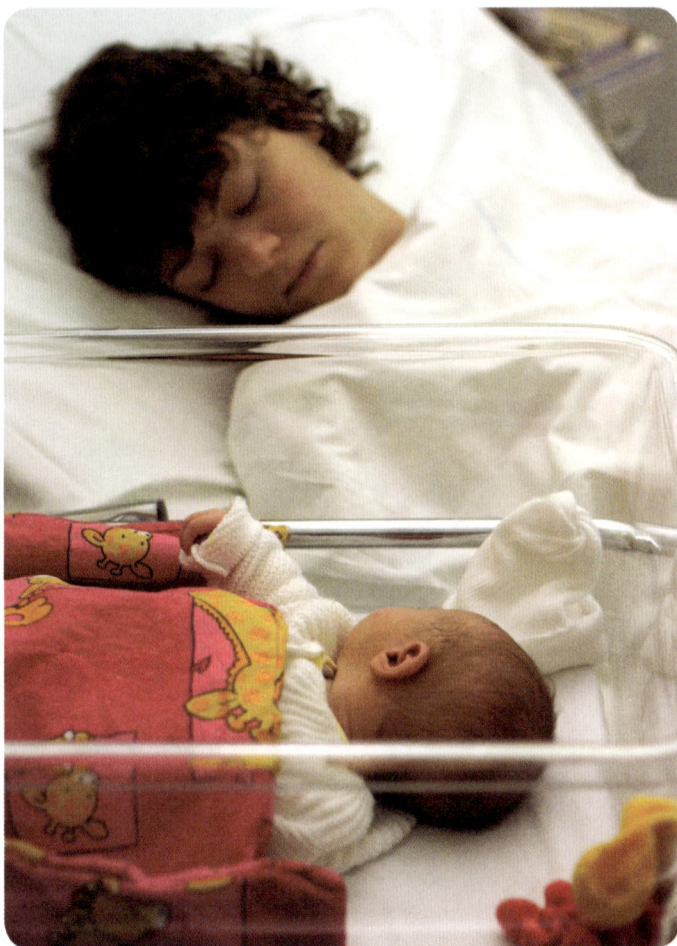

正确地抱婴儿和携带婴儿

抱宝宝前一定要先了解的注意事项：

1.抱宝宝前要注意清洁手部，尤其是给宝宝换过尿布之后，要洗手。

2.宝宝的皮肤娇嫩，尽量除去手上的饰品，如手表、手链、胸前饰物等，以免这些东西划伤宝宝或是在抱宝宝时被拉扯掉。

3.宝宝的颈部未发育成熟，因此抱时力气应该放在宝宝颈与背部，而不是头部。

4.抱宝宝时，尽量让宝宝靠近自己的身体，另一只手扶着他的屁股，这样的抱姿不但稳定，同时宝宝也会感觉到安全感。

5.如果宝宝挣扎，要顺着他的姿势，并放慢抱的动作。

怀抱法

这种方法是最常用的抱法。宝宝仰卧或侧卧，妈妈站在宝宝右（左）侧，俯身，左（右）手肘支撑，用右（左）手把宝宝的头颈部直接托起，放入左（右）肘窝处，右（左）手掌托住宝宝的外侧屁股，左（右）手掌托起内侧小屁股，将宝宝抱起即可。

坐抱法

用怀抱法，将宝宝抱起后。妈妈取坐位，将宝宝的小屁股放在双腿上，使宝宝与妈妈面对面，身体上部与妈妈的腿部成一定角度，但注意不要太直立。

夹抱法

此抱法适用于给宝宝洗头。妈妈最好取坐位，用右（左）手掌托起宝宝的头颈部，左（右）手掌托起宝宝的屁股；将宝宝送至右（左）手臂腋下，然后用右（左）手肘部夹住宝宝的小屁股，左（右）手为宝宝洗头或做其他护理。

直抱法

此抱法适用于为宝宝拍奶嗝。双臂搂抱宝宝，一只手托起宝宝的头颈部，另一只手托住宝宝的小屁股，使宝宝直立，趴在妈妈的肩上，然后由托头的手轻拍宝宝的背部。

为宝宝选尿布

纸尿裤

优点：吸水性较强，宝宝便后刺激小，宝宝的哭闹现象减少，宝宝还可以自由活动。特别是晚上，可以省去更换尿布的次数，保证母子睡眠质量。纸尿裤为一次性使用，极大减少细菌传播的机会。同时节省了洗尿布的时间，外出使用方便。

缺点：费用较高；有些宝宝可能会有过敏现象。

传统尿布

优点：布尿布用棉布做成，对宝宝的皮肤无刺激，还能避免"尿布疹"。可重复使用，经济实用。使用传统尿布，方便家长定时给宝宝把尿、把屎，可以让宝宝尽早养成良好的大小便习惯。

缺点：清洗麻烦，费时间；容易弄脏衣物、被褥；外出使用不方便。

推荐使用方法：白天在家，多使用布尿布，晚上或外出时使用纸尿裤。

尿布的使用和清洁

方型尿布的使用方法

首先把尿布的右下角对左上角折叠成三角形，一手把宝宝的双脚轻轻提起，另一直手将三角形尿布的底边平塞入宝宝臀下，底边放至腰间，再把宝宝两腿间的尿布下角经双腿间，裹住宝宝的屁股，折叠到宝宝下腹部，一手轻按着这一角，另一手分别将两侧尿布角折起，盖在下腹部中间的尿布角上，很自然形成一个"三角形"内裤，可以轻轻将结合处往里挽一下，这样可以固定住尿布，或者事先在尿布角上缀上布条以供固定时使用。注意，千万不能使用别针固定尿布。

布尿布的清洁

洗尿布时，都要保证漂洗干净，不要残留洗涤剂或消毒剂，否则不仅会降低尿布的吸水性，还会刺激宝宝娇嫩的皮肤。晾晒尿布要选择在通风处晾干晒透。布尿布在使用 5 ～ 6 次后要进行一次消毒处理。可以用消毒液消毒，或者在天气好时，直接放到太阳下暴晒。

为新生宝宝洗澡的技巧

为宝宝洗澡前，要将居室温度调节到 24 ～ 28℃，准备好洗浴用品，包括澡盆、毛巾、婴儿香皂、婴儿洗发水、润肤露等，还要事先准备好宝宝换洗的衣物，将水温调在 38 ～ 40℃之间，妈妈可以用肘部试一下水温，只要稍高于人体温度即可。也可以购买一个水温计，使用起来非常方便。

洗澡前，妈妈要亲切地注视着宝宝的眼睛，告诉他："要洗澡了，很舒服哦！"然后给宝宝脱去衣服，裹上浴巾。采用夹抱法，将宝宝的身体轻轻夹住，一手托住宝宝的头颈部，并用拇指、中指从宝宝耳后向前压住耳廓，盖住耳孔，以防止洗澡水流入耳内。先擦洗宝宝的面部，最好用专用小毛巾或者消毒棉球沾湿，从眼角内侧向外轻拭双眼，然后擦洗嘴、鼻、脸及耳后。接着用水将宝宝头发打湿，以少许洗发水洗头部，然后用清水洗干净，揩干头部。头和面部就洗好了。

如果宝宝的脐带还没有脱落，不宜将宝宝直接放入浴盆中浸洗，此时要用毛巾蘸水，擦洗腋部及腹股沟等皮肤褶皱处，注意不要将脐部弄湿。如果不小心弄湿了脐部，也不必担心，用消毒棉签蘸 75% 的酒精擦拭即可。

如果宝宝的脐带已脱落，就可以把宝宝放入浴盆内，以一手扶住宝宝头颈部，另一只手顺序洗宝宝的颈部、上肢、前胸、腹部，再洗后背、下肢、外阴、臀部等处，尤其注意宝宝皮肤皱褶处要特别注意清洗。

全部清洗完毕后，将宝宝用大毛巾包好，轻轻沾干水珠，注意保暖，在颈部、腋窝和大腿根部等皮肤皱褶处可涂上润肤液，天热时，可以扑婴儿爽身粉。

为宝宝洗澡不仅是要保持皮肤清洁，避免细菌侵入。另外更重要的是可以通过水对皮肤的刺激加速血液循环，促进新陈代谢，增强机体的抵抗力，还可通过水浴过程，使宝宝全身皮肤触觉、温度感觉等感知觉能力得以训练，有利于宝宝心理、行为的健康发展。

温馨提示：新生宝宝洗澡的时间，一般在 3 ～ 5 分钟之间，时间不宜过长，因为小宝宝容易疲倦。另外，如果时间久了，小宝宝也易受凉。

婴儿体操——帮助宝宝快乐成长

6个月以前的宝宝运动功能发育较差，身体各部分还不能充分地活动。这段时期，妈妈可以帮助宝宝"运动"——做体操，促进宝宝大运动的发育，改善血液循环及呼吸功能，促进宝宝体力和智力的发展。当然对于3个月以内的小宝宝来说，他们的体操更准确地说应该是按摩。

注意事项

1. 环境要安静，室温在24℃左右比较适宜。夏季天气较好时，房间最好通风，也可以在树荫下做操。

2. 时间要选择在两次喂奶之间，宝宝的情绪稳定，没有哭闹和身体不适的表现。

3. 妈妈的指甲要剪短，手表、胸针、戒指、手链等饰物要摘掉。

4. 做操时，宝宝要全裸，这样可以在做操的同时进行空气浴。

5. 妈妈给宝宝做操时，动作要轻柔而有节奏，可以同时放一些舒缓的背景音乐。每日可做1～2次。

6. 不能给有湿疹的宝宝按摩，不能给心脏不好的宝宝做操。

7. 运动后，宝宝的呼吸和脉搏会加快，一般来说，2分钟左右可恢复正常的，说明运动量适宜；反之，说明运动量过大，需要将每节操的次数减半，待宝宝适应后，再增加次数。

温馨提示：婴儿体操的动作较多，本书选取了比较有代表性的14组动作，难度逐渐增加，妈妈可以根据宝宝的情况选择操作。

婴儿体操动作要领

1. 宝宝仰卧位，妈妈用双手拇指从宝宝的前额中央向两侧滑动。然后用两手拇指从下颌中央向两侧滑动，让宝宝的上下颌形成微笑状。然后两手从宝宝的前额发际抚向脑后，像梳头样动作，最后两中指停在耳后。每个动作反复4～5次。

2. 宝宝仰卧位，妈妈双手抓住宝宝一个胳膊，交替从肩部到手腕，轻轻挤捏，然后从上到下搓滚，最后从掌心向手指推动。每个动作反复4～5次。

3. 宝宝仰卧位，妈妈将双手拇指放到宝宝手心，让宝宝自然握住，然后妈妈轻轻将宝宝双臂展开，然后再在胸前交叉，然后再展开。反复6～8次。

4. 宝宝仰卧位，妈妈双手在胸部两侧从中线开始弧行抚触。反复6～8次。

5. 宝宝仰卧位，妈妈一手握住宝宝的脚踝，使腿伸直，然后用另一只手从大腿根部到脚踝揉捏，最后从足跟向脚趾方向推捏足部。每个动作反复4～5次。另一侧操作相同。

6. 宝宝仰卧位，妈妈双手握住宝宝的脚踝，提起宝宝的双腿，左右腿进行膝关节的屈伸运动，反复6～8次。然后，将宝宝两腿并拢伸直，再将双腿屈曲贴近腹部，以髋关节为中心，两腿做髋关节的外展运动，反复6～8次。

7. 宝宝仰卧位，妈妈用手掌心以宝宝的肚脐为中心沿顺时针方向划圆，轻轻按摩6～8次，注意力量不要太重。

8. 宝宝俯卧位，妈妈双手的拇指和食指由颈部向臀部自脊柱两侧对捏。注意宝宝此时会反射性地弯曲身体。反复4～5次。

9. 宝宝俯卧位，妈妈双手大拇指平放在宝宝脊椎两侧，其他手指并在一起扶住宝宝身体，拇指指腹分别由中央向两侧轻轻按摩，从肩部按摩至尾椎。反复4～5次。

10. 宝宝可以抬头时，可以让宝宝取俯卧位，妈妈用双手紧紧握住宝宝的踝关节，慢慢将宝宝提起，使宝宝的背部呈弓形弯曲，反复4～6次。此时宝宝会反射性地抬头，锻炼颈部肌肉以及促进颈部生理弯曲的形成。

11. 宝宝可以抬头时，让宝宝取俯卧位，妈妈用双手握住宝宝的脚，一侧稍施力往前推，使宝宝单侧膝关节弯曲。宝宝会反射性地伸直膝及髋关节。这样左右交替做8～10次。

12. 当宝宝可以自己屈伸两膝，即可以自己"蹦"，妈妈可以用双手从腋下扶住宝宝，然宝宝自己练习蹦6～8次。注意：支撑腋部的力量，要根据宝宝的体重调整，不要过小或过大。如果支撑力过小宝宝腿部负重过大，反之支撑力量过大宝宝的腿部得不到锻炼。

13. 宝宝仰卧位，妈妈用双手握住宝宝的手腕，大拇指放在宝宝手心，让宝宝握住。轻轻将宝宝上身拉起成坐姿，然后再轻轻地将宝宝上身放下恢复仰卧。反复6～8次。如果宝宝的颈部力量还不够强，头向后仰时，需要两个人配合，一人拉坐，一人托住宝宝的头。

14. 当宝宝可以坐稳时，妈妈可以用双手握住宝宝的手腕，进行屈臂运动，两臂在胸前一前一后地屈伸。开始动作慢一些，逐渐加快，反复10～15次。

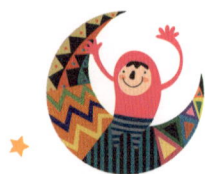

宝宝的第2个月

2个月宝宝的基本发育状况

身高

新生儿出生时平均身高约50厘米左右，到2个月时，男宝宝平均身高为56.9厘米（52.3～61.5厘米），女宝宝平均身高为56.1厘米（51.7～60.5厘米）。这个月宝宝的身高不受遗传影响，虽然存在个体差异，但差异比较小。影响身高的因素多为营养、疾病、环境、睡眠、运动等。

体重

2个月宝宝的体重水平已远远突破了传统水平，几乎较出生时的体重增长近1倍，男宝宝平均5.1千克（3.84～6.36千克），女宝宝平均4.8千克（3.67千克～5.92千克）。但这只是平均数值，宝宝的体重增长很大程度上取决于个人的差异。一定要参考宝宝的出生体重，宝宝每月增长800～1000克为正常。另外，这个时期的宝宝体重增长还有一个显着的特点：呈阶梯性、跳跃性的不均衡增长。

头围

宝宝的头围是大脑发育的直接象征，反映脑和颅骨的发育程度，关系和影响着宝宝今后智力发展的好坏。宝宝刚出生时，平均头围为34厘米。到第2个月时，男宝宝平均头围为38.1厘米左右，女宝宝平均头围为37.4厘米左右。然而头围的增长并不是每个月都呈平均增长的。

胸围

宝宝的胸围反映了胸廓生长发育的情况。胸围的测量是用软尺，从前面经宝宝的两个乳头，齐着肋骨绕胸一周，取其吸气和呼气两个数的平均值。一般出生时，宝宝的胸围比头围小1～2厘米。2个月时，男宝宝的平均胸围为37.3厘米左右，女宝宝的平均胸围为36.5厘米左右，分别比刚出生时增加了6～7厘米。

前囟

这个月宝宝的前囟大小与新生儿期没有太大区别，对边连线在 1.5～2 厘米。每个宝宝的前囟大小存在个体差异，只要不大于 3 厘米，不小于 1 厘米都是正常的。正常情况下，前囟平坦，张力不大，可看到一直在跳动。如果前囟过于凹陷或是过于突出均属异常，过于凹陷可能是脱水，过于突出可能是颅内压增高。

视觉

到第 2 个月时，宝宝眼睛比以前更加清澈，眼球的转动更加灵活，对周围环境更为警觉，有更多、更明显的应答，会四下观看，视力也明显增强，但仍然不能看清楚 30 厘米以外的物体。而在视力范围内感兴趣的物体，宝宝不仅能注视静止的，还能追随物体而转移视线，注意的时间也逐渐延长。

听觉

到了第 2 个月时，宝宝双耳敏感度较刚出生时有了一个飞跃，会对近旁约 10～15 厘米处的响声产生反应，头会转向声源。不仅如此，还能区别人的语言声和非语言响声，以及不同的语音。如家人的脚步声、开门声、放水声、碰撞声，以及窗外的车喇叭声、雨声等。宝宝最喜欢听爸爸妈妈对自己说话，并能表现出愉快的表情。当宝宝哭闹时，妈妈如果哄他，即使声音不高，宝宝也会很快地安静下来；如果宝宝正在吃奶时听到爸爸或妈妈的说话声，便会中断吸吮动作；宝宝对突如其来的响声会表现出惊恐和不愉快，还可能会因此受到惊吓而啼哭。

嗅觉

到了第 2 个月时，宝宝已经可以依靠嗅觉能力来辨别母亲的奶味，寻找母亲的乳头。能区别母乳香味，对刺激性气味表示厌恶，会有目的地逃避。在大多数环境，宝宝都有机会练习嗅觉，如母乳味、母亲的香水味、家里的做饭味等。除非宝宝显得对异味特别过敏，否则这些都是锻炼宝宝嗅觉和认识环境的好机会。

味觉

本月的宝宝最喜欢有甜味的水，而对咸的、酸的、或苦味的水会做出不愉快的表情，表现出明确的厌恶。

运动能力

到了第 2 个月，宝宝的身体逐渐开始有劲了，宝宝俯卧时可以用小手支持大约 10 秒钟，但还有些摇摆，也能将头抬起约 5 厘米；或头贴在床上，身体呈半控制的随意运动，会交替踢腿；如果把宝宝竖直抱起来，宝宝的头不但能颤颤巍巍地挺直片刻，并能随视线转动 90°左右；仰卧时，宝宝的双臂会弯曲放在头部的旁边，有时双手张开，手指能自己展开合拢；宝宝开始注意到手的存在，能抬起手胸前玩；如果把玩具放到宝宝手中，宝宝的手会抓得很牢，并能在手里握较长时间；有时还能无意中抓住身边的小东西玩。在吃奶时初步能用手扶奶瓶，还经常把手指或拳头放在嘴里吸吮。在情绪愉快时，手腿都能做较大幅度的舞动，经常高高举起又放下。语言能力 2 个月的宝宝语言能力发育的特点是：会笑出声。当爸爸妈妈把宝宝逗得高兴时，宝宝会发出短暂而真实的笑声。此外，宝宝开始有模仿妈妈爸爸说话的意愿，爸爸妈妈同宝宝说话时，可以发现宝宝的小嘴在做说话动作，而且还能从喉咙中发出"咕咕"的细小喉音。

认知能力

第 2 个月时，宝宝还没有形成一定的记忆力、思维能力、想象力、意志力等。但已经开始观察周围的人并聆听他们的谈话，对于时常与自己亲密接触的爸爸妈妈已经有了记忆，能够把父母和其他陌生人区别开来。可以很专注地凝视着爸爸妈妈，高兴的时候还会莞尔一笑。逗玩时，宝宝已经开始有微笑、发声或手脚乱动等反应。此外，宝宝还喜欢看彩色的图画，开始表示自己的兴趣。当看到喜欢的图画时会笑，看个不停，挥动双手想去摸；看到不熟悉的图画时，会因为新奇而长久注视，爸爸妈妈要记录宝宝所表现出的喜好，作为日后进一步培养的参考。

社会交往能力

2 个月的宝宝还不会用语言表达自己的意愿，与人交流更多是用笑和啼哭的方式。宝宝笑是告诉爸爸妈妈自己身体很健康，心情很好。宝宝啼哭是想告诉爸爸妈妈他哪里不舒服了。通常大声无间断的啼哭是说明饿了，刺耳的尖叫是说明胃肠膨胀或有其他疼痛，有气无力需人援助的啼哭是说明开始生病了，抱怨性的呜咽是说明感到寂寞了，断断续续的啼哭是说明受委屈了，爆发性的啼哭是说明受到惊吓了。

本月喂养方法

母乳喂养

母乳喂养的喂养原则为按需哺乳。到了第2个月，宝宝吃奶的动作已经练习得很熟练了，吸吮的力量也增强了，基本可以一次完成吃奶，比较上个月，吃奶间隔时间也会有所延长，一般2.5～3小时一次，一天8～9次。但是，因为每个宝宝的情况不同，每天具体要喂几次，要根据宝宝的反应，这个月的宝宝比新生儿更加知道饱饿，吃不饱就不会满意地入睡，即使睡着了，也很快就会醒来要奶吃。

人工喂养

到了第2个月，采用鲜奶或配方奶粉喂养的宝宝，这个月就可以喂全奶了，不再需要稀释。每次喂奶量在80～120毫升之间。每个宝宝都有个体差异，不能完全生搬硬套，食量少的婴儿不吃到标准量也可以，食量大的婴儿可以吃到150毫升，但是最好不要喂150毫升以上。如果喝了150毫升后，宝宝还是哭闹，就在30毫升左右的温水中加入一些白糖喂给婴儿。那么，这个月宝宝到底应该吃多少？可以根据宝宝的反应，只要宝宝吃就喂，宝宝不吃就停止。不要宝宝一哭闹，就认为是宝宝饿了，反复往宝宝嘴里塞奶头，只要宝宝把奶头吐出来了，就证明宝宝吃饱了。

混合喂养

混合喂养时，母乳少，宝宝吸吮困难。牛乳含有较多的糖分，加上奶嘴容易吸吮，宝宝吃起来省力，所以混合喂养的宝宝容易喜欢吃牛乳而放弃吃母乳。因为妈妈乳汁少，宝宝吃完没多长时间，就又要奶吃，会影响宝宝睡眠，妈妈也很疲劳，所以容易放弃母乳喂养。

无论怎样，妈妈一定要坚持母乳喂养，因为这个月的宝宝仍然是以母乳为最佳食物，母乳是吃得越空，分泌得越多。另外，不能因为奶少，就憋着攒够宝宝一顿吃，因为母乳不能攒，如果奶受憋了，就会减少乳汁的分泌，所以，如果有了就喂宝宝吃，慢慢的或许就够宝宝吃了。

第2个月宝宝的重点能力训练

运动能力训练

抬头训练：坚持每天竖抱抬头、俯卧抬头练习。宝宝经过不断的训练，到这个月末宝宝俯卧时，不但可以抬起头观看眼前吸引他的玩具，而且下巴也能短时间离开床，双肩也可以抬起来，颈部张力也增强了。

转头训练：这个训练需要爸爸妈妈配合。妈妈或者爸爸将宝宝脸朝前抱着，背靠胸腹部，另一个人在一人背后时而向左、时而向右伸头呼唤宝宝的名字，或摇动带响玩具，逗引宝宝左右转头。

抓握训练：本月妈妈仍要坚持经常抚摩宝宝的双手，促进宝宝的抓握反射。还可以拿一个易于抓握的玩具放到宝宝的手心，宝宝会马上抓住玩具，这时妈妈可以用手握住宝宝的小手，帮助他坚持握紧的动作，也可以让宝宝练习抓住大人的手指。另外，还可以准备一些质地不同的易于抓握的玩具，让宝宝的小手抓握毛线、橡皮、皮革、棉布、塑料等不同质地的玩具，以促进感知觉的发育。

言语能力训练

本月宝宝模仿意愿出现，爸爸妈妈要在宝宝情绪很好的时候，多同宝宝对话。对话时想象着宝宝可以听懂你的话，你也可以听懂宝宝的话。爸爸妈妈可以抱着宝宝，与宝宝面对面，使宝宝能看得清楚口型与表情。试着对宝宝发单个韵母 a(啊)、o（喔）、u（呜）、e（鹅）的音，并对宝宝做各种表情，使宝宝逐渐模仿面部动作或微笑。也可以与宝宝说话，逗着宝宝笑一笑，再拿一些带响、能动的玩具，边摇晃边逗他玩一会儿，以刺激他发出声音。总之，尽量多和宝宝说话，开发宝宝语言学习能力。

认知与社交能力训练

本月继续上月的训练，在宝宝床的上方 25 厘米～50 厘米处，悬挂色彩鲜艳的玩具，如各种彩色气球、摇铃、旋转风铃等，经常变换位置和排列方式，以免引起宝宝斜视。这样做可以有效的促进宝宝视觉发育。如有可能，花色品种也最好不时变换一下，增加对宝宝的吸引力。每次喂完奶或者宝宝清醒时，可以抱起宝宝，引导宝宝观察眼前出现的人或物，继续上个月的训练向宝宝介绍周围的物品。

本月宝宝健康特别护理项目

哭闹

小宝宝不会说话，哭闹是与他人交流的一个重要方法，在宝宝的世界里，哭不是消极的，它开始有了积极的意义。到了第2个月时，宝宝哭闹时候多了，哭声也响亮了。除了饿了、尿了、病了，或是感觉到冷了、热了，如果宝宝想要哭闹，如果总是让宝宝躺着看房顶，宝宝就会觉得寂寞，就会大声哭，希望妈妈爸爸抱抱他，带他看看周围的东西。经过了第1个月的了解，爸爸妈妈应该掌握了一些宝宝哭闹的原因，有一部分爸爸妈妈因为怕惯坏宝宝，同时认为宝宝不会有太多的感受，而不去抱他，让他尽情去哭，这是不对的。这时的宝宝开始有了丰富的情感，他也会感到失望，如果一味的让他哭不去管他，对他的心理发育也会产生不良影响。所以爸爸妈妈一定尽快学会诠释宝宝的哭所表达的意思，并学会同宝宝认真交流。

溢乳

宝宝在新生儿期就有溢乳现象，到了第2个月可能会更加严重，可能会出现大口的漾奶。很多爸爸妈妈都会被这种情形吓到，这是为什么呢？因为这个月的宝宝吸吮力增强了，但胃容量并没有明显增大，加上满月后的宝宝活动能力也增加了，每天的觉醒时间延长，所以更易发生溢乳。宝宝出现溢乳的爸爸妈妈不要太慌张，首先初步判断是生理性的还是病理性的。

生理性溢乳的宝宝吐奶前没有异常表现，突然漾出一口奶，可能是刚刚吃进去的奶液，也可能是成豆腐脑样的奶块，但不会混有绿色的胆汁样物。宝宝漾奶后一切正常，精神较好，照样吃奶。即使每天都漾奶，宝宝生长发育也正常。

病理性溢乳的宝宝吐奶前会有异常表现，比如有痛苦表情，或哭闹，或来回来去地翻腾，挣扎，小脸可能会憋得发红。有时会伴有腹泻、发热、腹胀等异常表现。

生理性溢乳一般不需要治疗，记住每次喂奶后把宝宝竖着抱起来拍嗝，让宝宝把吃奶时吸入的空气排出来。如果宝宝始终不打嗝，也不能一直拍下去，只要持续竖抱10～15分钟，也可减少溢乳发生。减少宝宝溢乳要注意，不要在宝宝大声哭泣后马上喂奶，那样会增加溢乳的发生。

湿疹

湿疹是一种常见的、由内外因素引起的一种过敏性皮肤炎症。宝宝1个月～2个月时，脸上和头上经常出现小红疙瘩或者像粉刺样的浮皮，而且被太阳晒后，症状还会加重，有的甚至在手指、脚趾、足底等地方出现小的丘疹或水疱，这就是人们常说的婴儿湿疹。

婴儿湿疹大多是因为天生对牛奶、鸡蛋、鱼等过敏而引起。这一时期的湿疹可以不用特殊处理，爸爸妈妈只要每天多给宝宝清洗皮肤，尤其是湿疹处，并擦无刺激的润肤霜，让宝宝的皮肤保持充分清洁与滋润。

给宝宝洗澡时，要尽量少用肥皂，因为一般肥皂的去油脂力较强，会把皮肤表面的油脂洗掉。洗澡时水温也要控制在39℃左右。爸爸妈妈们要注意，不要觉得宝宝喜欢洗澡就多洗一会儿，洗澡的时间长短也有讲究：时间太短，皮肤还来不及吸收水分；时间太长，皮肤又会被泡得更加刺痒。所以最佳时间是大约10分钟。洗完澡以后，用毛巾把身体沾干，不要用毛巾揉擦。最后，再给宝宝擦上护肤品，保持皮肤的滋润。

发生湿疹很大一部分原因是源于宝宝体内的问题，所以是不能完全避免的。湿疹可能会持续几个月，所以其带来的不适症状（如瘙痒）也会持续很长时间，所以爸爸妈妈一定要把宝宝的手指甲剪短、锉光，防止宝宝抓挠时皮肤被抓伤的机会，减少皮肤受到感染的可能性。晚上可以给患了湿疹的孩子戴一双白棉布连指手套，防止他在睡觉的时候不自觉地抓挠。也可以咨询医生后使用一些安全的止痒药。

头部奶痂

宝宝的新陈代谢很快，头皮皮脂腺分泌物和脱落的头皮较多，如果宝宝在新生儿期时，爸爸妈妈怕宝宝受凉，没有给宝宝洗头；或者虽然洗头了，但是没有使用婴儿洗头水，仅仅用清水冲一下，或只是用湿毛巾轻轻沾几下。这样宝宝的头部（通常在前囟门周围），甚至眉间，就会慢慢地积起奶痂，颜色发黄，越积越厚，甚至还有龟裂现象发生。另外，湿疹如果护理不当也会形成奶痂。

虽然头皮奶痂会随着年龄增长而自愈，但这期间宝宝会因痒、痛而烦躁，从而影响消化、吸收和睡眠。如果宝宝抓挠奶痂，会抓伤皮肤，造成奶痂感染破溃。

宝宝长了奶痂，爸爸妈妈千万不要用手硬抠，更不要用梳子去刮。最简便的方法就是用植物油或者婴儿按摩油清洗。因为油脂可以使奶痂变得松软,从而易于清洗。如果使用植物油如橄榄油、香油等,为保证清洁,要先将植物油加热消毒,放凉后使用。清洗时,先将植物油涂在头皮奶痂表面,等1～2小时,奶痂变松软后,再用温水轻轻洗净。不要急于一次弄干净,每天清洗1次,清除一点,慢慢弄净即可。如果宝宝伴有湿疹,奶痂可能弄不掉,不用担心,随着月龄的增长,会逐渐减轻的。奶痂的预防首先就是做好宝宝的卫生清洁。宝宝出生后每天都要洗澡,并且要认真洗头,预防湿疹。宝宝居室温度要适宜。衣被不可太厚,避免毛线、化纤直接接触皮肤。户外活动避免阳光直晒头面部。

枕秃

大多数人包括有些医护人员,一看到宝宝头部枕后头发脱落,首先就会解释是宝宝缺钙引起的。实际上,并不是所有的枕秃都是由缺钙引起的。小宝宝新陈代谢旺盛,爱出汗,而且每天24小时基本都是仰卧着睡觉,如果宝宝使用的枕头过硬,宝宝整天在枕头上蹭来蹭去的,就会把枕后的头发磨掉了,形成枕秃。现在生活条件好了,宝宝因为缺钙引起的枕秃少见了,而更多是因为磨蹭出现枕秃。因此,爸爸妈妈不要一看到宝宝有枕秃,就担心宝宝缺钙,而盲目给宝宝增加钙的摄入量。一旦盲目补钙,血钙浓度过高,可能会影响其他元素的吸收,出现其他新的问题。

睡眠不踏实

宝宝过了满月后,很多爸爸妈妈发现宝宝睡觉不踏实了,凭着以往的知识,开始担心宝宝是不是缺钙了。

实际上,情况不都是想象那样。满月过后的宝宝,睡眠时间开始减少,探索周围世界的时间开始增加,听、看、嗅等感知能力增强,因此对外界刺激更加敏感,如果周围环境不好,宝宝就会睡眠不踏实。到了这个月,宝宝的运动能力也增强了,觉醒时肢体活动增多。不仅如此,就在宝宝做梦时也会出现躁动,睡觉过程中肢体会出现各种各样的动作,但宝宝始终还是处于睡眠状态,即使梦中哭几声,拍几下很快就入睡了。有时宝宝会睁开眼睛看看周围,如果发现妈妈在身边,会很快闭上眼睛接着睡;如果发现妈妈不在身边,会大声哭起来,这时妈妈如果立即过来拍拍宝宝,他会马上停上哭闹,很快入睡。如果宝宝饿了,到了吃奶的时间,只要给宝宝吃奶,宝宝就会立刻安静下来。

⬤ 小便次数减少

新生宝宝可能十几分钟就会小便一次，但是到了第2个月后，宝宝小便的次数会明显减少，可能只是在每次醒后排尿，或者喂奶前后排尿。虽然排尿次数减少，但尿的总量并没有减少，甚至还会增加。

⬤ 大便与肠胃炎

如果是纯母乳喂养的宝宝，到了第2个月，大便次数一般同新生儿时期差不多，有些宝宝还会比新生儿时期大便次数还多。通常宝宝每天大便6次以下算正常，极少数宝宝一天的大便次数会达到10余次，甚至每块尿布上都有一点大便，比小便还勤，很多爸爸妈妈见状都很着急，认为宝宝得了肠胃炎，事实上这种情况大多也不是异常的。

纯母乳喂养儿的大便，在未添加辅食前，大便呈黄色或金黄色，稠度均匀如药膏状，或混有一些颗粒，偶尔稀薄而微呈绿色，有酸味但不臭。如果宝宝平时大便次数较多，但宝宝一般情况良好，体重不减轻而照常增加，就不需要吃药。如果宝宝大便性质不好，大便带水，或突然大便次数增加，就要看医生了，看是否有乳糖不耐受或其他问题。

⬤ 夜哭

说到宝宝夜哭，带过宝宝的妈妈，都会感觉那段日子很难熬。但是，基本每个宝宝都会出现夜哭，因为这对于宝宝来说是非常正常的现象。出现较早的宝宝在出生后2～3周就开始了。夜哭的宝宝普遍表现为白天睡得很好，到了晚上开始闹人，而且有的宝宝非常难哄；有时还越哄越哭，把爸爸妈妈折腾的精疲力尽。有的宝宝夜哭会持续1～2小时，哭得面部涨红，非常用力，好像什么地方特别痛似的。有的宝宝因为肠道胀气产生不适，也会哭闹，而有的宝宝就是喜欢晚上哭，也找不出什么原因。每到这个时候，爸爸妈妈首先要确定宝宝没有任何问题，比如发烧。其次，不要抱着宝宝使劲摇晃，过分哄，在地上不停地走动。而且此时急躁的爸爸妈妈如果互相发脾气，宝宝会越哭越厉害，因为此时的宝宝已经能够感觉到爸爸妈妈的语气，对愤怒和抱怨的语气很反感。因此，宝宝如果没有异常，只是单纯地闹人，爸爸妈妈一定要心平气和地对待哭闹的宝宝，使宝宝平静下来。

抬头训练

1. 俯卧抬头

在两次喂奶间，将宝宝两臂曲于胸前方，俯卧在床上，也可以将卷起的毛巾或小垫子放在宝宝的手臂下。拿一个色彩鲜艳有响声的玩具放在宝宝的眼睛前面，当宝宝注意时，慢慢将玩具移高，宝宝便抬起头，以便能一直看着玩具。如果宝宝不理你的话，要反复做同样的动作。在宝宝抬头时，家长可将玩具从宝宝的眼前慢慢移动到头部的左边，再慢慢地转移到宝宝头部的右边，让宝宝的头随着玩具的方向转头，每天练习 3 ～ 4 次。1 个月的宝宝开始每次训练几秒钟，以后可根据宝宝训练情况逐渐延长至 3 分钟左右，使头抬起离开床面。2 个月时宝宝抬头达45°，3 ～ 4 个月可以达到两手能支撑起上半身，挺起胸部。

2. 竖抱抬头

宝宝 2 ～ 3 个月时，家长一手抱着宝宝，一手撑住他的后部和背部，使宝宝头部处于直立状态，家长可以边走边变换方向，让宝宝观察四周，促使他自己将头竖直，每次 3 分钟左右，逐渐延至 5 分钟，时间不宜过长。宝宝 4 ～ 5 个月时可以训练其背靠家长胸部而坐，头部竖直，可以左右转动 180°。

3. 抬头训练的注意事项

（1）抬头训练宜在宝宝清醒、空腹（喂奶前 1 小时）状态下进行。

（2）床面要平坦舒适，适当硬一些。

（3）每次训练的时间不要太长，以免宝宝太累。

（4）如果宝宝有缺钙的表现，会影响抬头，要及时补钙。

（5）如果宝宝 3 ～ 5 个月仍不会抬头，家长要耐心训练，只要有空就让宝宝俯卧在床上练习，反复用不同的玩具逗引，让他不感觉单调枯燥。

（6）经常改变练习的环境，如坐车时让宝宝俯卧在家长的大腿上看窗外的风景，或者在户外的草地上让宝宝练抬头的同时也训练观察能力。

（7）要注意动静结合，刚开始俯卧一会儿就躺一会儿，随着练习的天数增多，俯卧的时间就可适当延长。

（8）家长每天坚持给宝宝做按摩，特别是背部的按摩刺激，或是做一些婴儿体操。

和宝宝的交流

跟宝宝一起玩耍

陪宝宝一起玩，是带领他渐渐进入这个新奇而陌生世界的最好方式。有强烈对比图案的玩具和有娃娃脸的图书，都能引起宝宝的兴趣。为宝宝准备一块挂满可爱玩具的游戏垫，让宝宝去看、听、拍，这样能锻炼他的胳膊、手，以及手指的协调能力，同时，让他躺着的时候更有趣些。你可以挨着宝宝躺在地板上，陪他一块儿玩。现在宝宝能够兴致勃勃地抓东西了，但他的手眼协调能力还不能让他抓住你在他面前晃过的东西。宝宝要到大约 4 个月时才能掌握这个本领。眼下，你还需要把玩具放到他的手里。你也许没有想到，你的小手指可能是宝宝最喜欢的"玩具"呢!

发现自己的四肢了

刚出生时，宝宝不知道自己身上长着胳膊和腿。可现在不一样了，他开始探索自己的身体。宝宝最先发现的是自己的手和脚。为了提高他的兴致，你可以把宝宝的小手臂高举过头，然后问:"宝宝，宝宝有多大?"或者一边给宝宝唱"一二三四五，上山打老虎"，一边数宝宝的脚趾头。这些活动都可以激发宝宝对自己身体的兴趣。试着在宝宝面前晃动他的双手,让他能够看见和感觉到自己的手。

这时候，宝宝调节自身体温的能力还不强，他的血液循环系统还不完善。要记住，宝宝身体热量的一部分是通过手和脚散发出去的。所以天气凉的时候，要注意把他的小手和小脚都盖好了。

跟宝宝说话

现在，宝宝可能会用一些自己特殊的声音来表达自己的感情了。有少数宝宝甚至会尖叫或笑了。别忘了要随时用宝宝的话来响应他，而且要对着他的脸说。这时的宝宝很喜欢你盯着他看。

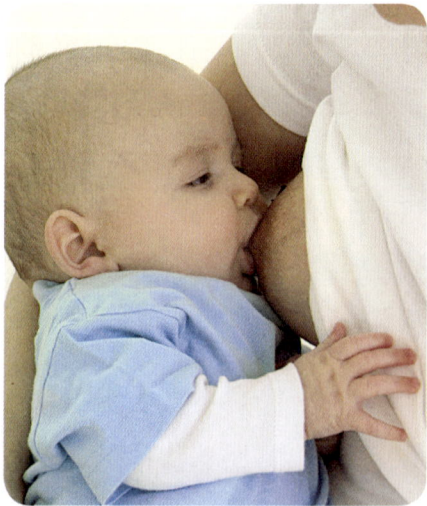

宝宝会抬头会微笑了

宝宝能抬起头来了

宝宝的颈部肌肉正变得越来越强壮，这使他能够短时间地把头撑起来。比如，他趴着的时候，可以把头支起来一小会儿，可能还可以把脸从一边转向另一边。他在汽车宝宝座上或前背式宝宝兜里也许能把头撑起来了。

第一次真正的微笑

宝宝第一次笑的时间都差不多，所以做好准备迎接宝宝那灿烂微笑吧，那是只为你绽放的微笑，是对你所有呵护的回报。这种微笑可以把你的心全都融化了，即使是在你刚度过了一个最糟糕的不眠之夜的时候。

香甜的睡眠

在宝宝困倦但还没睡着的时候，就把他放在床上。这样可以帮助他学会自己入睡。在宝宝凌晨醒来时，如果他会自己入睡，对于你们两人都非常方便。你可以从一开始就帮宝宝养成健康的睡眠习惯，安排一套睡前的固定做法。

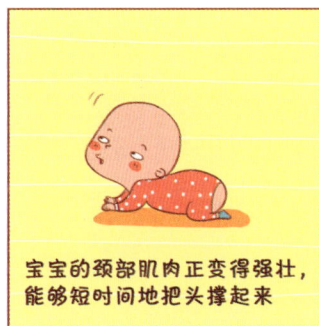

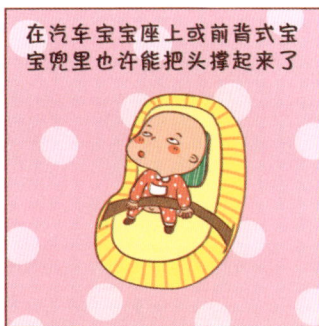

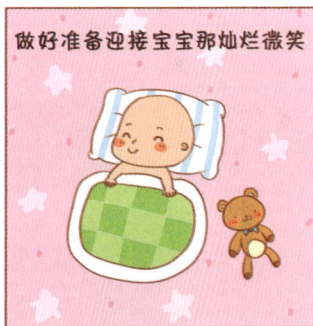

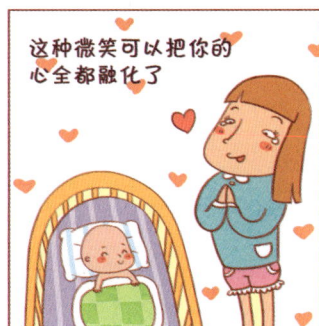

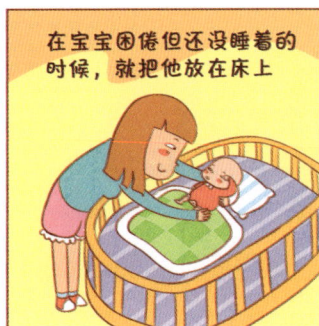

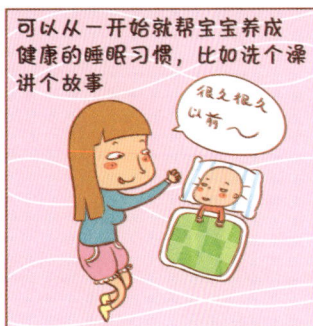

宝宝的颈部肌肉正变得强壮，能够短时间地把头撑起来

在汽车宝宝座上或前背式宝宝兜里也许能把头撑起来了

做好准备迎接宝宝那灿烂微笑

这种微笑可以把你的心全都融化了

在宝宝困倦但还没睡着的时候，就把他放在床上

可以从一开始就帮宝宝养成健康的睡眠习惯，比如洗个澡讲个故事

很久很久以前～

宝宝的各种小进步

伸出小手抓东西

现在，大部分时间里，宝宝已经能够张开小手了——他准备张开手去感知这个世界。在宝宝更小的时候，宝宝抓东西的动作基本上是出于本能，即便他想松开，也做不到。虽然宝宝还不能真正去抓东西，但是他能握住放在他手中的物品了。而且，一旦握住了，他就不轻易地松手。宝宝也开始尝试着拍打物品了。所以，请把危险的物品放到小家伙够不着的地方。

宝宝开始学习啦

刚出生的宝宝会在短时间内保持安静和清醒。这是他学习的好机会：在前3个月里，宝宝的大脑大概要长5厘米。利用这些宝宝安静的这些时光，更好地亲近宝宝——陪他说说话，给他唱唱歌，为他讲讲墙上的图画。尽管这时宝宝这时可能还插不上话，但其实他正在学习呢！找些新的不同质感的材料让宝宝的小手去感受，让宝宝看看新的环境，听听新的声音（当然都应该是适合宝宝的）。这些都是宝宝学习的好机会。

目光能追随物体了

现在，宝宝的双眼已经能持续地追随物体，并能更自如地盯着移动的东西看了。你可以在宝宝的面前，水平地晃动过一个拨浪鼓，或者一个色彩鲜艳的塑料勺子，然后再试着上下移动，这应该能吸引宝宝的注意力。实际上，可能要再过3个月，宝宝的目光才能很流畅地追踪垂直运动的物体，再过6个月，他的视线才能随物体斜线移动。你也可以跟宝宝玩对视的游戏，把你的脸靠近宝宝的脸，然后再慢慢地左右移动你的头。通常，宝宝的眼睛会盯着你的眼睛看。

自我表达

虽然宝宝还不能说话，但他的小脸已经能够告诉你许多东西了。他正在尝试着不同的面部表情，如撇着嘴、挑眉毛、张大或 起眼睛、皱眉头等。宝宝可能正试着告诉你些什么——也许是需要换纸尿裤了，也可能只是在摸索他刚发现的小技能。

应该给宝宝剪指甲吗

当然应该给宝宝剪指甲。虽然宝宝的指甲可能比你的更软、更有韧性，但你也要知道，它们非常锋利！新生宝宝的胳膊腿会随意挥舞，而他自己又几乎不能控制，如果不及时剪指甲，很容易会抓伤自己或你的脸。宝宝的手指甲长得非常快，你一周可能需要给他剪好几次。不过，他的脚趾甲就不用剪得这么频繁了。

最好在宝宝睡觉的时候，给他剪指甲。你可以在宝宝宝宝推车的筐里放一套指甲刀，这样就能趁宝宝在宝宝车里熟睡的时候，给他剪指甲了。另一个剪指甲的好时候，是在他洗完澡之后，因为那时候他的指甲最软。

一定要保证给宝宝剪指甲的时候，光线充足，能看清楚。用宝宝剪刀或宝宝专用指甲刀压住宝宝的手指肚，让指甲露出来，以防剪到皮肤。剪的时候，一定要牢牢抓住宝宝的手。

给宝宝剪手指甲的时候，要沿着指尖的弧度剪，而剪脚趾甲时，则要直着剪。然后用指甲锉磨去尖锐的棱角。事实上，如果你有耐心，宝宝的指甲也不是很长，根本就不用剪，直接用指甲锉把它们磨到合适的长度就行了。

如果你打算在宝宝醒着的时候给他剪指甲，就让别人帮忙抱着宝宝，在你剪的时候，不要让他动得太厉害。也可以让别人吸引他的注意力，这样他就会让你好好抓住他的手给他剪，并把指甲磨好了。

有的爸爸妈妈是靠自己咬来给宝宝修指甲的。但这样做，也许会把爸爸、妈妈嘴里的细菌传到宝宝手指上可能出现的小伤口上。而且大人可能会看不清自己的动作，更何况，宝宝的指甲跟大人的牙齿比起来太小了。

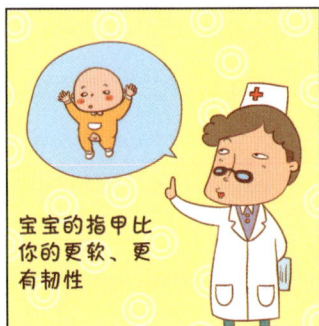

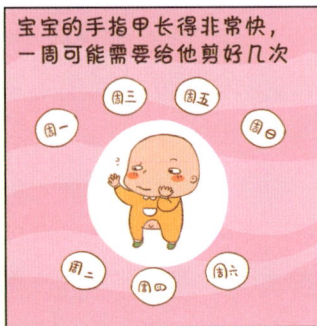

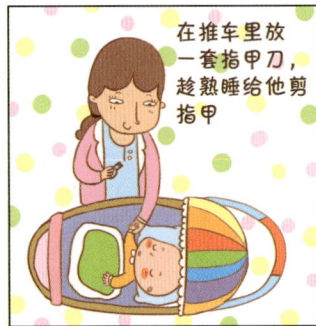

宝宝的指甲比你的更软、更有韧性

宝宝的手指甲长得非常快，一周可能需要给他剪好几次

周一 周三 周五 周日 周二 周四 周六

在推车里放一套指甲刀，趁熟睡给他剪指甲

观察婴幼儿的大便

1. 母乳喂养儿大便

纯母乳喂养未加辅食的婴儿，大便呈黄色或金黄色，稠度均匀如膏状或颗粒，偶尔稀薄而微呈绿色，其大便带有酸味但不臭。每天排便 2～4 次，如果平时每天仅有 1～2 次大便，突然增至 5～6 次，则应考虑是否患病。如果平时大便次数较多，但小儿一般情况良好，体重不减轻，不能认为有病。婴儿在加辅食后大便次数会逐渐有所减少。1 岁以上宝宝约每天排便 2 次。

2. 人工喂养儿大便

以牛乳喂养或用配方奶的婴儿，大便色淡黄或呈土灰色，质较硬。由于牛奶中的蛋白质多，有明显臭味。大便每天 1～2 次，牛奶中加糖的量一般以 100 毫升牛奶加 5～8 克糖为宜，如果增加奶中的糖量，则排便次数增加，便质柔软。

3. 混合喂养儿大便

无论人乳或牛乳喂养，若同时加食淀粉类食物，则大便量增多，硬度稍减，呈暗褐色，臭味增加。若加上菜泥、水果泥等辅食，则大便与成人近似。初加菜泥时，大便中常排出少量的绿色菜泥，有的父母往往以为是消化不良，想停止添加菜泥。我们认为，这种现象是健康的婴儿更换食物时常有的事。如果没有腹泻，可不必停止加辅食，数日后胃肠适应了，这种情况随之消失。

4. 特殊疾病的大便改变

如果小儿有胆道梗阻情况，则大便呈灰白色；若是胃肠道上部出血或服用了铁剂，可排出黑色的大便；如果大便中带有鲜红的血丝，可能由直肠息肉、结肠息肉和肛裂所致，应做进一步的检查；若是一个胖胖的婴儿突然阵发性哭叫似有阵发性腹痛，并有果酱样的大便，应考虑为肠套叠；如果大便带有脓血并有腥臭味，可能是痢疾。细心观察的父母能从婴幼儿的大便中及时地发现问题。若为食物结构搭配不当导致的消化不良，通过及时调整搭配，适当减少某一类食物的摄入量，可使异常的大便得到纠正。但一旦发现大便异常不属一般消化不良情况，且合并有全身症状和果酱样大便，应立即送医院进一步检查，以免延误治疗。

宝宝的第3个月

3个月宝宝的基本发育状况

身高

到了 3 个月时，宝宝的身高比初生时增长了约 1/4，比第 2 个月增长 3.5 厘米左右。男宝宝平均身高为 60.4 厘米左右，正常范围为 55.6 ～ 65.2 厘米。女宝宝平均身高为 59.2 厘米左右，正常范围为 54.6 ～ 63.8 厘米。

体重

第 3 个月仍是宝宝体重增长比较迅速的一个月。平均每天可增长 40 克，一周可增长 250 克左右，一个月可增长 0.9 ～ 1.25 千克。男宝宝平均体重为 6.16 千克左右，正常范围为 4.72 ～ 7.6 千克；女宝宝平均体重为 5.74 千克左右，正常范围为 4.44 ～ 7.04 千克。

头围

相对于身高和体重的增长，宝宝的头围增长速度比较慢。到 3 个月时，头围比第 2 个月增长约 1.9 厘米。男宝宝平均头围为 39.7 厘米左右，正常范围为 37.1 ～ 42.3 厘米；女宝宝平均头围为 38.9 厘米左右，正常范围为 36.5 ～ 41.3 厘米。

胸围

由于胸部器官发育较快，因此 3 个月的宝宝胸围也增长较快。本月宝宝的胸围实际值开始达到或超过头围。男宝宝的平均胸围为 39.8 厘米，正常范围为 37.1 ～ 43.4 厘米；女宝宝平均胸围为 38.7 厘米，正常范围为 35.1 ～ 42.3 厘米。

前囟

这个月宝宝的前囟大小与上个月没有太大区别，不会明显缩小，也不会增大。由于前囟门处没有颅骨，要注意保护。

视觉

3个月的宝宝视力已经发育完全，眼睛更加协调，两只眼睛可以同时运动并聚焦。能看4～7米远，注视、追视（眼睛追着一个物体看）、移视（眼睛由一个转向另一个物体）都已经较完善地发展起来。开始对颜色产生了分辨能力，对黄色最为敏感，其次是红色，橙色，表现为见到这三种颜色的玩具很快能产生反应，对其他颜色的反应要慢一些。

听觉

随着月龄的增长，宝宝的听觉能力也逐步提高。到3个月时，宝宝已具有一定的辨别方向的能力，听到声音后，头能顺着响声转动180°，并表现出极大的兴趣。能区分大人的讲话声，听到妈妈的声音会很高兴，同时会发出声音来表示应答。因此，在日常生活中，爸爸妈妈应多和孩子说话，适当让孩子听一些轻松愉快的音乐，将有利于孩子的听觉发育。

嗅觉

宝宝的嗅觉与2个月时一样，能辨别不同气味，并表示自己的好恶。宝宝特别喜欢妈妈的气味。而遇到不喜欢的味道会退缩，回避。此时，爸爸妈妈千万不要吝惜宝宝认识新气味的机会：在初春的草地上，能闻出青草的味道；在秋天的树林里，能闻出树皮的味道；如果经过一家面包房，不妨进去，让宝宝闻闻新鲜出炉的面包的味道。

味觉

到了第3个月时，宝宝在味觉方面已经积累了相当丰富的经验了。如果拿酸的水果给宝宝吸吮，宝宝会皱起小眉头，嘴巴张大。对于一些更加讨厌的味道，甚至会用啼哭来抗议。

运动能力

3个月的宝宝，已经可以根据自己的意愿将头转来转去了，同时眼睛随着头部的转动而左顾右盼。当扶着宝宝的腋下和髋部时，宝宝能坐着，头会向前倾并与身体呈同一角度。当移动身躯或转头时，头偶尔会有晃动，但基本稳定。将宝宝脸朝下悬空托起胸腹部，宝宝的头、腿和躯干能保持在同一高度。当宝宝趴在床上时，能抬起半胸，用肘支撑上身，头已经可以稳稳当当地抬起。

语言能力

　　宝宝出生后第一声啼哭，就是最早的发音，满月后的哭就是在和别人交流了，但都属于表达的消极状态。到了3个月，宝宝开始咿呀学语，发出一连串类似元音字母的声音，如 a、e、i、o、u 等，主要是韵母，声母很少，一般是 h 音，有时有 m 音，有时还会长声尖叫。宝宝在有人逗他时，会非常高兴，会笑，并能发出"啊""呀"的语音，咕咕哝哝的与人交谈，有声有色地说得挺热闹。如发起脾气来，哭声也会比平常大得多。这些特殊的语言是宝宝与大人情感交流的方式，也是宝宝意志的一种表达方式，爸爸妈妈应对这种表示及时做出相应的反应多进行亲子交谈，如跟宝宝说说笑笑或给宝宝唱歌。还可用玩具逗引，让宝宝主动发音，要轻柔地抚摸和鼓励宝宝。宝宝越高兴，发音就越多。给宝宝创造舒适的环境，宝宝就会不断练习发音，这是语言学习的开始。语言的发育不是孤立的，听、看、闻、摸、运动等能力都是相互联系互为因果的，要综合训练宝宝说话的能力。

认知能力

　　宝宝到3个月时比较突出的情感表现就是亲近妈妈。当妈妈向宝宝走去时，宝宝会显出快乐和急于亲近的表情，有时还会呼叫，手舞足蹈。只有经常和宝宝逗乐的爸爸才能引起宝宝这种亲切的激情。当妈妈离开时，宝宝的视线也会跟随着妈妈移动的方向转移。把宝宝带到户外时，会惊奇的发现此时的宝宝可以追视达180°。宝宝最喜欢观看快跑的汽车、溜达的小狗、飞翔的鸟儿。

社会交往能力

　　到第3个月末时，宝宝已经会用"微笑"谈话，见到熟悉的面孔，能自发地微笑，并发声较多。有时也会通过有目的微笑与人进行"交谈"，并且咯咯咯地笑以引起大人的注意。当有人靠近时，宝宝会躺着等待，静静观察大人的反应，直到大人开始微笑，宝宝才以喜悦的笑容作为回应。宝宝的整个身体都将参与这种对话，两只小手张开，一只或两只手臂上举，而且上下肢可以随大人说话的音调进行有节奏的运动。宝宝也模仿大人的面部运动，大人说话时宝宝会张开嘴巴，并睁开眼睛，如果大人伸出舌头，宝宝也会做同样的动作。照镜子时，宝宝会注意到镜子中自己的影像，还会对着镜中的自己微笑、说话。此时爸爸妈妈要多微笑着和宝宝说话，引逗宝宝发出"哦哦""嗯嗯"声。也可模仿宝宝发出的声音，鼓励宝宝积极发音，对人微笑，这可促进宝宝喜悦情绪的产生，激励宝宝与人交往。

本月喂养方法

母乳喂养

只要妈妈的母乳比较充足，就应该继续坚持纯母乳喂养。不过这个月宝宝吃奶的时间可能会延长一些，根据宝宝的实际情况，两次喂奶时间间隔拉长 1 小时，夜间喂奶时间延长到六七个小时，只要宝宝不醒就不要叫醒宝宝吃奶。因为在入睡阶段，宝宝消耗的能量比较少，吃饱了奶后宝宝睡六七个小时不会有问题。对于每次吃奶量较小的宝宝，不要刻意延长喂奶时间间隔，只要宝宝想吃就给宝宝吃，如果宝宝把乳头吐出来了、转过头不吃了，就不要硬给宝宝吃。

人工喂养

到了第 3 个月，宝宝的食欲更好了，食量也会有所增加，可以将原来每次120 ～ 150 毫升，增加到每次 150 ～ 180 毫升，甚至可以达到 200 毫升。不过，对于胃口比较大的宝宝，也不能无限制地添加奶量。一般每天吃 6 次的宝宝，每次160 毫升；每天吃 5 次的宝宝，每次 180 毫升。对于食欲较好的宝宝，这个月可以添加一些蔬菜汤，一天 10 毫升左右。

混合喂养

宝宝又长大了，原本母乳分泌不足的妈妈，更担心自己的母乳不够宝宝吃。请妈妈一定要记住，6 个月前母乳是宝宝最佳的食品，过量添加奶粉，会影响母乳摄入。母乳喂养还是按需喂养。奶粉的喂养量，如果按照上个月的喂养量，宝宝每周体重增长在 200 克以上，就表明喂养充足。如果按照上个月的奶量，宝宝一次就喝完，好像还不饱时，下次冲奶就增加 30 毫升，如果吃不了，就再减下去，最多不要超过 180 毫升。

哺乳妈妈用药需谨慎

哺乳期妈妈服用的药物，大多可以通过血液循环进入乳汁中，经过宝宝的吸吮，药物又会进到他们的身体里。所以，哺乳期妈妈不能自作主张，自我诊断，自己给自己开药吃，需要用药时，应向医生咨询，必须在医生的指导下，采取合理用药原则，否则对宝宝的身体会造成很大的损害。注意，哺乳期间是不能吃避孕药的。

第3个月宝宝的重点能力训练

运动能力训练

抬头训练：方法同第2个月，坚持每天竖抱抬头、俯卧抬头练习。俯卧抬头训练时，要使宝宝头部能稳定地挺立达45°～90°，前臂和肘部要支撑上半身，将胸部抬起，眼睛正视前方。

大脑统合训练：宝宝在练习俯卧抬头时，爸爸妈妈继续第2个月的方法，用手抵住宝宝的足底，让宝宝练习爬行。

翻身训练：注意宝宝刚吃完奶，不能练习翻身，要在两次喂奶中间，宝宝精神状况较好的情况下进行。如果宝宝有侧睡的习惯，学翻身比较容易。练习时将宝宝放置于硬板床上，衣服不要穿太厚，取侧卧位；把宝宝左腿放在右腿上，在宝宝的右侧放一个宝宝喜欢的玩具，再将宝宝的左手放在胸腹之间，爸爸妈妈轻托宝宝左肩，轻轻在背后向右推就会转向右侧。

如果宝宝平时喜欢仰卧，可以将宝宝的左腿放在右腿上，握住宝宝的左手，同时用另一只手轻轻刺激宝宝的脊背，使宝宝主动产生翻身动作，翻至侧卧位，进一步至俯卧位。宝宝如果自己翻不过来，爸爸妈妈可以稍稍给予帮助。只要坚持每天练习2～3次，每次训练2～3分钟，一般到3个月末宝宝就会自己翻身了。

抓握训练：这个月宝宝抓握练习难度会增加。因为宝宝到了这个月双手的活动能力更强了，可以在胸前互握玩耍。这时可以在宝宝看得见的地方（小床上或者其他家里可以悬挂东西的地方）悬吊小气球、小灯笼、小手绢或者触碰可以发出声音的玩具，扶着宝宝的手去够取、抓握、拍打。每天数次，每次3～5分钟。

温馨提示：妈妈还要持续每天给宝宝做婴儿被动体操。

言语能力训练

听力训练：用可以发出声音的玩具（比如电动小熊玩具、拨浪鼓、橡皮鸭子），在距离宝宝前方30厘米处逗引，当宝宝注意到响声时，对宝宝说："宝宝，看小熊在这儿呢！"让宝宝盯着小熊，张开小手抓小熊。然后，变换方位，妈妈拿着玩具躲在宝宝的背后逗引，让宝宝自己找发出声音的地方，可以将玩具分别慢慢移到宝宝能看到的左方或右方逗引，观察宝宝的眼、耳和手的动作，训练宝宝对声源方向的反应。

模仿发声训练：这个月的宝宝已经可以咿呀学语了，所以爸爸妈妈更要经常和宝宝说话，逗引宝宝发出声音。在与宝宝交流时，要仔细倾听并重复宝宝发出的声音，将宝宝发出的声音转换成字，如"啊、啊"变成"妈妈"，每发一次重复音节就停顿一下，要反复用口型和发音引导宝宝模仿，使宝宝无意识的语言变得有意识。

◉◉◉◉ 认知与社交能力训练

追视训练：2个月以前的宝宝只能追视水平移动的物体，但是到了第3个月，宝宝就可以追视上下垂直移动的物体了。在天气较好的时候，爸爸妈妈要多带宝宝进行户外活动，让宝宝观察户外活动的物体，比如摇动的树叶、飞来飞去的蝴蝶、上串下跳的小猫。如果在家里爸爸妈妈可以配合滚动皮球，或者在不同的方向逗引宝宝，让宝宝的视线不断转移。

身体运动训练：在宝宝精神状态很好时，可以在宝宝的床栏杆上吊一个响铃，然后用松紧带一头拴着响铃，另一头拴在宝宝的手腕上。爸爸妈妈可以先拽一拽松紧带使栏杆上的响铃发出声音，宝宝听到响铃的声音会很兴奋，然后全身使劲动，这时宝宝发现因为自己的动作使得响铃不断作响，而且是在动手腕的时候响得声最大，宝宝慢慢学会只动手腕就将响铃摇响。过1～2天，爸爸妈妈可以将松紧带拴在宝宝的脚踝上，宝宝就会经过多次尝试让脚踝带动响铃发出声响。

温馨提示：在给宝宝做响铃的训练时要注意，爸爸妈妈如果要离开宝宝一会儿，而宝宝身边没有人看护时，必须要解开松紧带，以防宝宝在活动时将松紧带缠住肢体而妨碍局部血液循环。

触摸训练：继续上个月的触摸训练，每天让宝宝用小手触摸各种材质的玩具，比如木质、纸质、塑料制品、毛线制品等等。

交往能力训练：这个月的宝宝见到大人会很高兴，会微笑着想同大人交流。爸爸妈妈应该在宝宝情绪愉快时，也用愉快的表情和口气，逗引宝宝"说话"，或者出声的笑。一旦宝宝主动发声，也许是"呃、啊"或者是"咯、咯"的笑声，爸爸妈妈都要鼓励或称赞宝宝，用拥抱或者抚摸表示鼓励，同时爸爸妈妈要你一言、我一语地同宝宝"对话"，诱导宝宝搭话或出声的笑。

本月宝宝健康特别护理项目

生理性贫血

正常足月出生宝宝的血红蛋白可高达 190 克／升以上，但是出生后 1 周内血红蛋白逐渐下降，直至 8 周后（2 个月后）才会停止下降，一般会降至 90 克／升～ 110 克／升。这是为什么呢？因为宝宝出生后 3 个月内是体重增长最快的阶段，血容量迅速扩充，这时红细胞被稀释，造成血红蛋白的浓度快速下降。这种下降是生理性的，所以称为生理性贫血。如果在这段时间给宝宝验血，发现血红蛋白下降了，千万不要着急。只要排除了其他原因，生理性贫血不需要治疗。健康的宝宝到了 8 周以后，血红蛋白浓度下降至 90 克／升～ 110 克／升时，会刺激血中红细胞生成素的浓度增高，从而刺激骨髓，使骨髓造血开始恢复其正常的功能，因生理性贫血而下降的血红蛋白又可以恢复到正常水平。

温馨提示：让生理性贫血的宝宝口服铁剂是无效的，而且铁剂对宝宝胃肠道刺激较大，会影响宝宝的食欲，从而导致宝宝日常营养摄入不足。

腹股沟疝

腹股沟疝一般多见于男宝宝。男宝宝的睾丸在胎儿期都在腹部，在即将出生前逐渐从腹部降入到阴囊。而睾丸所经过的从腹部到阴囊的这个通道一般在出生后就关闭了，但是也有部分宝宝的这个通道闭锁不好。有这种情况的宝宝，到了 3 个月左右，由于宝宝剧烈哭闹或便秘等原因使腹腔压力增高时，腹腔内的肠管就会顺着闭锁不全的通道，穿过大腿根部的腹股沟降入到阴囊中，形成了腹股沟疝。也有少数女宝宝出现类似的症状，女宝宝是肠管及卵巢从腹股沟降至大阴唇。无论是肠管还是卵巢下降都不会影响宝宝的正常发育，宝宝也不会感觉到疼痛，只是在下降处形成一个肿块。

然而，正是因为这种隐蔽性，腹股沟疝一旦出现嵌顿（就是肠管和或卵巢在通道中拧绞在一起），造成肠腔梗阻，引起疼痛，这时宝宝就会因为疼痛突然大哭起来，因为之前不知道宝宝有腹股沟疝，出现嵌顿疼痛后，爸爸妈妈也不会想到这个病因。一旦宝宝出现没有任何理由的哭闹，爸爸妈妈一定要揭开尿布看一下大腿根部，是否有包块。

腹股沟疝一般会采用手术。由于有一部分宝宝的腹股沟管到出生后6个月才能闭锁，因此腹股沟疝在6个月以内还是可以自愈的。所以，如果宝宝确诊是有腹股沟疝，一定要根据宝宝的具体检查结果，按照医生的建议，采用最佳治疗手段。

谨防意外摔伤

很多妈妈会觉得，3个月的宝宝还不会爬，翻身也不是很好，怎么会摔伤呢？其实正是这种思想，让很多妈妈不担心宝宝会从床上摔下来，当宝宝熟睡后，妈妈们会抽空干些家务。3个月大的宝宝活动能力增大，在睡梦中会踢被子，身体会移动到床边，这样很可能会掉下去。而有的宝宝，突然有一天会翻身了，并且会翻得很快。宝宝自己醒来后，就可能翻到床下。

这样的意外摔伤正是这个月最最容易发生的，因此，宝宝睡着后最好让宝宝在有围栏的婴儿床上睡觉，即使有人看管宝宝时，也一定要再三嘱咐，不要远离宝宝。如果宝宝从床上坠落，妈妈也不要过于担心，婴儿床或者大人的床，一般都不会很高，即使宝宝的头摔到地上，极少会造成脑部损伤或者脑出血。宝宝经过哄抱后，可以停止哭泣，妈妈只要注意多观察宝宝没有其他异常就好。

注意洗澡的潜在危险

3个月的宝宝，一方面体重、身高都增加了，另一方面活动力也增强了。妈妈给宝宝洗澡时，宝宝不再像以前那么好抱了。尤其是给宝宝用了沐浴液后，滑溜溜的宝宝可能会从妈妈手中溜到水里或滑落后磕到盆沿上。在洗澡的过程中，水凉了，粗心的爸爸妈妈可能直接往浴盆里倒热水，这是非常危险的。尽管爸爸妈妈有把握不烫着宝宝，但还是不要这样做，任何意外的发生都是没有征兆的。最好，把宝宝抱出来添加热水，并用手搅动后，确定水温合适，再把宝宝放到浴盆里。

不要强硬训练尿便

到了3个月时，可能有很多宝宝已经能够把尿便了，白天尿床也减少了。但是，还是会有一部分宝宝不喜欢妈妈把尿，一把就打挺，或者越把越不尿，但是一放下就尿。这时，妈妈不要着急，这个月训练宝宝尿便，没有太多实际意义。喜欢让妈妈把尿的宝宝，可以把一把。如果不喜欢让妈妈把尿的宝宝，不要让宝宝哭闹着硬把，这样会伤害到宝宝的自尊心，到了该训练的月龄也训练不了。其实，很多一把就尿的宝宝，多半都是大人摸准了宝宝排尿便的时间，到时候一把就有。

帮你了解以及解决宝宝的睡眠问题

了解睡眠周期

睡眠是人体一种主动休息的过程，是恢复体力所必需的行动。人体的睡眠可以分为四个周期：入睡期、浅睡眠期、深睡眠期、延续深睡眠期。人体睡眠过程，呈现节律性，由深睡眠和浅睡眠交替反复进行，直到清醒。在深睡眠期，人的大脑皮层细胞处于充分休息状态，对稳定情绪、平衡心态、恢复精力极为重要，而且此期间一般的动作或者响声通常不会惊醒睡眠者。

新生儿与婴儿时期的睡眠

人类的正常睡眠，一般是由浅睡眠期到深睡眠期再到浅睡眠期，这样反复几个周期构成，宝宝也同样。宝宝在新生儿与婴儿时期的睡眠时间长，浅睡眠和深睡眠各占50%。婴儿的睡眠不太能分清昼和夜，浅睡眠期到深睡眠期周期很短，而且次数多，特别是在新生儿期。随着婴儿的成长和脑神经的发育完善，婴儿的总睡眠时间相应减少，渐渐会养成夜里长睡白天小睡的节律，浅睡眠期到深睡眠期的周期也相应延长，深睡眠时间占总睡眠时间的比例相应提高。

不同月龄宝宝的睡眠要求

3个月以内的宝宝，每天应该睡18小时左右，白天平均睡4次，每次2小时左右，晚上要睡10～11小时。宝宝每天基本除了吃奶、换尿布、玩一会儿，剩下的时间都是在睡觉。

4～6个月的宝宝，每天应该睡16小时左右。这一时期，宝宝视觉能力、运动能力等有了提高，白天的睡眠时间会减少，平均2次，一般上午一次1～2小时，下午一次2～3小时。

7个月以后的宝宝，总的睡眠时间为14～15小时，但是宝宝的睡眠时间以及睡眠质量个体差异逐渐明显。白天一般也还是上午、下午各睡一次，每次1～2小时；晚上的睡眠情况不尽相同，有的宝宝夜间要吃奶，有的宝宝夜间会尿2～3次，有的宝宝不论吃奶还是换尿布，都会很快入睡，但是有的宝宝会出现哭闹，不易入睡。

保证宝宝优质睡眠的秘诀

1. 创造舒适的睡眠条件：舒适的睡眠条件对保证宝宝优质睡眠很重要。大多爸爸妈妈在宝宝出生前睡房的各种硬件就准备好了，舒适的小床、被褥，柔和的灯光，通风良好。有了舒适又温馨的睡房，在每次宝宝入睡前要确认睡眠环境舒适、安全，如果房间过于闷热、宝宝衣服穿太多或太紧、给宝宝的棉被盖太厚等，都会使宝宝感到不舒服。

2. 保证宝宝白天充分的活动：只有保证白天让宝宝充分活动，身体能量得到消耗，同时控制白天的睡眠时间，到了晚上宝宝才会觉得累而想睡。如果是不会爬的小宝宝，爸爸妈妈可以多帮宝宝做一些婴儿体操。等宝宝会爬、会走后，宝宝自己的活动能力增强，可进一步减少宝宝白天的睡眠时间。

3. 辨识宝宝的困倦，及时把宝宝抱上床：宝宝犯困时，会有一些特征性的表现，如揉眼睛、打哈欠、哭闹等。妈妈要尽快掌握宝宝的困倦表现，在宝宝想睡觉时，及时将宝宝轻轻放在小床上，有的宝宝需要哄，有的宝宝能自己进入梦乡。

4. 宝宝没有睡意不要上床：很多妈妈觉得把宝宝放到床上，会让宝宝进入睡眠状态，但是经常事与愿违，没有睡意的宝宝会拒绝睡觉，甚至同妈妈发生抗争，让宝宝对床产生不好的印象。如果宝宝还没有睡意，可先陪宝宝在别处玩耍一会儿，等略有倦意时再进入卧室。

5. 固定睡眠仪式：首先妈妈要根据宝宝的具体情况把睡眠的时间确定下来。每天晚上都在同一时间将宝宝带入卧室，之后可以通过睡觉前刷牙、洗屁股、洗脚、讲故事、听音乐、唱儿歌等就寝仪式，帮助宝宝睡眠。一旦这些仪式固定下来，宝宝就会提前进入准备睡眠的理想状态。

6. 家人一起配合营造睡觉气氛：如果在宝宝睡觉时，家中依然吵吵闹闹、灯火通明，宝宝也很难有想睡的感觉。所以到了宝宝睡觉的时间，全家人都要一起配合，关电视、大灯，轻声细语，各自回房，让家中静悄悄的，让宝宝意识到"大家都要睡觉，真的到了睡觉时间了，不能再玩了"。

7. 半夜醒来自行入睡：基本没有一觉睡到天亮的宝宝，半夜宝宝都会因为小便、喝水、做梦等原因醒来，有的还会轻微哭闹。除非是疾病因素，否则碰到宝宝半夜哭醒时，不要直接抱起来哄，此时用手轻拍宝宝的身体来安抚即可，让宝宝自己重新入睡。其实，半夜醒来只是睡眠周期的转换，并非是真正睡醒了，所以不要将宝宝抱起来哄。

给宝宝做翻身训练

1. 由仰卧翻向侧卧

宝宝3个月时可以开始训练由仰卧翻向侧卧。开始训练时，要在宝宝的左侧放一个颜色鲜艳的玩具，再把他的右腿放到左腿上，将其一只手放在胸腹之间，家长用手托住宝宝一侧的手臂和背部，缓慢推向另一侧，使其侧卧。重点练习几次后，家长不必推动，只要把宝宝的腿放好，用玩具逗引，宝宝就会自己翻过去。宝宝4个月时，家长可以将玩具放在宝宝身体的一侧，逗引他抓玩具，宝宝可以顺势自动翻成侧卧位。

2. 由仰卧翻到俯卧

让宝宝仰卧在大床上，拿一个有趣的新玩具逗他，当他想抓时，将玩具向左侧或右侧移动，这时宝宝的头也会随着转动，伸手时上肢和上身也跟着转动，最后下身和下肢也转动，全身就翻了过来。开始时家长可以助他一臂之力，但主要还是鼓励宝宝自己翻身。当他翻过来了，就要给以鼓励，抱抱他或亲亲他，然后把他放回原位，让他重新再翻。

3. 由俯卧翻到仰卧

如果宝宝翻身翻得非常好之后，就可以让宝宝练习俯卧翻身。练习俯卧翻身时，一开始家长必须对宝宝进行保护。让宝宝俯卧，放一个他喜欢的玩具在他够不着的地方，摇动玩具发出声音，吸引宝宝翻过身来抓玩具；或者拿玩具在宝宝头上慢慢晃过，鼓励他随着玩具的移动翻身。宝宝完成动作后，可以把玩具给他玩一会儿作为奖赏。

4. 翻身训练的注意事项

（1）宝宝一般先学会由仰卧位翻成俯卧位，再由俯卧位翻成仰卧位。一般每日训练2～3次，每次训练2～3分钟。在练习翻身时，注意避免扭伤宝宝的手脚。

（2）宝宝学会翻身的时间是因人而异的，能够翻身的时间并不是固定的。

（3）绝大多数的宝宝在学习翻身前，会发出各种想要翻身的信号。家长如果能够看出这些信号，可以帮宝宝一把，让他更容易掌握翻身的要领。比如，宝宝仰卧的时候总是把脚向上扬，或总是抬起脚摇晃，如果此时家长帮他推一下屁股，可能宝宝就翻过去了。

围嘴、睡眠和"摇滚"

解下宝宝的围嘴

当宝宝还在子宫里的时候，他的唾液腺就开始工作了，妈妈可能已经注意到，宝宝现在开始流口水了。他还会把各种东西往嘴巴里塞，这会让他分泌出更多的口水。

流口水并不表示宝宝正在长牙。可能至少要再过两周，宝宝才会有出牙的迹象。大多数宝宝在4～7个月之间会长出第一颗牙来。如果宝宝长牙早的话，可能在他3个月大的时候，你就能看到他的第一个白色的牙冠了，通常会是中间的两颗下牙中的一颗。

很多父母从现在开始总让宝宝戴着一个围嘴，来接住宝宝流出来的口水。但是，宝宝睡觉时，记得要把围嘴解下来，以防宝宝被勒到。

其实，流口水还有一个让爸爸妈妈意想不到的好处：口水会给宝宝玩具和其他物品上附着一层有预防疾病作用的蛋白质。这可是一个好消息，因为这个阶段宝宝对他看到的所有东西都会产生兴趣。

持续睡眠时间增长

如果宝宝现在就能睡通宵（一连睡5～6个小时），那么你就是少数很幸运的父母了。大多数10周大的宝宝半夜里还是会醒来的。但是，即便宝宝还不能睡整夜，这个阶段，他一觉应该能睡得长一些，清醒的时间也会相对长一些，而不会那么频繁地刚睡着又醒来了。在一天24个小时中，宝宝很可能会睡上2～4个长觉，醒着的时间可能会达到10个小时。

"翻"开新的一页

宝宝正在学习"摇滚"，不过，现在可能还只有"滚"的本事。在这个阶段，有些宝宝可能已经会从侧躺翻到仰卧，再从仰卧翻到侧卧，也就是翻半个身。但要完整地翻过身来，恐怕还要等1个月左右才可以，因为宝宝需要更强壮的颈部和手臂肌肉，才能完成这个动作。

肢体发展vs和宝宝交朋友

动作更加流畅

虽然宝宝还算不上是个舞蹈家，但他的动作变得更协调了。你会留意到，他刚出生时突然的胳膊和腿的动作，现在已经变得更流畅、更柔和了，尤其是当他看着人的时候。

给宝宝足够的空间去伸展和活动他的小胳膊、小腿。铺个毯子在地板上，让他自由地活动。这些活动有助于让宝宝正在发育的肌肉变得更强壮、更结实。宝宝趴着的时候，他会蹬腿向前挪，这是他尝试自己活动的第一步。

香甜入睡

不管你是希望让宝宝从小就独自睡小床，还是在接下来的几年里和你们一起睡，一套舒缓、有规律、可以让宝宝有预感的睡前程序会帮助他安静入睡，得到充分的休息。给宝宝养成良好的就寝习惯永远都不会太早!

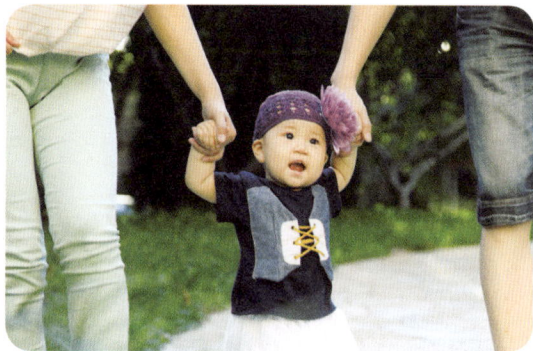

宝宝的睡前程序可以包括，抱着宝宝摇一摇、唱首歌、洗个澡、讲个睡前故事、给宝宝一个临睡前可以依偎的小东西，比如一张柔软的毯子，或者一个毛绒玩具，抱着宝宝到各个房间转一圈，对每间屋子说晚安，或者跟别的对你们有意义的东西说晚安——任何适合你的家庭和生活习惯的活动都可以。这套睡前程序会随着宝宝的长大而逐步调整改变。

宝宝认生前，和宝宝交朋友

在这个年龄，宝宝应该会愿意与其他宝宝和大人交朋友。你可能注意到，当宝宝看到有人走进房间时，他会露出微笑；当有人伸出双臂想要抱他时，他也会张开双臂。你应该趁现在让宝宝认识在以后的日子里有可能会照顾他的家庭成员。请他们到家里来，跟你和宝宝一起玩。不然的话，再过一段时间，宝宝会开始认"生"，到那时，介绍新的人给他认识会变得十分困难。

宝宝的小手和小脑袋

把小手当"玩具"

宝宝在几周前开始留意到他的一双小手。现在，他对自己的手非常感兴趣。留心观察一下，宝宝仔细研究他的小手，把手伸到嘴里，还会试着喝一喝。

如果宝宝对他新发现的手指头有点"上瘾"，你也不用担心：这种自我安慰的方式会让宝宝感到非常安心，有安全感，还能让你有一点时间来喘一口气。

小脑袋"立住"了

本周，当你抱起宝宝时，他也许能够抬起头来，并能坚持一小会儿了，当他仰卧的时候，坚持的时间会更长。当宝宝在有很好的支撑下坐着的时候，他也应该会把头稳稳地竖起来了。当他趴着的时候，你可能会看到他把头和胸抬起来大概成45°，颇有做上身俯卧撑的架势。你可以坐在宝宝的面前，晃动一个玩具来鼓励他。

爸爸妈妈可以和宝宝做一个有趣的游戏，同时还可以锻炼他的颈部肌肉：让宝宝仰卧在床上，拉着他的双手慢慢地让他坐起来。然后，再慢慢地把他放回到平躺的姿势，重复这个动作。被拉起来时，宝宝应该可以使自己的头部与身体的其他部位保持在同一水平线上。

如果你有跑步的习惯，并给宝宝买了一辆跑步时使用的宝宝推车，要注意，宝宝4个月的时候，可能可以使用这种推车，但要注意选择平整的道路。这个阶段，有些道路对宝宝来说可能是太颠簸了，除非他能够稳稳地支着小脑袋坐起来。等他的头部立稳时，他也许可以被放在有很好支撑、带有头靠的宝宝背兜里了。

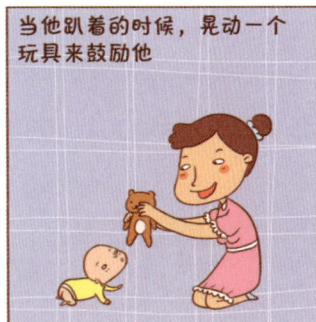

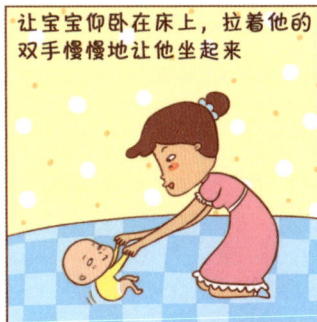

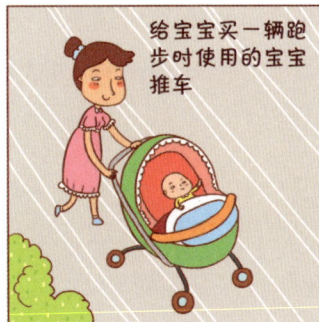

当他趴着的时候，晃动一个玩具来鼓励他

让宝宝仰卧在床上，拉着他的双手慢慢地让他坐起来

给宝宝买一辆跑步时使用的宝宝推车

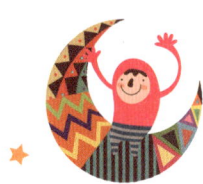

宝宝的第4个月

4个月宝宝的基本发育状况

身高

到了第 4 个月，宝宝要过百天了，眉眼长开，五官分明，更显露出活泼、可爱的模样。发育的增长速度也渐渐较出生的前 3 个月缓慢下来，但仍处于快速生长期，一般身高平均每月增加约 2.5 厘米，比出生时长高 10 厘米以上。男宝宝平均身高为 63.0 厘米，正常范围为 58.4 ～ 67.6 厘米；女宝宝平均身高为 61.6 厘米，正常范围为 57.2 ～ 66.0 厘米。

体重

这个月的宝宝体重可以增加 0.9 ～ 1.25 千克，为出生时的 2 倍左右。男宝宝平均体重为 6.98 千克，正常范围为 5.4 ～ 8.56 千克；女宝宝平均体重为 6.42 千克，正常范围为 5.20 ～ 7.87 千克。

头围

宝宝的头围依然是发育最缓慢的，比 3 个月时增长约 1.4 厘米左右，男宝宝的平均头围为 41.0 厘米，正常范围为 38.4 ～ 43.6 厘米；女宝宝的平均头围为 40.1 厘米，正常范围为 37.7 ～ 42.5 厘米。

胸围

宝宝胸围的增长速度比头围要快一些，4 个月的宝宝胸围已经和头围大致相等。男宝宝的平均胸围为 41.55 厘米，正常范围为 37.4 ～ 45.7 厘米；女宝宝的平均胸围为 39.5 厘米，正常范围为 36.5 ～ 42.7 厘米。

前囟

这个月宝宝的前囟大小在 1 ～ 2.5 厘米，可能会出现假性闭合。

视觉

4个月的宝宝可以跟踪他面前半周视野内运动的任何物体。当宝宝仰卧时，如果将玩具从一侧拿给宝宝时，宝宝便会注意到，双臂活动起来，但手不一定会靠近玩具，或仅有微微抖动。这个月宝宝视觉发育最明显的一个特点是头眼协调能力好，视线特别灵活，能从一个物体转移到另外一个物体，也能随移动的物体从一侧到另一侧，移动180°，如果玩具从手中滑落掉在地上，宝宝会用眼睛去寻找。

听觉

到了第4个月，如果在宝宝的一侧耳后大约15厘米的地方使用摇铃，宝宝能转过头向发声的方向去寻找声源。不仅如此，更神奇的是4个月的宝宝已经能辨别不同音色，分辨熟悉和不熟悉的声音，听到妈妈的声音特别高兴，眼睛会朝着发出声音的方向看。区分男声女声，先给宝宝播放一个女声的歌曲，等到宝宝"适应"歌曲后，马上换男声，宝宝会有不同的反应。宝宝对语言中表达的感情已很敏感，能出现不同反应，如对愤怒的声音感到害怕，对玩具发出的声音会很有兴趣等。

嗅觉

2个月末时，宝宝已经能够对两种不同的气味进行分化，但还不稳定。随着大脑的不断发育成熟和经验的不断积累，到了4个月时，宝宝嗅觉的分化才比较稳定。能对有气味的物质发出各种反应，表现为面部表情发生变化，不规则的深呼吸，脉搏加强，打喷嚏，转头躲开有他不喜欢气味的物质，四肢和全身出现不安宁动作等。

味觉

到了4个月时，宝宝只要手上拿着东西，不管是能吃的还是不能吃的，都会一股脑儿往嘴里送。爸爸妈妈可能很担心，宝宝会把细菌吃进肚子里，但是这是宝宝凭借舌头来认识世界的方式，大人不要阻拦，爸爸妈妈要做的就是把宝宝的玩具定期消毒，生活中时刻注意不要让宝宝拿到对身体有危害的东西。这个月里，有些宝宝已经开始添加辅食了。为宝宝添加了辅食的爸爸妈妈们可以发现宝宝对食物的微小改变已很敏感，并会作出反应。喜欢的味道会多吃点，不喜欢的味道会很抗拒，甚至会呕吐。

▰▰ 运动能力

到了第4个月时，宝宝已经开始发生手眼协调动作。躺着时，四肢伸展，可抬起头，可拉脚至嘴边，吸吮大脚趾，会自然踢腿来移动身体。宝宝从这个月开始就会翻身了，先是从仰卧到侧卧，逐渐发展到从仰卧到俯卧。趴着时，身体会像飞机状摇摆，四肢伸展，背部挺起和弯曲，会伸直腿并可轻轻抬起屁股，膝盖向前缩起。用肘部支撑时就可以抬起头部和胸部，并根据自己的意愿向四周观看。

▰▰ 语言能力

到了第4个月时，宝宝开始进一步学习发出新的音节，丰富自己的"语言库"，有些宝宝已经会努力地发出像"m"和"b"这样的辅音。而且不停地重复。宝宝对自己的声音开始感兴趣，能够自言自语，咿咿呀呀，虽然听起来仍像胡乱发出的音调，但如果仔细听，会发现宝宝已经会升高和降低声音，好像在发言或询问一些问题。这个时期的宝宝在语言发育和感情交流上进步较快。高兴时，会大声笑，笑声清脆悦耳。当有人与他讲话时，宝宝会发出咯咯咕咕的声音，好像在跟人对话。

▰▰ 认知能力

到了第4个月时，宝宝头部运动的自控能力更加强了，对新鲜物像能够保持更长时间的注视。注视后进行辨别差异的能力也不断增强。如果将玩具放在宝宝能触及的地方，宝宝会伸手完全靠近并抓住玩具；如果将玩具放在稍远的位置，有时宝宝会有试图探取的迹象。

▰▰ 社会交往能力

宝宝开始能区分出陌生人和熟人。如果听到街上或电视中有儿童的声音，宝宝也会扭头寻找。相比之下，宝宝对陌生人只会好奇的看一眼或微笑一下。可以看出，宝宝已经开始分辨生活中的人了。在与人互动时，宝宝会用微笑、发声与人进行情感交流，当看到家人时会流露出期待之情，挥手或举手臂要大人抱。

当宝宝看到一个他渴望接触和触摸的东西而自己又无法办到时，他就会通过喊叫、哭闹等方式要求大人帮助他；当宝宝看到奶瓶、妈妈的乳房时，会表现出愉快的情绪；当他吃到奶时，会用他的小手拍奶瓶或母亲的乳房。照镜子时，宝宝能分辨出镜中的妈妈与自己，对镜中的影像微笑、"说话"，可能还会好奇地敲打镜子。

本月喂养方法

母乳喂养

宝宝到了第 4 个月时，每天吃奶的次数基本固定了。如果母乳充足，可以不用添加辅食。相反，如果宝宝夜里睡眠时间明显缩短，开始出现哭闹，每周体重增长低于 100 克，排除疾病因素，提示为母乳不足，应该及时添加牛奶。有些宝宝吃惯了母乳，可能一时不愿意吃牛奶，爸爸妈妈也不用着急，可以给宝宝试着适当添加一些辅食，如米粉、蛋黄、菜汁、菜泥等。

人工喂养和混合喂养

到了第 4 个月，宝宝就满百天了，宝宝已经掌握了很多的技能，每天的活动量也加大了。爸爸妈妈应该注意到按照标准宝宝现在每次的喝奶量应达到 200 毫升，每天的总奶量应该到 1000 毫升。有些妈妈只考虑每次宝宝能喝多少，忽略了喂奶的次数，结果每天 6 次，每次 200 毫升，总奶量超出。因为短时间的超量，宝宝不会有什么不适表现，很多妈妈还觉得自己的宝宝很能吃，能长大个。事实上，很快宝宝就要出现问题。

1. 导致宝宝体重会超重，成了"小胖墩"。这个问题对于很多家长，尤其是老一辈的人，可能觉得不是问题，宝宝能吃，胖乎乎的多好呀！但是对于过胖的宝宝来讲，由于身体内部堆积了不必要的脂肪组织，使心脏的负担加重。因为身体过重，宝宝的动作较一般孩子迟缓，进而导致宝宝的大动作发育，比如站立、行走时间也会较其他宝宝晚。所以，不论宝宝有多么爱喝奶，每天的总量也应控制在 1000 毫升以内。食量较大的宝宝可将总奶量调整到 900 毫升内，其他再适当喂些果汁、酸奶（婴儿能喝的低浓度酸奶）等。

2. 宝宝 3 个月前，肠胃不能完全吸收牛奶中的蛋白质，即使吃多了，宝宝也不能完全吸收，多余的会被排泄出去。3 个月后，宝宝肠胃功能增强了，同时奶量也增加了，这时宝宝的肝脏和肾脏全部动员起来帮助消化、吸收奶液中的营养成分。

3. 这个月的宝宝对妈妈更加依恋，并且会利用增加吃奶次数让妈妈抱着，尤其是混合喂养的宝宝，总要吃妈妈的奶，而且吃母乳很难计算每次的吃奶量，所以宝宝比较容易吃多。

第4个月宝宝的重点能力训练

运动能力训练

翻身训练：继续上个月的训练，让宝宝熟练掌握翻身的本领。在这个月，爸爸妈妈可以用玩具在宝宝一侧逗引，让宝宝自己完成翻身动作。

俯卧支撑抬头训练：训练的方式同上个月，不过这个月要加强训练宝宝的前臂支撑能力。让宝宝俯卧，并用前臂支撑起胸部、抬头，然后爸爸妈妈在宝宝前方逗引，逐渐增加宝宝支撑抬头的时间，同时爸爸妈妈还可以从左到右或者从远到近移动玩具，观察宝宝的反应。

拉坐训练：在宝宝精神状态好时，让宝宝仰卧于床上，妈妈握住宝宝的双手，慢慢将宝宝拉坐起来，每天训练数次。开始时，妈妈可以稍用一点力，然后逐渐减力。这个训练一方面锻炼宝宝的臂力，一方面锻炼宝宝颈部支撑力，训练宝宝的头在拉坐过程中逐渐伸直，不向后倾。

抓握训练：到了4个月时，多数宝宝能主动抓握物品。此时，妈妈可以将宝宝抱到桌前，在桌子上放几个玩具，玩具放在离宝宝稍远而又能让他抓得着的地方，引导宝宝主动去拿。妈妈将玩具挂起来，抱着宝宝去探取，如果宝宝不会主动伸手抓玩具，妈妈可以抓着宝宝的手触碰玩具，同时说："宝宝真厉害，一下就抓住了。"或者为宝宝示范触摸、摆弄玩具，同时说："哈哈，抓住了，再来一下，嘭嘭，多好玩呀！"引导宝宝主动去抓握。

言语能力训练

学语训练：在日常生活中，养成同宝宝交谈的习惯。除了平时见到什么就对宝宝说什么，干什么就讲什么外。给宝宝换尿布时，就对宝宝说："呵呵，又尿湿了，不舒服吧，妈妈给你换块干净的。"宝宝睡醒时，对宝宝说："乖宝宝，醒了，睡好了吗？"。尽管宝宝还不明白这些话的真正意思，但宝宝会用他特殊的"语言"——"啊""喔""呃"和着妈妈的声音。宝宝用这种方式和周围的人交谈，是在为今后的语言学习打基础。此外，爸爸妈妈还要经常有意识让宝宝学习发音，比如拿着苹果对宝宝说："宝宝，这是苹果，宝宝来拿，n-á（拿）。"让宝宝看清楚你的口型，同时逗引宝宝自己拿，激发宝宝自己连续发两个音。

认知与社交能力训练

认物训练：宝宝觉醒时，爸爸妈妈可以抱着宝宝，在家里到处走动，让宝宝多看、多认周围的物品，比如指着灯对宝宝说："宝宝这是电灯，灯。"如果宝宝没有注意，可以把灯打开，然后再关上，一亮一灭，宝宝的视线马上就会被吸引住。认识其他物品时，可以触摸的让宝宝摸一摸，加深触觉认知；可以发声、发光的，可通过更多的视觉信息让宝宝加深认知。这些训练不受天气影响，只要宝宝高兴，随时可以在家进行。

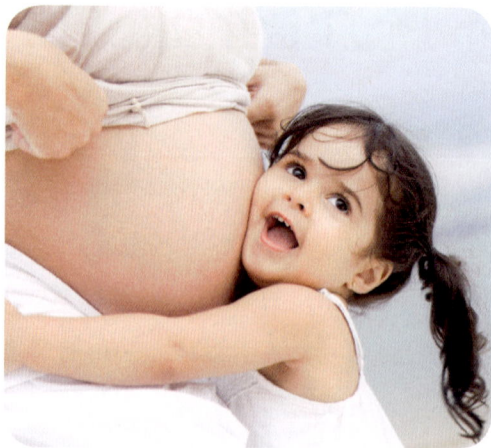

色觉训练：爸爸妈妈可以一起同宝宝玩彩色玩具或者彩色的卡片，最好是纯色的，比如红色、绿色、黄色、蓝色、橙色。将卡片和玩具安颜色分类放，每拿出一种颜色的卡片和玩具，就对宝宝说出这是什么颜色，比如"宝宝，这是红色的，这个也是红色的，虽然他们样子不同但都是红色的。"还可以利用宝宝最喜欢的洗澡时间训练色觉。在宝宝的澡盆里放进红、黄、蓝不同的小球或者小鸭子，然后同宝宝游戏。"红球漂过来了""蓝球漂过来了""红球碰到宝宝的肚皮了，又碰到宝宝的脚丫了"。这样的游戏方式不仅训练宝宝的色觉，还能让宝宝认识自己的身体，可谓一举两得。

寻找目标训练：这个月的宝宝开始逐渐有了短时的记忆。爸爸妈妈可以把宝宝平时比较常玩的玩具，在宝宝面前晃一下，吸引宝宝的注意力，然后让玩具在宝宝的视线中消失，可以放在宝宝身后，让宝宝寻找。如果宝宝找到了，就夸奖宝宝，鼓励宝宝再继续玩找玩具的游戏。当然，也可以两个人配合，一个人抱着宝宝，另一个人逗引宝宝，然后藏起来，让宝宝寻找。同样，找到后要鼓励宝宝，然后继续玩游戏。这个游戏可以很好的训练宝宝的视觉和开发记忆潜能。

捉迷藏游戏：这个游戏是最常玩的。两个人配合，一个人抱着宝宝，另一个人面对着宝宝，用一块毛巾把脸蒙上，然后对着宝宝："喵儿、喵儿。"随后把毛巾拉下来，看过几次后，宝宝就知道伸手把毛巾拉下来了。玩几次后，宝宝也会学着大人，藏到衣被中同大人做游戏了。游戏时，可以变换不同的表情，比如高兴的笑、悲伤的哭、生气时满面怒火，可以让宝宝认识到各种面部表情。

本月宝宝健康特别护理项目

感冒

感冒在医学上称为上呼吸道感染，它是感染性疾病。正常人的咽部原本就存在一些病原体，当人体代谢和免疫机能正常时，这些病原体并不能引起不适症状。但是当人体受寒冷刺激等因素，导致机体抵抗力下降时，咽部寄生的病原体就会大量繁殖，从而引起相应的感冒症状。3～4个月的宝宝活动空间有限，最易患的疾病就是感冒。

如果宝宝周围有人得了感冒，过一两天后宝宝就会出现感冒症状。特别是跟宝宝接触最多的妈妈，一般情况下，妈妈开始出现打喷嚏、鼻子不通、头痛等症状时，宝宝已经被传染上了。4个月的宝宝由于体内还有从母体中获得的免疫力，即使感冒了，一般也不会发烧，体温会在37.5℃左右。症状多为鼻塞、流涕、打喷嚏、咳嗽等，症状不会很严重。有的宝宝会出现眼圈发红，流口水，食欲减弱。多数宝宝开始流清鼻涕，两三天后鼻涕变成黄色或绿色的浓鼻涕。三四天后，基本就恢复正常了。

治疗：一般的普通感冒都可以自愈。如果是流行性感冒，目前没有特效治疗药物，都是对症治疗。所以，患感冒后，早期的充分休息十分重要。保证宝宝充足的睡眠、多喝水，不仅可以缓解症状，还可以缩短病程。

生理性腹泻

第4个月里，很多宝宝开始添加辅食；原来母乳喂养的宝宝，因为母乳不足，开始增加奶粉或辅食；而有的妈妈开始工作，不能规律的喂养宝宝等诸多因素，造成宝宝胃肠道不断适应新的变化。所以，这个月宝宝因为喂养方式或喂养食物出现改变，而出现腹泻是属于正常的生理过程。

生理性腹泻的特点：

1. 大便虽然较稀，不成形，但是水分的含量并不多。

2. 大便次数一般每天不超过8次，每次量也不多。

3. 大便没有特殊的臭味，色黄或稍发绿，有的也会有奶瓣。

4. 宝宝精神好，吃奶正常，没有其他任何不适。

治疗：宝宝出现生理性腹泻时，爸爸妈妈不要因为慌乱而盲目乱用腹泻药物。要针对具体情况，给予适当的处理：如果因为添加辅食宝宝出现腹泻，就要立刻停止添加辅食，到下个月再添加。如果因为母乳不足，添加奶粉后出现腹泻，可以试着更换奶粉的品牌。如果还不行，可以减少每次奶粉量。

厌食奶粉（牛奶）

原来很爱喝奶粉的宝宝，3个月过后，突然某天开始变得不爱喝奶粉了。这时家长一般都会非常担心，怕宝宝饿着，就千方百计让宝宝喝，可是越着急宝宝越不喝，最后宝宝一看到奶瓶就烦得直哭。宝宝为什么会突然不喜欢奶粉了呢？有研究表明，大多厌食奶粉的宝宝，在出现厌食前的1周～2周宝宝会出奇地爱喝牛奶，而且体重增长也很猛。由于一般奶粉比母乳的浓度高，长期过量喂牛奶的宝宝，肝脏及肾脏代谢量很大，非常疲惫，以至于最后"罢工"，宝宝的表现就是开始讨厌吃奶粉了。可以这样说，厌食奶粉是宝宝为了预防肥胖症身体自行采取的防护行为。

那么，宝宝出现厌食奶粉，爸爸妈妈应该怎么办呢？爸爸妈妈应该做的就是，让宝宝的肝脏和肾脏得到充分的休息，不要再继续给宝宝喂他不喜欢吃的奶粉，可以补充些果汁和水，直到宝宝能重新开始喝奶粉为止。宝宝的奶量减少了，有的妈妈会担心宝宝会不会饿，这就更可以放心了，还没有见过那个厌食奶粉的宝宝会被饿坏的。

如果是人工喂养的宝宝，首先应换一种奶粉，如果宝宝还是不喝，可以再把奶粉调稀一点，或者更换橡皮奶嘴，还有就是在宝宝睡得迷迷糊糊的时候，让宝宝喝下去。宝宝不再厌食奶粉后，爸爸妈妈一定要记住不能过量给宝宝喂奶粉，还有就是按照奶粉的配水的比例，适当得把奶粉调稀一点。

斜视

斜视是指左右两眼的视线不能同时落在同一物体上。斜视发生的原因目前还不十分确定。可能的主要原因有三种：一是大脑中枢使两眼成像一致的力量较弱；二是某一侧的眼睛视力差；三是移动眼球的肌肉出现异常。有斜视的宝宝正面看物体时，会出现重影，斜眼看才能看清，而宝宝在3个月之前不能清楚地注视某一点，到了第4个月时，宝宝可以清楚地注视一点，所以到了这个时期才能发现宝宝是不是有斜视。所以，3个月后要特别留意观察宝宝看东西时的姿势。

有些宝宝平时看物正常，但是在有困意的时候有时会出现斜视，这种情况的斜视到了 4 个月～ 6 个月时就会消失。如果 4 个月过后，经常出现斜视的宝宝就应去医院眼科检查了。如果斜视不及时矫正，平时只偏爱使用一侧眼睛，另一侧的眼睛因为不经常使用，视力就会减退而变成弱视。一旦变成弱视，就会成为了永久的斜视。

啃手指

宝宝到 4 个月左右开始进入出牙的阶段，这时宝宝的牙床会发痒，为了缓解不适，宝宝开始啃小手，还会吸吮小拳头、大拇指，或者啃玩具。有些妈妈认为这些行为是不良习惯，会导致日后"吮指癖"。事实上，宝宝一岁以后或更大些出现的"吮指癖"，与在宝宝婴儿期时吮指没有被干预，并没有直接的因果关系。4 个月左右宝宝啃手指的行为是发育过程中出现的正常表现，也不要认为可能宝宝没有吃饱，或由于宝宝缺乏爸爸妈妈的关照而感到孤独。

护理方法：

1.多给宝宝喂白开水，以清洁口腔，同时及时为宝宝擦干口水，以免宝宝下颌部被淹红。

2.宝宝的小手还有常玩的玩具要及时清洗。

3.可以给宝宝磨牙玩具缓解宝宝的不适，也可以用磨牙食品。

囟门假性闭合

后囟门一般在宝宝出生后 3 个月内就闭合了，有的宝宝前囟门 1 岁左右闭合，最迟也在 1 岁半时闭合。如果宝宝前囟门闭合过早，会造成小头畸形（脑发育不全）。但是，有部分宝宝到了 4 个月时，前囟门看上去，好像就闭合了，这让一部分妈妈很着急，到底是宝宝的钙吃多了，还是大脑发育有问题？这些猜测都不对，宝宝除了脑发育的问题可以引起前囟门闭合过早外，还有一种情况是膜性闭合即假性闭合。假性闭合，从外观上看囟门像是闭合了，实际上那是因为头皮张力比较大，颅骨缝仍然没有闭合。

温馨提示：前囟门的测量需要请儿科保健医进行测量，并且还要结合宝宝头围，才能判断宝宝囟门是属于正常还是异常。如果家长仅凭同别的宝宝相比较，自己的宝宝前囟门有些大，就认为是佝偻病，盲目补充钙剂是不正确的。另外，宝宝发热时，前囟门会膨隆，饱满，不要同颅脑疾病混淆。

预防接种中常遇到的问题

到了接种时间，但是宝宝正在生病怎么办？

宝宝只是轻微的感冒，症状较轻，不发热，不需要服用药物，可以接种；如果宝宝感冒病情严重，必须使用药物治疗，就需要暂缓接种，等到病情稳定，好转后再接种；宝宝出现发热同样不能接种。服用了抗菌素的宝宝，要在停药1周后接种。

有些宝宝刚接种完疫苗就生病了，是否影响免疫效果，是否需要补种？

如果接种疫苗后，排除疫苗本身可能引起的疫苗接种反应，宝宝生病了，只会降低免疫效果，但不会完全丧失免疫效果，所以不需要补种。

如何鉴别接种后的发热是生病还是正常接种反应？

如果是疾病引起，宝宝除了发热还会有其他身体不适，比如咳嗽、流鼻涕、咽喉充血等症状。如果是疫苗接种引起，宝宝不会有其他任何不适症状和体征。接种后生病，疾病本身症状加上疫苗接种反应，导致疾病症状表现比较重。

接种前后如果吃了药对接种效果有影响吗？

原则上，接种前后不能服用任何药物。所有的药物对疫苗的预防效果都会有不同程度的影响，其中抗生素类药物的影响是最大的。因此，接种前后2周，最好不要使用任何药物。接种后服药会影响接种效果，但不需要补种。

因为各种原因推迟了某种疫苗的接种时间，是不是后面的都要推迟？

只有那个被推迟的疫苗接种时间后延，其他疫苗的接种不需要推迟，按照正常接种时间进行。如果恰好同其他某种疫苗碰到了一天，保健医会根据相碰疫苗的种类，判断是否可以同时接种，或者只接种一种，再间隔一定的时间接种其他的疫苗。

给宝宝做独坐训练

1. 拉坐训练

宝宝仰卧位时，家长握住宝宝的手，只用很小的力气将其缓慢拉起，让宝宝试着自己用力坐起来，保持此姿势5～6秒，再轻轻让宝宝躺下，可以重复2～3次。以后家长逐渐减少用力，直到宝宝自己握住家长的手指将自己拉起来。

2. 靠坐训练

5个月左右开始训练宝宝靠坐，将宝宝背靠成人胸前坐在大腿上，或将宝宝放在有扶手的沙发上或有靠背的小椅子上，也可以在宝宝背后放些枕头、棉被，让其练习靠坐，以后逐渐减少宝宝靠垫的东西。每天训练1～2次，每次2～3分钟。

3. 独坐训练

6个月时可在靠坐较稳的基础上，让宝宝练习独坐。家长可以先给宝宝背部一定的支撑，以后逐渐撤去支撑，使其坐姿日趋平稳，当宝宝身体要前倾时，可以教其用上肢在前面支撑，慢慢宝宝就可以坐直脱空。

4. 独坐训练的注意事项

宝宝开始自己独坐的时候，往往是摇摇晃晃，东倒西歪的，需要家长非常耐心和细致地进行训练。要注意以下几点，以免发生危险和意外。

（1）在宝宝刚学坐的时候，家长要特别注意宝宝坐的时间不要太久，因为这个阶段宝宝的脊柱尚未发育完全，如果长时间让宝宝坐着，容易发生脊柱侧弯。

（2）在独坐训练时，不要让宝宝采取跪姿，或将两腿压在屁股下，这样做容易影响宝宝将来腿部的发育，最好的姿势是让宝宝采用双腿交叉向前盘坐。

（3）宝宝会坐后，小床周围要安装护栏，尽量不要让宝宝单独坐在床上，以防坠落床下，发生危险。

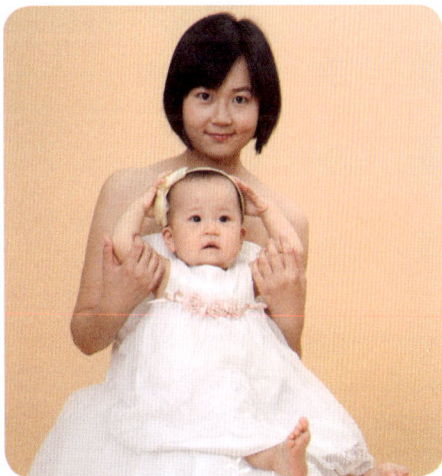

早期的语言及动作发展

早期语言发育

研究显示，如果妈妈、爸爸与宝宝讲很多话，等他长大以后，会比其他宝宝的智商更高、词汇量更大，所以，现在与宝宝的互动尤其重要。让宝宝接触各种各样的词汇，为他打下坚实的语言基础。当你带着宝宝散步时，给他描述一下你所看到的周围的环境；当你逛超市时，利用穿梭在货架之间的机会，指给他看货价上的各种物品，并告诉他物品的名字和用途。虽然宝宝现在还不能重复这些词语，但是他正在把这些信息通通储存在他那飞速发展的记忆里。

胳膊、腿、手更加协调了

宝宝现在能够挥舞小胳膊、蹬蹬小腿了。随着宝宝的髋关节和膝关节变得更灵活，他的蹬腿动作也更加有力了。托住宝宝，让他双脚着地，你能感觉到他在用力地向下蹬。现在宝宝可能还会把两只小手合在一起，并把手指伸开，又握回来。拿一个玩具，看他会不会伸手去够，鼓励他进行手眼协调训练。拍打玩具是一个发育的里程碑！注意把音乐转转床铃等移动玩具挂得高一点，让宝宝够不着，不然，他可能很快就会将它拽下来砸到自己。

锻炼宝宝的触觉

宝宝就是喜欢被抚摸的感觉。事实上，宝宝的长大离不开亲密的抚摸——这是他成长发育中至关重要的一部分。所有的肌肤之亲不仅能够帮助你和宝宝建立亲密的纽带，而且在他心情不好时，抚摸会给他以安慰。在他易怒烦躁时，抚摸也会让他平静下来。用各种各样的材料来培养宝宝的触觉——比如珊瑚绒毯子、柔软干净的毛巾、纯棉的小布单子等。宝宝可能会把每样东西都用嘴来尝一尝，所以，你要小心选择，而且不要让他一个人玩那些有可能会在他嘴里散架的东西。找一些为配合训练宝宝的触觉而设计的触摸式图书，让读书变成可以触摸的体验。对宝宝来说，一阵微风拂面或一次按摩，被搂抱在妈妈的腿上，或鼻尖上的轻轻一吻，所有的这些抚摸，都是让他放松或亲近你的有效方式。这种亲密接触甚至能使宝宝变得更敏捷，并且能够帮助他保持更持久的注意力。

宝宝的新本领

抓得着的都是玩具

现在，宝宝够得到的任何东西都被看作是他的玩具。他正在练习抓握的技巧，所以，为宝宝准备些有趣的东西吧：轻巧的、容易抓握的摇铃，可以用两只手抓握的塑料或橡胶圈、一捏就会叫的玩具、柔软的毛绒玩具。

掌握新本领：翻身

当宝宝趴着的时候，能够用小胳膊撑着，把头和肩膀高高地抬起来。这个动作可以让他的肌肉变得更强壮，并且能让他把周围发生的事情看得更清楚。宝宝甚至可能会从仰面躺着翻到趴着，或者从趴着翻到躺着，让你和他自己都大吃一惊。可以通过游戏来鼓励宝宝练习这个新本领：在他习惯翻滚的一侧晃动一个玩具，说不定小家伙会有兴趣再试一次。如果宝宝翻过身了，别忘了拍拍手，冲他笑一笑，给他一些鼓励。他会需要你的认可和肯定，因为对他来说，这个新动作可能有些吓人。

宝宝开始"挑"人了

到现在，当宝宝看到你，听到你的声音，或关注到你的面部表情时，他可能会蹬起小腿、舞动小胳膊，对你做出回应。当宝宝在人群中，或与不熟悉的人在一起时，他可能需要一段时间来适应。在宝宝与陌生人相处，或把他交给保姆照顾时，要给他一段时间来过渡一下。

尽管这样，当宝宝在你的怀抱里感到很安全时，他可能很有兴趣与其他人交流，特别是那些吵闹的小孩，因为他们更加活泼，对宝宝来说更有趣。而且，小宝宝的个头比较小，宝宝不会觉得他们有威胁感。

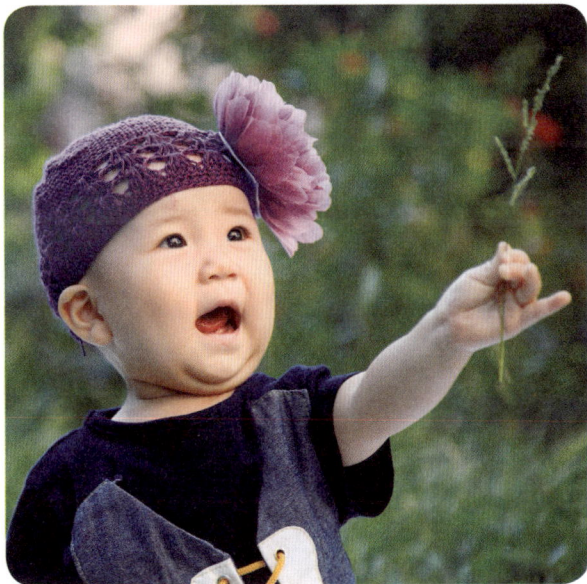

怎样给宝宝拍嗝

给宝宝拍嗝需要掌握正确的时间，如果宝宝吃奶吃得正高兴，你最好不要为拍嗝而打断他。不然，可能会把宝宝弄哭起来，并让他吞入更多的空气。应尽量利用喂奶过程中的自然停顿时间来给宝宝拍嗝，比如宝宝放开奶嘴或换吸另一只乳房时。喂奶结束后，也要再次给宝宝拍嗝。轻拍或抚摸宝宝的背部是让他排出吞入气体的最好方式。由于宝宝吐出空气时，可能会同时吐出一点儿喝下去的奶，所以，你要在手边随时准备一块布或毛巾。以下是给宝宝拍嗝的三种最常用的姿势，不妨都试一试，对大多数宝宝来说，其中某种姿势肯定会比其他姿势更有效。

1. 在肩头拍嗝。把宝宝放在你的肩头，用同一侧的胳膊托住宝宝的屁股。这时候宝宝的身体是竖直并伸展开的，所以，这通常会是给宝宝拍嗝最容易的姿势。用你的另一只手轻拍或抚摸宝宝的背部。

2. 坐直拍嗝。让宝宝坐在你的大腿上，身体前倾，用手托住他的下巴，扶着他的肩膀，用另一只手轻拍或抚摸宝宝的背部。

3. 脸朝下趴在你的大腿上拍嗝。把宝宝的脸朝下放在你的大腿上，用一只手抓牢他，另一只手轻拍或抚摸宝宝的背部。

如果给宝宝拍嗝几分钟后，他仍没有打嗝，这可能说明你并不需要给他拍嗝。不过并非所有的宝宝都是如此，对有些宝宝来说，不是他不需要拍嗝，而是他很难通过打嗝排气。如果你给宝宝拍嗝后，他没有打嗝，但是明显地表现出不舒服，这时，你需要继续坚持给宝宝拍嗝。这可能是因为宝宝尚未成熟的消化系统使空气深入了肠道，不易通过打嗝的方式被排出。在宝宝打出响亮的嗝前，你可能还是得不停地轻拍宝宝背部，因为有些宝宝似乎只能通过打嗝的方式吐出吞入的空气。

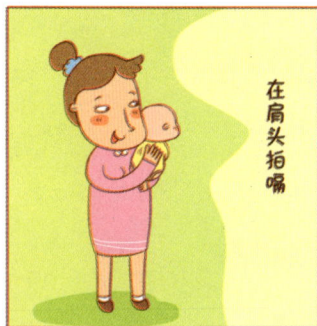

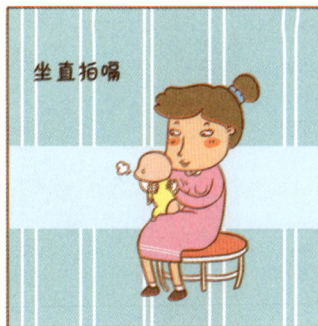

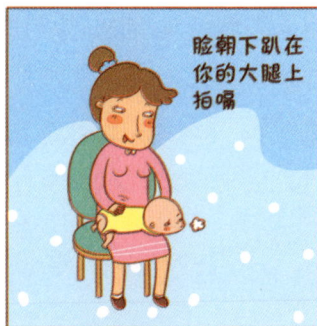

在肩头拍嗝

坐直拍嗝

脸朝下趴在你的大腿上拍嗝

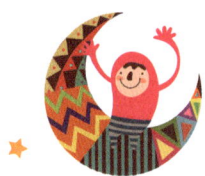

宝宝的第5个月

5个月宝宝的基本发育状况

身高

随着月龄增长，宝宝越来越健壮，到第5个月时，宝宝的眉眼已经完全长开了，脸色也变得红润而光滑。身高的增长速度开始缓慢下来，比上个月平均增长1.7～1.8厘米。男宝宝平均身高为65.1厘米，正常范围为60.7～69.5厘米；女宝宝平均身高为63.8厘米，正常范围为59.4～68.2厘米。

体重

到第5个月时，体重与身高的增长速度一致，宝宝的体重增长速度较之前也缓慢下来，宝宝这个月的体重比上个月平均增长0.4千克。男宝宝平均体重为7.56千克，正常范围为为5.94～9.18千克；女宝宝平均体重为7.01千克，正常范围为5.51～8.51千克。

头围

到第5个月时，宝宝的头围比上个月平均增长0.6～0.8厘米。男宝宝平均头围为42.1厘米，正常范围为39.7～44.5厘米；女宝宝平均头围为41.2厘米，正常范围为38.3～43.6厘米。

胸围

到第5个月时，宝宝的胸围比4个月时平均增长0.7～0.8厘米。男宝宝平均胸围为42.3厘米，正常范围为38.3～46.3厘米；女宝宝平均胸围为41.1厘米，正常范围为38.8～44.9厘米。

前囟

到了这个月时，有些宝宝的前囟可能会缩小，有些宝宝可能仍然没有变化。

视觉

细心的爸爸妈妈会发现，到第5个月时，宝宝眨眼的次数明显增多，能看清楚几米远的物体了，并且还在继续扩展。宝宝的眼球能上下左右移动，注意一些小东西，如桌上的小玩具。当宝宝看见妈妈时，眼睛会紧跟着母亲的身影移动。5个月的宝宝已经完全能分辨红色、蓝色和黄色之间的差异。如果宝宝喜欢红色或黄色，不要感到吃惊，这些颜色似乎是这个年龄段宝宝最喜欢的颜色。

听觉

到第5个月时，宝宝开始对各种新奇的声音感到好奇，并且会定位声源。如果从房间的另一边和他说话，宝宝就会把头转向传来声音的一边，并试图寻找同他对话的人；当宝宝啼哭的时候，如果放一段音乐，正哭的宝宝会停止啼哭，扭头寻找发出音乐的地方，并集中注意力倾听；听到柔和动听的曲子时，宝宝会发出咯咯地笑声；听到鞭炮声或打雷声，宝宝就会感到害怕，甚至会大声啼哭。

嗅觉

到第5个月时，宝宝嗅觉分化的更加稳定了，对于气味的反应与成人类似，闻到花香会微笑，闻到腐臭味会出现厌恶表情。在其他感官能力尚未发展成熟之前，宝宝主要依靠嗅觉来认识世界。因此，应该为宝宝安排空气流通的生活空间，保持嗅觉的敏锐度。爸爸妈妈可以准备一些小罐子，放入有不同味道的物品，做成许多不同味道的嗅觉瓶，以训练宝宝的嗅觉辨识能力。

味觉

第5个月仍然是宝宝味觉发育和功能完善最迅速的时期。这个月的宝宝对食物味道的任何变化，都会表现出非常敏锐的反应并留下"记忆"。因此，宝宝能比较清楚地区别出食物酸、甜、苦、辣等各种不同的味道。此时，爸爸妈妈应该利用宝宝的味觉发育敏感期，让宝宝品尝各种食物的味道，不但能够促进宝宝感知觉发育，同时更是培养宝宝良好饮食习惯，避免日后出现挑食的重要措施。

运动能力

随着宝宝背部和颈部肌肉力量的逐渐增强，以及头、颈和躯干的平衡发育，宝宝开始迈出"坐起"这一小步。当爸爸妈妈扶宝宝坐起来时，宝宝的头和躯干能保持在一条线上，头可以转动，也能自由地活动，不摇晃；把宝宝放在床上，宝宝能用手支撑在床面上独坐 5 秒钟以上，但头身向前倾；当爸爸妈妈握住宝宝的双手，轻轻地拉他坐起，宝宝的头能自始至终与躯干保持在一条水平线上；当爸爸妈妈用双手托住宝宝胸背部，向上举起，然后落下，宝宝的双臂能向前伸直，做出保护性的动作。当爸爸妈妈用双手扶住宝宝腋下，让宝宝站立，宝宝的臀部能伸展，两膝略微弯曲，支持大部分体重。

语言能力

到了第 5 个月时，宝宝的语音越来越丰富，发音逐渐增多，除"哦""啊"之外，已经开始将元音与较多的辅音（通常有 f、s、sh、z、k、m 等）合念了，而且声音大小、高低、快慢也有变化，还试图通过吹气、咿咿呀呀、尖叫、笑等方式来"说话"。宝宝已经可以清楚的表达自己的感情了。当看到熟悉的人或物时会主动发音，可通过发声表达高兴或不高兴，会抱怨地咆哮、快乐地笑、兴奋地尖叫或大笑。

认知能力

5 个月的宝宝会用表情表达他的想法，能辨别亲人的声音，能认识妈妈的脸，总爱抬起胳膊，期望着爸爸妈妈去拥抱他，当愿望不能满足时，宝宝就会大声地叫。宝宝还能区别熟人和陌生人，对陌生人感到焦虑、害怕，不让生人抱，对生人躲避，也就是常说的"认生"了。这时的宝宝视野扩大了，对周围的一切都很感兴趣，会把看到的东西准确地抓到手。抓到手里以后，还会翻过来倒过去地仔细看，把东西从这只手换到另一只手。

社会交往能力

这个阶段的宝宝特别招人喜爱，每天都长时间的展现愉悦的微笑，除非生病或不舒服；会在妈妈怀里咿咿呀呀的撒娇；已经能清晰的分辨出熟人和陌生人，成人与儿童；当听到爸爸妈妈或熟悉的人说话的声音时，就会非常高兴，不仅仅是微笑，有时还会大声笑；当看到陌生人时，表情会比较严肃，而不是像对待家人那样放松；会用伸手、发音等方式主动与其他小宝宝交往，会对陌生的宝宝微笑，还会伸手去触摸其他的宝宝；当爸爸妈妈给宝宝照镜子时，宝宝仍然会对镜中的影像微笑，但已能分辨出自己与镜中影像的不同。他会明确地注意镜中自己的脸或手，轻拍镜中自己的影子，而不仅仅是无目的地抚摸镜子；当爸爸妈妈给宝宝洗脸时，如果他不愿意，他会将爸爸妈妈的手推开。

本月喂养方法

母乳喂养

到了第 5 个月时，妈妈要为宝宝增加辅食了。如果妈妈的乳量充足，宝宝体重正常增长（一周增加约 140 克），那么只需要给宝宝添加一些果汁、菜汁和鸡蛋黄。果汁和菜汁每次宝宝大约喝 50 毫升，一天喝 2 次。鸡蛋黄每天 1/4 个，可以将蛋黄压碎后，用小勺喂宝宝吃，同时还可以锻炼宝宝的咀嚼能力。

温馨提示：爸爸妈妈可不要图省事，直接买瓶装的果汁给宝宝喝，因为大多瓶装的饮料中都含有防腐剂或色素，所以果汁最好购买新鲜水果在家自制。国际卫生组织最新观点认为，对于母乳充足的纯母乳喂养宝宝可以在 6 个月后添加辅食。

人工喂养

有的爸爸妈妈认为宝宝的奶量要随着月龄的增加而增加，这种理解是错误的。还有的爸爸妈妈发现自己的宝宝比书上说的或是奶粉袋上说的同月龄的宝宝吃的少，就认为宝宝可能是厌食了，缺锌了，或是消化不好等等，开始盲目给宝宝补锌，吃助消化的药物。这些想法和做法都是错误的。

到了第 5 个月，宝宝的奶量基本不变。宝宝奶量不增加，并不是宝宝吃奶不好。因为宝宝的胃肠功能逐渐完善，奶量虽然没有增加，但是宝宝对奶粉的消化吸收能力增强了，同样可以满足宝宝生长的需要。只要宝宝精神好，体重稳定增长，就不用担心宝宝会饿着或是厌食了。同样，从这个月开始给宝宝添加果汁、菜汁和鸡蛋黄等辅食。

混合喂养

混合喂养的宝宝，到了这个月出现厌食奶粉或牛奶的现象比较多。母乳不足，宝宝又不吃奶粉或牛奶，就意味着需要添加乳类以外的辅助食品了。可以先添加 20 克～ 30 克的米粉，然后观察宝宝大便情况，如果拉稀，就减量或停掉，或换成米汤、面汤等。

第5个月宝宝的重点能力训练

运动能力训练

仰卧拉坐训练：训练方法同上个月，妈妈或爸爸只需稍微用力帮助，边拉坐，边和宝宝对话逗笑，使宝宝在快乐的气氛中，慢慢从仰卧位到腰板挺直的坐位过渡。练习多次后，宝宝就能借助外力自己用力坐起来。进一步锻炼宝宝颈前肌肉和头向前伸的能力，使宝宝头部活动更加自如，为下一步的坐立打下基础。

挟腋蹦跳训练：爸爸或妈妈两手扶着宝宝腋下，让宝宝站在大腿或硬板床上，尽量保持直立的姿势，举起宝宝双腿一起跳动；还可双手扶持宝宝腋下，像钟摆一样的左右、前后摇摆。同时嘴里可用轻快的声音轻喊："举高高，蹦蹦跳！"每天反复练习几次，时间一久，宝宝习惯后就能自己蹦跳了。这样就能锻炼宝宝下肢伸屈、双脚跳跃的力量，刺激宝宝脚尖的运动神经末梢，促进大脑皮层发育，并为以后的站立和早期跨步作好准备。

靠垫扶坐训练：将宝宝放在有扶手的沙发上或小椅上，让宝宝靠坐着玩。开始爸爸妈妈要给予一定的支撑，轻轻扶着宝宝练习坐着，以后支撑力量可以逐渐减少，每日连续数次，每次 10 分钟左右。这样可锻炼宝宝的平衡能力和躯干的支撑能力。注意让宝宝练习靠坐时不要强迫，此时坐不稳或头不能伸直导致身体前后仰是正常的，等宝宝坐得比较稳了再逐渐减少靠背和支撑，更进一步可以稍稍离开宝宝让其独自做短时间的靠坐练习，但不要长时间强迫宝宝坐，以免脊柱变形。

伸手抓握训练：这个月宝宝会主动够玩具了。训练时将宝宝抱成坐位，开始在宝宝面前一伸手就可抓到的地方放一些彩色的或带响的小玩具，告诉宝宝各种玩具的名称，让他伸手去抓握。物品要从小到大，逐步锻炼手部肌肉的力量，以后再慢慢移至远一点的地方。当宝宝一只手拿到玩具时，再递第二个玩具给他，观察宝宝是否会把物品传给另一只手。同时引导宝宝摆弄手中抓握的玩具，除继续训练其敲和摇的动作外，再训练宝宝做推、捡等动作，观察拇指和其他四指是否在相对的方向，开始训练宝宝手指的精细运动。

言语能力训练

咿呀学语训练：5 个月的宝宝发音的主动性增强，开始咿呀学语，爸爸妈妈要经常和宝宝说话，在宝宝心情好的时候，面对宝宝用轻柔愉悦的声音发出"啊—啊""呜—呜""喔—喔""爸—爸""妈—妈"等音节，或者是一些常见小动物的叫声，逗引宝宝注视你的口形，教宝宝发音。每发出一个音节应该停顿一下，给宝宝留有模仿的时间。宝宝有发音时，爸爸妈妈先要模仿宝宝的发音，然后再用正确的发音反复教宝宝，让宝宝看到大人口形的变化主动去模仿发音。也可以对宝宝经常看到接触到的事物反复指认，让宝宝在熟悉的事物中更多的感受语言。

另外，这个时候的宝宝喜欢轻快又有韵律的声音，可以选择一些朗朗上口又简单的儿歌，配合妈妈温柔的声音，每天给宝宝念几遍，念的时候让宝宝看着你的口型，增强宝宝对双音的发音兴趣。

认知与社交能力训练

指认物名训练：自从上个月爸爸妈妈教宝宝在家里学会认灯、床、桌子、电视机等物名后，进一步鼓励宝宝在听到这些物名后不仅会用眼睛去看，而且还要用小手去指。或者带宝宝到户外看看鲜花，鸡、猫等小动物，逐渐帮助宝宝在语言和实物之间建立最初的联系。指认物名是第 5 个月的训练重点，因为宝宝只有先通过练习听声音再与实物联系起来才能记住学过的东西，而且语言能力的发育也是要先听懂后才会说的。

温馨提示：进行听到声音并与相应物品相联系的指认物名训练时，妈妈或爸爸一定要有极大的耐心和热情。训练时，要一件一件地认，一次不要同时认好几件东西，否则宝宝不容易记住。

认识自我训练：妈妈将宝宝抱坐在镜子面前，对着镜中的宝宝说话，引导宝宝注视镜中的自己和妈妈一些相应的动作。同时开心地说："看，这是宝宝，这是妈妈。"当宝宝看到镜子中自己的五官时，妈妈要反复指着宝宝的五官说："这是宝宝的鼻子、眼睛、嘴巴……"，让宝宝逐步接受这些概念。这样可促进宝宝自我意识的形成。

听声寻物训练：将会响的玩具从宝宝眼前丢落在地上，让它发出声响，看看宝宝是不是会用眼睛追随玩具，伸头转身寻找。要是能随声追寻后，可继续用不会发声的绒毛玩具在宝宝眼前落地，看看宝宝能否继续追寻，如果追寻就将玩具捡来给他，并鼓励和夸奖宝宝"真能干"。这样可以训练宝宝的听觉，使宝宝能够辨别声音的方向，还可以培养宝宝的好奇心和增强宝宝头眼的协调能力。

给宝宝添加辅食

大家都知道，宝宝在婴儿时期的主要食物就是乳类。但是母乳中钙、磷、铁及各种维生素的含量较低，而牛奶中钙、磷含量虽高，但是比例不合适，吸收率较低。加上牛奶在加工过程中的加热、消毒，使得其中的维生素被大量破坏，含量也较低。随着宝宝的增长，对营养素的需求增加，只吃乳类将面临营养素不足的问题。还有的妈妈会觉得，给宝宝吃配方奶粉，营养素应该充足了。

宝宝的胃肠道非常脆弱，怎样添加才合理，才能帮助宝宝顺利渡过过渡期呢？下面就为爸爸妈妈讲一下辅食添加需要注意的一些原则：

1. 辅食添加的量要由少到多：每添加一种新的食品，必须先从少量喂起。持续几天，密切观察宝宝排便、食欲、情绪和皮肤等全面状态。如果宝宝没有什么不良反应，再逐渐增加量。

2. 辅食添加品种由单一到多种：宝宝适应了一种辅食后，再逐渐添加新的品种。

3. 辅食添加的制作方法要由稀到稠：最初只让宝宝吃一些易消化、水分较多的汤水，然后过渡到羹粥糊类食品，接着过渡到泥状食品，最后开始添加较柔软的固体食品。

4. 添加固体辅食形态要由细到粗：固体食物要先做成稀泥状的，待宝宝长大一些，可做成碎末状或糜状，随后再做成块状的食物。例如：肉泥→肉糜→肉末→肉丁，菜泥→菜末→菜碎。

5. 添加辅食期间，如果宝宝生病或对某种食品不适应、不消化，就不能添加或者要暂停添加。

6. 给宝宝添加辅食忌过快过量，这样会加重宝宝肠胃负担，引起消化系统的不适或疾病。

7. 添加辅食最好安排在上午宝宝喝奶之前，这样一方面宝宝因为饥饿会比较容易尝试吃辅食；另一方面在上午添加辅食，如宝宝有不适，下午还可以去看医生。

8. 开始给宝宝喂辅食，妈妈一定要有耐心。宝宝刚开始用小勺吃辅食，很可能会把食物吐出来，这大多情况是因为宝宝还不会用舌头帮助咽下食物，只要宝宝不躲避，而且对吃到的食物表现很感兴趣时，妈妈要耐心地一点一点喂。宝宝将食物吐出时，千万不要责备和催促，以免引起宝宝对进餐的厌恶情绪。

宝宝的第一餐米粉

对于宝宝来说，米粉容易吸收、安全，还不容易引起过敏。对于混合喂养或人工喂养的宝宝可以从本月开始吃米粉，一直吃到1岁。为宝宝调制米粉，米粉的稠度应该从稀薄开始，根据宝宝的胃肠反应，如果反应良好，慢慢增加稠度。宝宝吃米粉要从1～2勺开始，适应后，慢慢增加到每次3～4勺，每天喂1～2次。

米粉的调制方法：宝宝的专用碗和小勺要清洗干净。1匙米粉加入3～4匙温水，静置一会儿，使米粉充分被水湿润，然后用勺子按照顺时针方向调成糊状。随着宝宝月龄的增加和不断适应辅食，可慢慢增加米粉的量，以增加稠度。

宝宝体内对铁元素的需求较多，可以选择铁强化米粉，它含铁丰富，可以帮助宝宝补充体内已经匮乏的铁，预防贫血。

和顽固的湿疹斗争到底

出现顽固湿疹的宝宝，多属于渗出体质。这种体质是环境和遗传因素共同作用的结果，对某种刺激物质特别敏感，表现在皮肤和黏膜有过敏性或渗出性病变的倾向。属于这种体质的宝宝一般比较胖，皮肤细白薄，爱出汗，头发黄稀，喉咙里总是呼噜呼噜好像有痰。这样的宝宝一旦感冒可能会合并喘息性气管炎。家族中可能有过敏体质的人，如爸爸妈妈容易过敏，对鱼虾过敏。

治疗：如果是母乳喂养的宝宝，妈妈尽量不吃鱼虾及辛辣食物，饮食要清淡，多吃蔬菜水果。如果是人工喂养的宝宝，要早添辅食，把奶粉（牛奶）量减下来。如果之前吃鲜牛奶的，可以换成配方奶粉试一试会好些。也可以在原有的奶粉中加一些脱脂奶粉（5勺奶粉中含2勺脱脂奶粉）可以使湿疹得到缓解，注意不能全部用脱脂奶粉取代，以免影响宝宝的营养需要。注意给宝宝补充足量的维生素，让宝宝多喝果汁。

5个月的宝宝手的活动能力已经比较好了，因为湿疹发痒，会经常用手抓挠，而使湿疹加重，因此为了分散宝宝对瘙痒的注意力，天气好时，要常抱着宝宝在室外活动，让周围有趣的事情吸引宝宝的注意力，减少对湿疹部位的抓挠。注意，太阳光对皮肤有较强的刺激，要避免宝宝被阳光直射。

宝宝便秘了，怎么办

宝宝到了第 5 个月时，无论是母乳喂养、人工喂养，还是混合喂养，都可能出现便秘。便秘是宝宝常见的疾病。正常情况下，宝宝一般每天 1 ～ 2 次大便，便质较软，若 2 ～ 3 天不解大便，而宝宝其他身体情况良好，应该就是发生便秘了。要注意，宝宝是不是便秘还不能单纯靠解大便的时间间隔判断，还要看便便的性质，便秘的宝宝解出的大便又干又硬，如果宝宝虽然 2 ～ 3 天解一次大便，但是大便质软、量多，就不属于便秘。

治疗：母乳喂养的宝宝发生便秘的情况相对人工喂养和混合喂养的宝宝少。如果出现便秘，可在母乳喂养的同时加喝果汁、菜水。人工喂养的宝宝发生便秘，可将牛奶（奶粉）总量酌减，如果是鲜牛奶喂养，可以在牛奶中增加糖量至10%，同时添加果汁、菜水，以刺激肠蠕动。如果添加了辅食后，宝宝的便秘不能明显缓解，就要增加菜泥、菜粥。

蔬菜中缓解便秘较好的有：芹菜、菠菜、胡萝卜。

水果中缓解便秘较好的有：香蕉、梨、草莓、葡萄。橘子、苹果缓解便秘效果不明显。

最好不用给小宝宝用药物或灌肠，以免宝宝对药物产生依赖性。宝宝便秘情况非常严重的，要请医生根据情况选用最佳处理方法。除了给宝宝添加辅食外，妈妈还可以给宝宝进行按摩辅助治疗便秘：让宝宝取仰卧位，妈妈一手四指并拢，以宝宝的肚脐为中心，按顺时针方向轻轻推揉按摩。这样不仅可以帮助排便而且还有助消化。另外，妈妈还可以每天早晨宝宝第一次吃奶后，试着给宝宝把大便，利用食物引起的胃肠蠕动反射，逐渐建立宝宝定时排便的习惯。

温馨提示：

大家都知道蜂蜜具有润肠排便的功效，是便秘患者的食疗首选。但是 1 岁以内的宝宝却不能使用。因为蜂蜜在酿造、运输与储存的过程中，常受到肉毒杆菌芽胞的污染。而肉毒杆菌芽胞生命力很强，在 100℃的高温下仍然可以存活。宝宝的抗病能力差，非常容易使入口的肉毒杆菌在肠道中繁殖，并产生毒素，而宝宝肝脏的解毒功能又差，因而容易引起肉毒杆菌性食物中毒。

应对宝宝的突然哭闹

肠套叠，是指一段肠管套入与其相连的肠腔内，并导致肠内容物通过障碍。最常见的是小肠的末端套入到与之相连的结肠（大肠的首端）中。如果不及时诊断，治疗，套入部位肠管的血液循环受阻，会发生肠管腐烂，出现漏洞，最后引起腹膜炎而导致死亡。5～6个月的宝宝，尤其是体形较胖的宝宝，出现上述哭闹情况，要想到发生肠套叠的可能。因为肠套叠的宝宝，并不会持续哭闹，常常是哭一会儿，歇一会儿，这就会使爸爸妈妈不急着上医院。尤其是平时爱哭闹的宝宝，爸爸妈妈更容易想当然，而耽误了病情。

肠套叠是婴儿期最严重的外科急症，如能早期发现，可以避免手术治疗。肠套叠的早期症状可以是多种多样的。但是大多会有下面几种表现：

1. 时断时续的剧烈哭闹，无论如何也哄不好。

2. 哭闹时似乎不敢使劲打挺，屁股向后撅着，腿蜷缩着，看起来肚子很疼的样子。

3. 喂奶能吃，但吃奶后可能会吐。

4. 脸色不是发红，可能反而会发白。

5. 宝宝哭了很长时间后，昏昏沉沉，精疲力尽，而且变得比较安静。

当出现典型症状，如呕吐、腹泻、血便、果酱样便、腹胀等，爸爸妈妈应及时上医院就诊。早期诊断是治疗宝宝肠套叠的关键。背宝宝大家都知道，正常成人的脊柱则呈S形，具有颈弯、胸弯、腰弯和骶弯四个生理弯曲。而宝宝出生时，脊柱几乎是垂直的，四个生理弯曲正是通过婴儿时期的抬头、坐、站立、走促进生理弯曲形成。对于不会坐的小宝宝而言，如果平卧时间太长，会引起枕骨平塌，形成"扁头"。如果侧卧睡得过久，又会导致两侧面颊生长不对称。那么怎么解决这个问题呢？那就是背宝宝。据儿童保育专家的研究证明：背宝宝作为一种育儿的辅助手段，会给宝宝的生长发育带来很多益处。

1. **可以促进宝宝生理弯曲的形成。**

2. **宝宝被背在大人身后时的姿势，可以预防髋关节脱臼。**

3. **可促进宝宝的第二信号系统发育。**第二信号系统指的是语言和大脑的其他功能。妈妈如能适当安排时间背上小宝宝，一面腾出时间料理家务，一面能同孩子咿呀对语，可培养宝宝的语言能力，促进大脑发育。

宝宝玩玩具的注意事项

1. 必须选择容易清洁消毒的玩具给宝宝玩。

2. 玩具的大小要以宝宝不能轻易吞进嘴里的大一些的玩具为好。 太小的玩具容易被宝宝吞下，非常危险。

3. 玩具要选择结实不易坏的，上面不要有小零件，避免小零件掉落被宝宝吞下。

4. 要选择宝宝用牙齿咬不坏的玩具。

5. 选择可以摇响的玩具，可以吸引宝宝的注意力。 比如哑铃型玩具也是宝宝喜欢抓着玩的玩具。

6. 宝宝身边的成人不要随便拿宝宝的玩具， 因为宝宝经常把玩具放到嘴里，如果成人拿了宝宝的玩具，成人手上的相当多的细菌就会通过玩具带进宝宝的嘴里，可能引起宝宝胃肠道感染。

7. 市场上销售的带音乐声响的玩具，大多音质较差，会影响宝宝的乐感。 所以，尽量不要给宝宝购买这类玩具。

开始了解语言的功能

宝宝现在能够明白母语中所有的基本发音了。从现在到宝宝6个月，他会学着发一些音节，比如"妈—妈—"、"爸—爸—"，这可能是你做梦都想听到的声音。儿童发育专家认为，宝宝现在还不能把"妈"、"爸"的发音与你和你的爱人联系起来，但对于你们俩来说，听到这些声音可能还是会很开心的。

你可以通过重复、或模仿宝宝的表情和声音，来鼓励他与人交流。他可能会试着模仿你了。你说"ba"，他可能也会试着发这个音来回应你。

当宝宝发出声音或尝试着说话时，你要做出积极地回应，这会帮助他了解语言的重要性。还会帮助他更好地了解因果关系，同时，这也是帮助他树立自尊心的重要途径。宝宝开始意识到，他说的话能引起你的反应了。

试着给宝宝发出的声音加上一个明确的意思。比如，当他发出"巴"的声音后，你可以马上说"对，宝宝，我是爸爸！"很快，他的发音就会从"巴"变成"爸爸"了。

不同月龄宝宝的着装问题

为宝宝选衣服的基本要领

1. 宝宝的衣服一定要纯棉、质地柔软、宽松，脚脖子、手腕部分不能是紧口的。 贴身衣服尽量不要选颜色鲜艳的，因为颜色鲜艳的衣服往往添加了很多染色材料，含铅量高，长期穿着这种内衣，铅会通过皮肤被吸收，容易造成宝宝铅中毒。所以宝宝内衣以白色或浅色服装为最佳。

2. 宝宝衣服袖口、裤管口和袜子上的线头都要收缝、剪干净。 如果忽视这个问题，宝宝的小手、小脚被袖口、袜子里的线头缠住，又未及时发现，时间长了，细嫩的手指、脚趾会由于血液循环受阻而坏死。

3. 衣服的衣领最好选择和尚服式的领子，不要太紧。 因为宝宝的脖子较短，充分暴露脖子很重要，不但利于宝宝呼吸通畅，还可以避免颈部湿疹和皮肤糜烂。

4. 冬季服装应保暖、轻柔。 棉袄以和尚领为宜，不用纽扣，只用两条带子松松系上。因为棉裤清洗次数较多，所以要选择用腈纶棉做的裤子，以利于常洗。宝宝穿棉衣时里面需穿内衣，以利于保暖和换洗。最好穿背带裤。由于冬季天气较冷，宝宝往往要穿几条裤子，尤其大宝宝白天的户外活动较多。如果用松紧带的裤子，容易把宝宝的腰部勒出凹痕，不仅损伤了皮肤，还压迫了内脏，影响发育。特别忌讳给小宝宝穿太紧的牛仔裤、紧身裤，不但穿着不舒服，还会影响宝宝四肢的血液循环和活动功能发育。

5. 开裆裤的开裆要大， 前面要暴露到耻骨联合处，后面要把整个臀部暴露出来，两裤腿开口达膝盖上约1厘米，如果开口太小，会影响换尿布，也容易尿湿，更危险的因素是可能会勒宝宝的皮肤，造成皮肤损伤。

6. 如果宝宝已经不穿开裆裤了，那么无论哪个季节的裤子，裤裆都不能太短。 裤裆太短会勒疼勒伤宝宝的会阴部。不要给男宝宝穿"前门"带拉链的裤子。如果使用不当，很容易轧伤小宝宝的阴茎包皮。

7. 衣扣要钉牢。衣服上的扣子、小饰品松动或脱落，很容易被宝宝取下含进嘴里，甚至吞下。 更不能穿有尖角扣子的衣服，或者有别针、小饰品的衣服，这些衣服容易戳伤宝宝，很不安全。

8. 宝宝穿的鞋子要买合适的。鞋子的大小以比宝宝的脚大1厘米为好。这样既保证穿着期间有一定的空间让小脚生长，又不算大，不会影响宝宝的活动。新生儿期宝宝着装要点新生儿皮肤角化层较薄，皮下血管丰富、汗腺分泌旺盛，大小便次数多。宝宝弄脏衣服的次数多，那么换衣服次数也多，但是宝宝在新生儿期时，身体柔软，对于新手父母来说，给宝宝穿衣服就是一大挑战。所以宝宝的衣服要宽松，易穿脱，三四套和尚领宝宝服，一件小斗篷，几双小棉袜子或软布鞋。不要给宝宝穿影响宝宝活动的连脚裤。

🔹 4～6个月宝宝着装要点

这个阶段宝宝正是练习翻身的时候，所以宝宝日常穿衣要宽松，同时不要穿太多。如果这个月龄的宝宝正好处于冬季，北方室内温暖，宝宝在室内正常穿衣即可；南方冬季室内温度相对潮湿阴冷，妈妈可以给宝宝准备几件薄棉衣，比给宝宝穿几层毛衣或线衣保暖，而且对宝宝的运动影响也小一些。从这个阶段开始，宝宝也可以穿带小翻领或者娃娃领的上衣。

🔹 给宝宝选鞋的要点

在宝宝7～8个月前，穿鞋的主要目的是保暖，最好穿软底布鞋，并且鞋比宝宝的脚略宽，大出约1厘米。当宝宝开始学爬、扶站、练习行走时，需要用双脚支撑身体重量时，给宝宝穿一双合适的鞋显得非常重要。为了使脚正常地发育，挑选时要注意以下几方面：

第一，要了解宝宝的脚型，脚的大小、肥瘦及足背高低等，选择鞋子的基本款。

第二，要选择以柔软、透气性好的鞋面为好。

第三，为了使宝宝足部关节受压均匀，保护足弓，要给宝宝穿鞋底有一定硬度的，不宜太软，最好鞋的前1/3可弯曲，后2/3稍硬不易弯折；鞋跟比足弓部应略高，以适应自然的姿势；鞋底要宽大，并分左右。

第四，宝宝的骨骼软，发育不成熟，鞋帮要稍高一些，后部紧贴脚，使踝部不左右摆动为宜。

第五，宝宝脚发育较快，平均每月增长1毫米，买鞋时，尺寸应稍大些，但绝不能过大，及时更换鞋子，也很重要。

宝宝吃奶与辅食的添加

吃奶次数减少

现在，宝宝的胃口变大了，因此，他不需要像原来那样频繁地吃奶，通常每天喂4～5次就够了。但如果宝宝单靠母乳喂养的话，那么，他每天仍需要吃6～8次奶。现在，宝宝的体重可能是出生时的两倍，尽管他每天吃的顿数比以前少了，但他的体重还在继续增加。这时，妈妈的母乳成分也发生了变化，含有更多脂肪和矿物质，以满足宝宝的营养需要。别指望宝宝现在就有良好的吃奶习惯：现在，宝宝吃奶的时候很容易分心，喂奶可能是件很麻烦的事。吃奶时，他可能会停下来看看身边的人，或者会被屋外的声响所吸引。你可以试着在一个安静的、光线暗一点的房间里喂奶，让他少分点心。

可以开始吃辅食了吗

在最初的4～6个月里，宝宝从母乳或宝宝配方奶中获取他需要的所有营养。但是，大人们通常会急切地让宝宝开始吃辅食。确实，随着宝宝的消化系统进一步发育，他的挺舌反射也正在开始消退，现在看起来好像是给他添加一些辅食的合适时机了，比如，加点泥状宝宝食品或宝宝米粉等。但其实有很好的理由，可以让你再等一等。晚一点开始吃固体食物，也许可以减少过敏反应的可能性，并能保证宝宝获取足够的母乳或宝宝配方奶。如果你指望吃辅食，可以让宝宝睡上一整夜，那你可能要失望了，因为研究证明，事实并非如此!

宝宝的行为发展

独自玩耍

现在，宝宝可以和自己的小手、小脚玩上一会儿了。他很喜欢一遍又一遍地重复着同一个动作，直到他确定这个动作产生的结果。然后，他可能会稍微改变一下动作，看看结果会有什么不同。你可能还会发现：突然间，卧室里变得出奇的安静，等你走进去一看，才发现原来小宝贝正在小床上和自己玩呢! 在此之前，只要宝宝醒着时，几乎每时每刻都离不开你的关照。

辨别色彩

宝宝们生下来就能看见颜色，但是他们不会区别相近的色调，比如红色和橙色。宝宝能够区分差别非常大的颜色，如红色、绿色和黄色。因此，月龄较小的宝宝通常更喜欢黑色和白色，或者对比鲜明的色块。宝宝到了4个多月时，对色彩之间的差别区分得更清楚了，他开始能够辨别相近的颜色了。为宝宝准备一些各种颜色的图书、玩具和衣服，帮助他提高色彩辨别能力。

坐得像模像样

现在，宝宝的身体发育得非常快。他平躺着时，你伸出手去拉他起来，他会抬头挺肩地想起来。如果你让他趴着，他会伸开胳膊，蹬着小腿，反翘起小身子。这是一种很好的锻炼，可以增强他的颈部肌肉，并且能够帮助他练习头的控制力，为坐起来做准备。

一旦宝宝的背部和颈部肌肉有足够的力量支持他立直上身，他弄明白了小腿怎么摆才不会翻过去时，宝宝从这一步发展到像模像样地爬、站和走，就只是一个时间的问题了。宝宝在没有帮助就能坐稳之前，你可以让他靠着沙发角坐，或坐在你的双腿上，来保持稳定。

丰富他的语言库

宝宝正在学习发出新的音节，丰富他的"语言库"。这时，宝宝听起来可能像一张破旧的唱片。这个年龄的宝宝常常会对自己学到的新本事特别着迷，并会不断地重复这种本领好一阵子。但这是很正常的，小宝宝往往是在熟练掌握了一种技巧之后，才开始学习下一种。一遍一遍地听同一个声音可能会让你感到很烦，但现在你需要培养点耐心，好让你应付将来的"挑战"。等宝宝再大一点，你就会听到一连串没完没了的"不！"和"为什么？"

探索事物

鼓励宝宝去体验和摆弄各种物品。有些简单的东西，比如，一片干净的针织尿布，就可能让宝宝玩上几分钟。给宝宝一个轻巧的摇铃，看他晃动摇铃发出声音后满心欢喜的样子。这个阶段游戏垫和活动中心都很适合宝宝。他现在已经开始探究事物的因果关系了，比如为什么动一下手柄，就能听见铃声响，这会让他很好奇。

专题 关于辅食添加的 Q&A

Q1：如果宝宝消化功能好，2 个月就能喝菜水或果汁了吗？

A：在门诊经常听到一些妈妈自豪地对别人说："我家宝宝消化功能特别好，刚刚两个月就能喝蔬菜汁和果汁了。"其实过早添加辅食，对于宝宝的健康并没有好处。宝宝的免疫系统发育不完善，过早添加固体食物容易引发过敏症。等到时机成熟再添加辅食，宝宝有能力接受，反之则可能造成宝宝一辈子对某些食物过敏。

宝宝对食物的消化和吸收功能尚不健全，过早添加辅食会给胃肠道和肾脏造成负担，比如引起消化不良性腹泻，而且这种腹泻造成的肠道功能紊乱很不容易治愈。

某些食物的营养，远远没有母乳完全，母乳是根据宝宝的身体需求特别制造的，含有完备的蛋白质、维生素、无机盐、免疫因子等。过多添加其他辅食，势必造成宝宝对母乳摄取的减少，从而破坏营养的平衡。

Q2：4 个月的宝宝必须要加辅食吗？

A：对于正常无疾病的宝宝来讲，到 4 个月确实是添加辅食的恰当年龄，但是每个宝宝都是有个体差异的，有的宝宝可能不到 4 个月就可以吃一些蔬菜和水果汁了，有一些宝宝过了 4 个多月还不能适应辅食的喂养。因此，是否能添加辅食，需要观察宝宝以下几个方面：

（1）宝宝的头部不用扶着已经能够竖立，在扶着的情况下能够很好地坐在妈妈怀里，或沙发上。

（2）用小勺喂宝宝的时候，宝宝不会把小勺推出来（舌头推吐反射消失），具备基本的吞咽功能。

（3）对大人吃饭表现出极大的兴趣，并且能够伸手抓住食品。

（4）对辅食不喜欢，多次拒绝，表现为闭上嘴扭转头，以此告诉妈妈"我不要！"这种情况如果发生多次，要暂缓喂辅食。

（5）大便异常，如消化不良、肠炎等，待治疗痊愈之后再开始喂辅食。

➥ Q3：如果不及早添加辅食，会影响宝宝的身体发育吗？

A：给宝宝添加辅食的目的，不仅是为了补充营养，还有一个重要的目的就是训练宝宝习惯另外一种进食方式或口味。添加辅食的最初，都是一天仅仅喂 1 小勺单一食品（比如菜泥或宝宝米粉），妈妈观察宝宝是否接受、是否过敏。如果宝宝拒绝，就必须马上停止，下一次再试。如果宝宝接受而且不过敏，则少量从一种开始添加之后，开始尝试添加另外一种食物。

随着宝宝月龄的增长，宝宝胃口愈来愈大，单纯依靠母乳已经不能够吃饱，需要额外的食物。在 1 岁之内，宝宝的主要营养来源是母乳，而不是辅食。

➥ Q4：添加辅食后，是不是要停止母乳或牛奶的喂养？

A：宝宝在 1 岁之前，母乳或奶粉仍是主要食品和营养来源。宝宝的身体对于母乳、奶粉的吸收和辅食营养的吸收有着天壤之别，母乳或奶粉中的蛋白质、脂肪、糖、维生素、无机盐等营养基本上完全吸收，辅食中的很多营养却吸收不全。最典型的就是对铁的吸收，母乳中的铁含量虽少，但能够满足宝宝的需求，并且吸收率高达 75%。固体食物无论怎样增添强化铁，其吸收率也仅为 4%，而且牛奶会让宝宝体内的铁通过粪便流失。

母乳中含有大量的免疫抗体，随时防止宝宝的身体受到新的病菌或病毒侵袭，这些都是辅助食品完全不能相比的。因此，在添加辅食的同时，应该保持足够的母乳或奶粉的摄取量，保证宝宝营养物质的来源。

➥ Q5：给宝宝添加固体食物越早越好吗？

A：其实宝宝出牙前就已经开始在自己找机会训练咀嚼能力了，同时宝宝还想方设法寻找机会刺激牙龈，希望牙齿早些长出来。比如吃手指、嚼玩具等，只要一有机会就会把抓到的东西往嘴里放。因此，完全没有必要一定要通过早加辅食来练习咀嚼能力，过早地添加固体食物，反而会使宝宝感到吃东西费力，产生对辅食的厌烦情绪，同时如果咀嚼不好，大块的食物不能吞咽，很容易卡在气管等处，发生意外。

➥ Q6：给宝宝喂饭时要规定时间和饭量吗？

A：饥饿感是每个宝宝天生就具有的最基本的本能之一，因此吃饱肚子也是他们本能会做到的最基本的活动之一。进食是宝宝的首要任务，什么时候吃、吃多少，都应该由宝宝说了算。精神健全的宝宝不会饿着自己。

有些父母不明白这个道理，总是把吃饭的任务包揽到自己身上，剥夺了宝宝的自主权，把吃饭这件本来应该充满愉悦气氛的活动，变得神经兮兮、紧张万分，逼着宝宝多吃，一定要吃到自己认为满意的分量才罢休。

如果宝宝不能够从进食中享受到快乐，而是感受到精神压力，他会很快厌烦吃饭，如果宝宝不能够掌握进食的主动权，他会逐渐丧失饥饿感。

饮食是婴幼儿学习、探索人生的重要途径。进食从来不仅仅是满足生理上的需要，更是满足精神方面的需求，同时开发宝宝的社交能力。从一开始的母乳喂养，宝宝得到的不仅仅是香甜的乳汁，也是妈妈温暖的怀抱和充满爱意的关注。到了固体食物阶段，小宝宝会从进食活动中得到身体和精神两方面的愉快感，并且更进一步感受、认知事物和世界，对父母和环境建立信任感。

宝宝和宝宝之间进食量是有很大差异的。有些宝宝天生就爱吃饭，狼吞虎咽；有些宝宝则比较害羞，对辅食采取警惕回避态度，细嚼慢咽，但是照样茁壮成长。有些宝宝一顿饭吃饱，有些宝宝则东吃一口、西吃一口，好像很不正经吃饭，但是每一口加在一起，分量就够了。同一个宝宝的吃饭规律也不一定一成不变，前几天吃得多，这几天可能吃得少，前一阵子爱吃的东西，这一阵子可能根本不理，这些都是正常的。看一个宝宝的进食量、营养摄取均衡不均衡，不是仅仅看 1 天，而是应该综合 1 个星期来看。

◆ Q7：开始添加辅食的时候，宝宝不愿意用小勺，怎么办？

A：一般说来，宝宝不喜欢用小勺吃饭的原因大多数与喂饭的方式、小勺的材质、形状、大小程度，以及食物的形状有关。金属小勺感觉很凉，宝宝不喜欢，最好使用塑料制品，形状小一些。把小勺放到嘴里的方式也很重要，小勺进嘴的角度应该与宝宝的嘴唇相平行，进嘴之后小勺的尖部向上太高，让上嘴唇接触到小勺，并能包裹住小勺。如果小勺进入嘴里的方向向下，上嘴唇就很难接触到小勺，不能完全闭合，宝宝吃起来感到费力，数次后就会产生厌烦心里。如果试喂几次宝宝都不愿意，或厌烦小勺，可以暂停几天以后再开始用小勺试喂。

◆ Q8：5 个月的宝宝，每次都把喂的食物用舌头吐出来，怎么办？

A：一直用液体食物喂养的宝宝突然改换了食物形状，当然是不适应的。给宝宝用小勺喂饭时，宝宝必须要学会吞咽和闭嘴动作，才能把这口饭吃下去。而这两种动作需要宝宝反复练习多次才能形成。有时候给宝宝喂粥特别容易吐出米粥中残留的碎米，这是宝宝吞咽功能不好，不能一下将食物全部吞咽下去的表现，可以用米汤加少量面包碎末，然后再多煮一会儿，熬成米面汤或许更好一些。

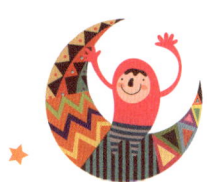

宝宝的第6个月

6个月宝宝的基本发育状况

身高

6 个月的宝宝，体格进一步发育，身高比上个月平均增长 2.2 ～ 2.3 厘米。男宝宝平均身高为 67.0 厘米，正常范围约为 62.4 ～ 71.6 厘米；女宝宝平均身高为 65.5 厘米，正常范围约为 60.9 ～ 70.1 厘米。

体重

6 个月时，宝宝的体重每周增加 150 ～ 180 克，比上个月平均增长 0.6 千克，为出生体重的 2 倍左右。男宝宝平均体重为 8.02 千克，正常范围约为 6.26 ～ 9.78 千克；女宝宝平均体重为 7.53 千克，正常范围约为 5.99 ～ 9.07 千克。

头围

6 个月时，宝宝的头围比上个月平均增长 1.0 ～ 1.1 厘米。男宝宝平均头围为 43.6 厘米，正常范围约为 40.6 ～ 45.4 厘米；女宝宝平均头围为 42.1 厘米，正常范围约为 39.7 ～ 44.5 厘米。

胸围

6 个月时，宝宝的胸围比上个月平均增长 0.9 ～ 1.0 厘米。男宝宝平均胸围为 43.0 厘米，正常范围约为 39.2 ～ 46.8 厘米；女宝宝平均胸围为 41.9 厘米，正常范围约为 38.1 ～ 45.7 厘米。

前囟

这个月宝宝的前囟大小在 0.5 ～ 1.5 厘米，个别宝宝在 0.5 厘米 ×0.5 厘米，大部分宝宝在 0.8 厘米 ×0.8 厘米。如果有的宝宝生下来前囟在 3 厘米 ×3 厘米，到了这个月，前囟可能是 2 厘米 ×2 厘米，甚至 2.5 厘米 ×2.5 厘米。

视觉

从第6个月开始，宝宝就可以注视远距离的物体了，如天上的飞机、路上的汽车、阳台上的花等。两眼可以对准焦点，会调整自己的姿势，以便能够看清楚想要看的东西。当坐起来玩时，双手可以在眼睛的控制下摆弄物体，会盯住他拿到的东西，手眼开始协调。在宝宝眼前出示玩具，并上下左右缓慢移动，宝宝会有意识地主动追随。这个阶段宝宝的视觉功能已比较完善了，开始能辨认不同的颜色，喜欢红、黄、橙等暖色，特别是红色的物品和玩具最能引起宝宝的兴奋。

听觉

到第6个月时，宝宝听力比之前更加灵敏了，已经能够集中注意力倾听音乐，并且对柔和的音乐声表现出愉悦的情绪，拍拍小手，蹬蹬小腿，而对于嘈杂或强烈的声音会表现出不快，甚至会哇哇大哭。当爸爸妈妈在另一个房间叫他，他会把头转向发出声音的方向，且能区分爸爸、妈妈的声音，听见妈妈的声音就会高兴起来，并且开始发出一些声音，似乎是对成人的回答。

嗅觉

6个月的宝宝已经能比较稳定地区分好的气味和不好的气味了，喜欢的气味会让宝宝愉悦起来。一旦闻到不喜欢的气味，宝宝会产生极大的厌恶感，皱眉头，甚至会啼哭。

味觉

到了第6个月时，宝宝已经能够比较明确而精细的区别酸、甜、苦、辣、咸等不同的味道，对食物的任何细微的变化都会非常敏感。比如，因为习惯母乳，极强烈的拒绝牛奶和奶粉，对于味道香甜的米粉和水果泥表现出浓厚的兴趣。6个月是宝宝舌头上的味蕾发育和功能完善最迅速的时期，对食物味道的任何变化都会表现出非常敏感的反应并留下"记忆"，此时宝宝也比较容易接受新的食物，因此，这个阶段最适合给宝宝尝试添加不同的辅食。

运动能力

随着头部颈肌发育的成熟，这月龄的宝宝在平躺时能稳稳当当地把头抬起来，喜欢把两腿伸直举高，并拉着脚放进嘴里。能用抬高、放落臀部来移动身体，或侧坐在弯曲的腿上用左手右脚、右手左脚的方式前进。可以侧身用双臂支撑着坐起来或以爬行的姿势将两腿前伸而独立坐起。当爸爸妈妈拉着宝宝坐起时，宝宝能腰背比较直挺并主动地举头，还能自由活动身子不摇晃。

语言能力

现在的宝宝，只要不是在睡觉，嘴里就一刻不停地发出"mama、baba、dada"等双唇音，但他并不明白话语的意思。宝宝已经开始尝试不同的声调和音量来引起注意，会根据声音和身体语言来表达情感，对自己玩弄出来的声音很感兴趣，同时对大人在和他接触时所发出的一些简单声音会有反应动作。宝宝还会制造出不同的声音，能模仿咳嗽声、咂舌声等，喜欢兴致勃勃地喷口水声音。

认知能力

宝宝6个月大的时候，对周围的事物有了自己的观察力和理解力，似乎也会看大人们的脸色了。宝宝对外人亲切的微笑和话语也能报以微笑，看到严肃的表情时，就会不安地扎在妈妈的怀里不敢看。随着认知能力的发育，他很快会发现一些物品（例如铃铛和钥匙串）在摇动时会发出有趣的声音。当他将一些物品扔在桌上或丢到地板上时，可能启动一连串的听觉反应，包括喜悦的表情、呻吟或者导致对象重现或者重新消失的其他反应。他开始故意丢弃物品，让爸爸妈妈帮他拣起。这时可千万不要不耐烦，因为这是他学习因果关系并通过自己的能力影响环境的重要时期。

社会交往能力

到了第6个月时，宝宝可以认出熟悉的人并朝他们微笑，但有些宝宝开始明显地认生，对陌生人表现出害怕的样子，不让陌生人抱，也害怕陌生的环境。如果宝宝不顺心，发起脾气也很厉害，会长时间地啼哭，拒绝吃东西，拒绝比较亲近的人的搂抱，而只让爸爸妈妈抱。很明显的，宝宝已有比较复杂的情绪了，高兴时会笑，不称心时会发脾气，爸爸妈妈离开时会害怕、恐惧。所以爸爸妈妈要特别注意不要在生人刚来时突然离开宝宝；也不能用恐怖的表情和语言吓唬宝宝；不能把自己的情绪发泄在宝宝身上，对宝宝冷落、不耐烦，甚至打骂。要让宝宝在快乐中成长，爸爸妈妈首先要保持一个良好的心态，因为爸爸妈妈的一言一行对宝宝的性格养成起着重要的作用。

本月的喂养方法

到了第 6 个月，宝宝所需的热量以及各种营养成分和上个月相比并无多大变化。本月宝宝对乳类以外的食物消化能力进一步增强，所以无论是母乳喂养、人工喂养，还是混合喂养，在上个月的乳类摄入量的基础上，继续添加辅食。如果添加辅食过晚，宝宝对乳类以外食物的兴趣就会减弱，咀嚼、吞咽功能也不能得到充分的锻炼。5～6 个月时，宝宝体内的储备铁显着减少。蛋黄含铁多，又易被宝宝消化吸收，所以是宝宝补充铁的最佳食品。上个月每天吃 1/4 个蛋黄的宝宝，这个月就可以吃 1/2 个蛋黄了。

不要让宝宝吃太多动物肝脏。宝宝容易缺乏维生素 A，而维生素 A 主要贮藏在肝脏和脂肪组织中。然而动物的肝脏却不能让宝宝多吃。因为肝脏是动物体内的解毒器官，含有特殊的结合蛋白质，与毒物的亲和力较高，能够把血液中已与蛋白质结合的毒物夺过来，使它们长期储存在肝细胞里。因此，过量食用动物肝脏会损害宝宝的健康。宝宝只需要吃少量的肝，就可以获得大量的维生素 A。

Tips

本月宝宝智能发展测评

1. 大动作：将宝宝放在平板床上，可独自坐 30 秒以上。

2. 精细动作：给宝宝左手（右手）递一块积木，然后再向左手（右手）递第二块玩具，宝宝可以将左手（右手）里的玩具传递给右手（左手）后，再用左手（右手）拿递过来的第二块积木。

3. 言语：大人抱着宝宝问："宝宝，灯在哪里？"宝宝会看灯或者抬手指灯。

4. 认知：在宝宝聚精会神地玩自己喜欢的玩具时，爸爸妈妈突然拿走，宝宝会表示反抗和不满。

5. 行为：宝宝已经可以分辨爸爸妈妈的不同语气，比如爸爸妈妈用严厉的语气时，宝宝会表示不安或哭泣；如果爸爸妈妈用亲切的语气时，宝宝会表示愉快。

6. 自理：宝宝感觉自己要大小便前，会做出反应，如扭动身体或愣着不动，有的宝宝会发出不舒服的声音。

第6个月宝宝的重点能力训练

运动能力训练

站跳训练:继续上个月的训练,爸爸妈妈用双手扶在宝宝腋下,使他站立起来,宝宝已经习惯而且能反复屈膝蹦跳了。当宝宝站立休息时,可以轻轻拉住宝宝双手,使他随力站起试着做踏步的姿势,进一步锻炼宝宝的骨骼和肌肉,为下一步的扶站和迈步作准备。

独坐训练:在宝宝经过靠垫扶坐训练坐姿比较稳,或仅有一点支撑就能够坐稳的基础上,爸爸妈妈逐渐撤去靠垫等外力的支撑,让宝宝独自坐着。开始的时候爸爸妈妈可以把宝宝护在双臂弯里坐着玩,然后再慢慢的远离宝宝;宝宝开始独坐时身体前倾或后倾是正常的,所以可以放在特制的座位里,使宝宝不会前后左右倾斜从而保证正确的坐姿。以后逐渐延长宝宝坐着玩的时间,直到可以稳定的独立坐着玩儿。为了防止宝宝脊柱弯曲,坐的时间也不能过长。另外,爸爸妈妈还可以抓住宝宝的双手,帮助他练习坐起来的动作,从俯卧位或仰卧位爬起来坐下,或者扶持着从站立到坐下,反复练习。

匍匐爬行训练:这个阶段大多宝宝已经能够熟练翻身,此时爸爸妈妈可以训练宝宝往前爬了。轻轻提起宝宝的双下肢使上肢充分负重,然后利用上肢往前匍行,最初只是原地打转或后退,以后爸爸或妈妈可以把一只手顶住宝宝的一个脚掌,当他用力往后蹬时身体会慢慢往前移动,然后再把手换到另一只脚帮助宝宝用力前进,使宝宝慢慢体会向前爬的动作。

握物传手训练:在宝宝能够准确抓握,能够敲、摇玩具的基础上,开始训练双手配合的活动了。让宝宝坐着玩,先让宝宝两只手都抓住玩具(一件一件地给),然后再给宝宝第三个玩具,示范他扔下手中的一个去拿另外的一个;或者有意识地连续向一只手递玩具,并示范让宝宝将手中的玩具从一只手换到另一只手中。这种最初的双手配合活动是很重要的,它可以早期观察出宝宝的双手活动是否正常和一致,两只手是否有对在一起的趋势。

言语能力训练

模仿音节训练:这个阶段宝宝已经能发双音节的音了,妈妈要增加和宝宝的交流，经常用亲切的声音，富有变化的语调面对面地跟宝宝说话，让宝宝熟悉各种语调的变化，有意识地教宝宝一些双音节的发音，如"baba"，"mama"，"nainai"等，在宝宝发音时要给予应答和鼓励；对于宝宝平时经常看到的东西和接触到的事物，妈妈要用语言反复强调，边指给宝宝看，边用不同的语气慢慢的说，比如："吃奶、奶"，"喝水、水"，"这是表、表"。训练宝宝逐渐听熟这些名称，将词和物联系起来。另外，这个阶段宝宝对儿歌的兴趣更浓厚了，妈妈在给宝宝念儿歌时可以配合各种动作和表情以吸引他模仿。

温馨提示：和宝宝说话时，语言要规范简洁，尽量不要用儿语，如"小狗"不要说成"汪汪"等。

认知与社交能力训练

音乐记忆力训练：结合宝宝的生活起居，经常让他听一些轻松愉快的曲子，听音乐的同时，可以抱着宝宝随着音乐的节拍舞蹈；也可以让宝宝反复听一首轻快的儿童歌曲，有条件的话找到画有相应儿歌内容的彩色图片或实物相配合。比如给宝宝放"大苹果"的音乐，并让宝宝看苹果图片，爸爸或妈妈指着图片做解说，这样就可以做到声、物、情景融为一体，极大地调动了宝宝的兴趣和愉快的情绪，使宝宝对音乐和实物的记忆力得到最大限度的强化。

方位觉能力训练：用一个小铃铛或能发出动物声音的玩具，在宝宝前后左右弄出响声，也可从近处到远处或从远处到近处吸引宝宝寻找不同方位、不同距离的发声源，以刺激宝宝方位觉能力的发展；发出的响声可由轻到强，再由强到弱，可提高宝宝对不同频率、强度、音色声音的识别能力，促进宝宝的听力发展。

社交能力训练：家里来客人时，要给宝宝介绍"宝宝，这是阿姨，阿姨可喜欢宝宝啦"，然后抱着宝宝自然地与生人交谈，并鼓励宝宝与客人"说笑"以减少他的惧怕情绪；客人要抱宝宝时，要先对宝宝说让谁谁抱抱以减轻他的戒备心理而容易接受，从而缓解"认生"的情绪；客人走时要教宝宝做"拜拜"动作并教宝宝说"拜拜"或"再见"，以此来促进宝宝同陌生人的初步交往能力。

挖宝游戏：和宝宝一同坐着玩游戏的时候，偷偷将宝宝最喜爱的玩具藏在毯子下，露出一部分，然后边问宝宝："玩具哪儿去啦？"边引导宝宝将毯子翻开把它拿出来。通过"藏猫猫"游戏的强化和延伸，帮助宝宝理解加深对东西的表象记忆，物体暂时看不到与事物客观存在的概念。

宝宝缺铁性贫血

　　5～6个月后，无论是母乳喂养、人工喂养或混合喂养，乳类中的含铁量都多少出现不足，如果长期乳类喂养，不加辅食，或饮食习惯不良，偏食，都可导致铁摄入量不足。宝宝体内缺铁后，不会很快就表现出贫血。在贫血出现前缺铁就可对宝宝的健康造成危害。缺铁除影响血红蛋白生成外，还影响肌红蛋白合成，使体内某些酶的活性降低，从而影响宝宝全身其他器官功能。

缺铁性贫血宝宝的主要表现：

　　1.面色苍白，口唇、指甲缺少血色。

　　2.不爱活动，精神不振，或者表现烦躁不安。

　　3.抵抗力低下，容易感染疾病。常有呕吐、腹泻、消化不良等症状，也可出现口腔炎、舌炎。

此外，贫血对宝宝心理健康发育也有影响：

　　1.导致缺氧影响宝宝智力。成人的大脑耗氧量只占全身耗氧量的1/5，然而处于生长发育阶段的宝宝大脑耗氧量要占全身耗氧量的一半。因此，宝宝贫血后，会造成机体摄氧能力下降，脑组织缺氧，宝宝的记忆力和注意力等都会受到影响。

　　2.导致缺氧影响宝宝情绪。由于脑组织缺氧，脑细胞代谢异常，宝宝经常爱发脾气，烦燥不安，爱哭闹。

　　3.进一步影响到社会适应能力。由于宝宝体弱多病，经常生病在家，与他人交往的机会相对较少，容易造成性格孤僻、自闭。

　　饮食治疗：适合预防缺铁性贫血，以及治疗轻度缺铁性贫血。因宝宝喂养不当造成的，必须在短期内改善宝宝饮食，及时添加辅食，尤其是要注意生长发育较快的宝宝。蛋黄、动物血以及绿色蔬菜都含有丰富的铁。

　　铁剂治疗：针对中度以上的缺铁性贫血，多采用饮食配合铁剂治疗。治疗量为铁元素6毫克/千克/日，可分3次口服。口服铁剂最好在两餐之间服用，避免同大量奶一起服用影响铁的吸收。大多数宝宝服用铁剂2周后血红蛋白即有明显上升。但为巩固疗效，铁剂治疗需4周或更长一些。针对贫血治疗的同时，还要积极防治引起慢性贫血的疾病，例如对呕吐、腹泻的宝宝应积极治疗原发病，不要限制饮食，对其他营养性疾病也要积极治疗，比如缺钙、缺锌。

宝宝开始面临长牙的问题了

在婴幼儿时期长出（萌出）的牙齿，称为乳牙。一般情况下，6 个月左右萌出第一颗乳牙，到 2 岁出齐，共 20 颗。

由于每个宝宝的个体差异不同，包括宝宝的营养状况以及母乳的营养状况不同，会影响宝宝乳牙的萌出时间，有的宝宝在出生 4 个月时就有乳牙萌出，而有的宝宝迟至出生后 10 个月，甚至 1 岁时，还没有乳牙萌出。一般的早晚差别在半年左右，即宝宝萌出第一颗牙齿最晚不应超过 1 岁，如超过 1 岁，就属于不正常了，应该到医院检查。当然也不是出牙越早越好，如果宝宝在出生 3 个月时就出牙，并非正常现象，多数是因为牙胚距口腔黏膜太近，因而出牙过早，这些牙齿会影响喂奶。乳牙的萌出有一定的时间和顺序，详细见下表。

乳牙萌出的时间和顺序表

乳牙名	萌出月份	乳牙总数
下中切牙（2 个）	5 ～ 10	2
上中切牙（2 个）、上下侧切牙（各 2 个）	6 ～ 14	8
第一磨牙（上下各 2 个）	10 ～ 17	12
尖牙（上下各 2 个）	18 ～ 24	16
第二磨牙（上下各 2 个）	20 ～ 30	20

温馨提示：

1. 由于每个宝宝出牙时间不同，所以不必单纯以出牙时间来作为宝宝健康发育的标志。

2. 宝宝出牙时如果长时间吸吮奶嘴（安抚奶嘴），可能会造成牙齿前突，影响咀嚼能力和面容的美观。

牙齿护理与龋齿的预防

宝宝的乳牙2岁左右出齐，6～7岁开始换牙，即乳牙脱落换成恒牙，直到20岁左右出齐。有爸爸妈妈认为，反正乳牙早晚要换掉，就不太重视乳牙的保护，这是错误的观念。因为乳牙下面就是横牙的牙胚，如果乳牙没有保护，出现龋齿，就会影响到下面的横牙，可能长出来的横牙就是坏的。还有乳牙过早脱落，横牙还未出来前，牙间隙被两侧的牙齿挤占，造成横牙萌出不畅，或向侧边长。所以乳牙一定要好好保护。护牙和刷牙是保护牙齿的主要方法。而对于没有出齐牙齿的小宝宝来说，护牙就是最重要的。保护乳牙，预防龋齿要注意以下几点：

1. 口腔清洁：每次给宝宝喂完奶后或者宝宝睡前，用小勺再给宝宝喂一点白开水，相当于给宝宝漱口，清洗掉宝宝口中的奶汁或者其他食物残渣。用小勺喂水还能协调锻炼早期宝宝的吞咽能力。

2. 控制甜食：不要让宝宝吃容易粘在牙齿上的细软食物，比如糖块、糕点；不要让宝宝喝糖分高的饮料。切忌宝宝含着糖块入睡。

3. 纠正宝宝某些不良习惯：如吮手指、啃玩具、咬口唇、咬坚硬物、含着奶头入睡等。吮手指、咬口唇会使牙齿排列不整齐，上下齿闭合不拢，有损容颜、进食和发音。

4. 避免不正确的喂奶姿势：人工喂养时，宝宝吃奶的姿势、奶瓶的位置、奶嘴孔大小，都对牙齿发育影响很大。姿势正确，会使宝宝吮吸时下颌前伸运动近似于吮吸母乳，避免宝宝出现牙颌畸形。

5. 注意营养，预防缺钙：如果宝宝营养不良会影响牙齿钙化。因此要让宝宝多摄入优质蛋白质和丰富的钙，如鸡蛋、虾皮，以便增加牙齿生长需要的钙质，有利于牙齿健康生长。

6. 多练习咀嚼：宝宝添加辅食后，可以让宝宝咀嚼一定硬度的食物，如黄瓜、苹果、面包干，尤其是新鲜水果，宝宝咀嚼的时间越长，唾液分泌就越多，大量的唾液会把牙齿清洗干净，不仅如此，在清洁牙齿、增强咀嚼功能的同时，还能缓解宝宝出牙时牙龈的不适。

爸爸妈妈，我认识你们了！

尽管宝宝生下来才几天就能够认出妈妈了，但现在，他可能已经能表现出这种能力了。在这个年龄段，大约有一半的宝宝，开始表现出他们能够明显地认出自己的父母了。这时的宝宝会对陌生人微笑，尤其是当人们直接用眼睛与小家伙进行交流，并发出声音跟他逗乐和交谈的时候。但是宝宝正在开始分辨出他的生活里谁是谁了，他肯定会更喜欢自己的爸爸和妈妈，以及他中意的少数几个人。

宝宝安静的时候，可能会用眼睛来与妈妈进行交流，或者他可能会在房间里四处寻找妈妈，当他找到妈妈时，会兴奋地舞动小胳膊，或者露出开心的笑容。妈妈的气味也能让他觉得有安全舒适感。宝宝的脑部发育正在发生一个大的飞跃，与之相伴的是他行为上的大变化。宝宝已经更加习惯外部世界，并且对他周围环境的变化更加敏感了。

宝宝开始互动

宝宝开始对他周围的世界有了自己的"结论"。他用好奇的眼光观察着每样东西，甚至包括镜子里的自己。在他身边准备一面打不破的镜子，或者当妈妈每次梳妆时，让他坐在梳妆镜前。宝宝还意识不到镜子里的是他自己的影像（这一般要等到宝宝过 1 岁生日或很长一段时间以后，他才会开始明白），不过，这没关系。他会很喜欢盯着自己或别人的影像看，看得高兴时，他可能会露出笑容。

如果宝宝正在嘬手指或喝奶，当他听到妈妈的声音时，可能会停下来。这时候妈妈应当跟他"喔喔啊啊"地说说话，对着他发出不同的声音，向他描述一下哪怕是最平常的家务琐事……妈妈不仅在和宝宝建立情感联系，同时，也在鼓励他进行自我表达。等等看他会不会"回应"你。

宝宝逐渐变得越来越活泼、越来越想"参与"了。甚至当他和其他人在一起时，也会挂着灿烂的笑脸，喔喔啊啊地"说话"。当宝宝开始会笑时，对爸爸妈妈来说，最好玩的时光才真正开始啦。

当你和朋友在一起时，把宝宝带在身边，这样，他可以听到人们之间的丰富交流。他还会喜欢观察其他小宝宝、蹒跚学步的宝宝和宠物可爱的举动。

培养良好的饮食习惯

　　婴儿生长发育迅速，新陈代谢旺盛，必须供给充分的营养素。但婴儿消化力薄弱，胃容量小，胃壁肌肉发育还不健全。从小培养良好的饮食习惯，使婴儿进食有规律，很好地消化食物，吸收营养，才能满足身体的需要，促进生长发育。6个月以内的婴儿主要是哺乳，要吃好、吃饱，还要消化好。让婴儿适应增加的辅助食品，愿意接受，喜欢学吃，有一个良好的开端。

1. 培养良好饮食习惯的方法

　　（1）喂哺要根据婴儿的月龄增长调整食量和时间，逐步实现定时定量。若不注意培养时间规律，总是一哭就喂奶，会因进食奶量过多而造成消化不良，不仅这种习惯不好，还会影响身体健康。

　　（2）养成专心吃奶的好习惯。妈妈应让婴儿安静地吃奶，不受外界干扰，不要逗引孩子，也不要让婴儿边吃边玩，以免延长喂奶时间。偶尔遇到婴儿在吃奶中途停顿一会儿，那是因为吮奶很费力，需要休息片刻后再继续吃奶。

　　（3）满月后即可训练婴儿用奶瓶吮吸温开水。5～6个月的婴儿已能用手抓握，可以帮助他用双手捧扶奶瓶吮水、菜汁、果汁等，自我服务能力的培养从此开始。

2. 注意事项

　　让婴儿适应吃各种辅助食品。添加辅助食品应从少量开始逐步增多。此外，还要由稀到稠，由淡到浓，由细到粗，由一种到多种，循序渐进，使婴儿乐于接受，逐步适应各种辅助食品。婴儿不乐意进食时，可以在每次喂奶前，趁婴儿饥不择食之际，先喂少量辅食，然后再喂奶。待婴儿适应后仍先喂奶，再补以辅食。3个月时可以训练婴儿用小茶匙吃东西。先学喝水或奶，到4～6个月时才可以逐步用小茶匙吃添加的蛋黄、蒸蛋羹、菜泥、果泥、鱼泥、肝泥、奶糕及粥等。

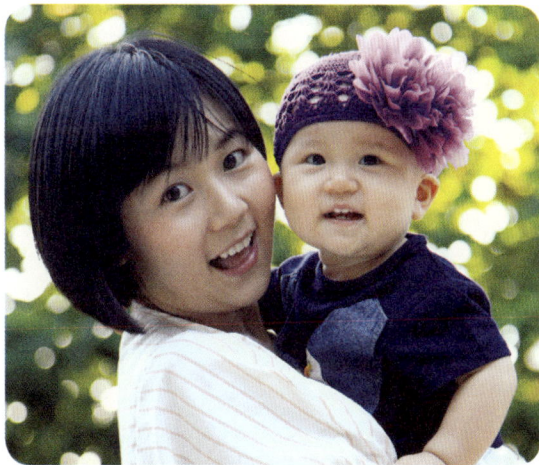

111

宝宝异常情况的护理

闹夜

一般情况下，妈妈无论如何也搞不清楚宝宝闹夜的原因，也没有对付闹夜的方法。闹夜的宝宝，多数因为夜里哭闹，影响睡眠，所以早晨起床比较晚，然后下午2～3点会睡一觉，晚上7～9点还要睡一觉。对这样的宝宝，一定要将他的睡眠习惯慢慢改过来。中午的睡眠时间逐渐往前提一点，傍晚6点以后就尽量不要让他睡觉了，可以给宝宝洗澡，让宝宝多玩一会儿。这样白天的运动量多了，晚上自然会睡得好一些。大部分宝宝的闹夜都是只持续1～2个月，会突然不再闹夜了，变成了乖宝宝。

不会翻身

首先要考虑是不是因为天气冷，宝宝穿得比较多，活动少；其次，是不是训练宝宝翻身的方法不对。按照前面讲述的第3个月宝宝训练翻身的方法再试一试。另外，平时让宝宝多侧卧，然后爸爸妈妈可以帮助宝宝用力，让他变为俯卧，多练习，宝宝慢慢就会掌握如何用力了。如果经过多次练习后，宝宝仍然不会翻身，那就应该带宝宝去看医生，排除运动功能障碍的可能。一般来说，如果宝宝有运动功能障碍，不会单是翻身落后，宝宝会出现一系列运动能力的落后。

腹泻

伤食性腹泻：这个阶段的宝宝处于添加辅食阶段，如果给宝宝一次进食量太多，或吃的食物太杂，宝宝的消化道难以承受，因而出现腹泻，大便中未消化食物残渣多，水分多少不定，有时宝宝还会呕吐，一般不会发热。出现这些症状后，如果减少饮食数量，或禁食一顿，减轻肠道负担，让肠道休息，即可慢慢恢复。

饥饿性腹泻：此类腹泻多见于平日大便次数稍多，或大便消化不太好，或有过腹泻的宝宝，因为爸爸妈妈怕进食太多，加重腹泻，因而让宝宝节食。宝宝一段时间内处于半饥饿状态，总是吃不饱，因为烦躁哭闹，同时食欲亢进。宝宝排出的大便有黏液泡沫，粪质不多，水分也不多。只要逐渐增大饮食量，宝宝吃饱了，也不哭闹了，大便次数和性质也会恢复正常。

感染性腹泻：引起婴幼儿肠道感染性腹泻的主要原因是致病性大肠杆菌肠炎和病毒性肠炎。其中，致病性大肠杆菌性肠炎多见于夏季，也称为"夏季腹泻"。夏季腹泻的主要症状是发热、呕吐，大便次数增多，呈鸡蛋汤样，伴有腥臭味。大便培养可找出细菌。病毒性肠炎多发生在秋季，也称为"秋季腹泻"，也可延续至冬季。秋季腹泻的发病更急，发热高，呕吐更明显，大便次数和性质与夏季腹泻区别不大，重要区别是没有腥臭味。

治疗：在宝宝发生腹泻时，最好送大便到医院做化验，鉴别一下是一般腹泻，还是肠炎、痢疾。如果只是一般的消化不良，口服一些助消化药即可。如果宝宝腹泻频繁，特别是有发热，伴呕吐而难以经口进水，或有脱水表现等急性表现时，均应送宝宝去医院检查治疗。

流口水

宝宝添加含有淀粉的辅食后，唾液的分泌量自然而然也就增加了，但是因为此时宝宝的吞咽功能尚未健全，而且牙槽又较浅，闭唇与吞咽动作还不协调，因而常出现流口水现象。本月宝宝正处于萌牙阶段，正在萌出的牙齿常常刺激口腔内的神经，造成唾液的大量分泌，这样流口水现象更加严重了。因此，6个月前后的宝宝如果没有其他不舒服，流口水是正常的生理现象。等到宝宝吞咽功能发育完善，口水自然就不会再流出来了。

护理：爸爸妈妈需要做的就是给宝宝多准备几个小围嘴。只要宝宝胸前的围嘴湿了，就换下来。口水会把宝宝下巴腌红，所以还要及时将宝宝下巴上的口水沾干。因为宝宝的皮肤很娇嫩，用擦的方式会擦伤皮肤，所以要沾干。宝宝吃完辅食后，可能会弄的下巴、小嘴周围都是食物，这时要先用清水洗一下，不能只是用毛巾沾，否则食物中的有些刺激成分仍会留在宝宝下巴上。

惊厥

本月宝宝出现惊厥（俗称抽风），最常见的原因是维生素D缺乏，引起血钙过低，造成手足抽搐，即维生素D缺乏性手足搐搦症，尤其在早春时期发病率最高。此症在婴儿时期发病，其中3～6个月宝宝的发病比例几乎占了2/3。

温馨提示：本月的宝宝出现惊厥也可能是高热惊厥，因为此症发病年龄在6个月～3岁。与手足搐搦症最显着的区别是多发生在感冒初起突然高热时。如果发烧好几天才出现的惊厥，就要多考虑其他病因，要及时送医院诊治。

宝宝可以寻找声音、认清情感

寻找声音的来源

现在宝宝能够辨认出声音是从什么地方来的了，一听到新的声音，他就会迅速地把头转过去。如果你想吸引宝宝的注意，最简单的方法之一就是晃动一串钥匙。风铃也是吸引宝宝注意力的好东西。宝宝也许能够听出他自己的名字了，当你说宝宝的名字的时候，他会明白你是在跟他说话。你可能会注意到，当你叫他或者和与其他人谈起他时，小家伙还就会把头转过来头。如果你想吸引宝宝，逗他开心，你只需要跟他说话就行了。在这个阶段，宝宝还不会跟着电视或收音机学说话，所以，你可以把电视、收音机关掉，和他进行真正的对话。

日渐丰富的情感

宝宝还不能和你一样用复杂的方式来表达他的情感。尽管他能清楚地让你知道：他生气了、无聊了或高兴了，但是他表达爱和幽默的能力还有待发展。宝宝也会表现出对你的强烈依恋——当宝宝想要你抱时，他会举起他的双臂；当你离开房间时，他会哭闹。他可能还会给你一些拥抱和亲吻。而且宝宝开始能听懂玩笑了——看到有趣的表情，他会发笑，还会试着逗你乐呢！

训练宝宝自己吃奶

现在宝宝也许能够自己扶着奶瓶吃奶了，你可以让他扶着，但你千万不要把奶瓶支在那里，就走开了。架起来的瓶子可能会让宝宝吃得过饱，甚至会被呛到。而且，如果宝宝含着奶瓶就睡着了，奶可能会积存在他嘴里，使他的牙齿表面沾满糖，引起蛀牙。嘴里存积的奶液还可能会滴入连接咽喉后部和中耳的管道里，导致耳部感染。

宝宝可能会表现出许多可以开始添加辅食（相对干、硬的固体食物）的迹象：从减弱的挺舌反射（当你把食物放在宝宝的舌头上时，他会把舌头伸出来），到对你和其他人吃的东西表现出更强烈的兴趣，都表说明了这一点。但是不要盲目给宝宝添加辅食，循序渐进，一点一点来。

母乳不足应该采取的措施

　　母乳不足通常因妈妈营养不良、过度疲劳、睡眠不足、精神紧张而出现，同时母乳分泌的量与乳母的体质、饮食、情绪、周围亲人的关爱，以及宝宝的吸奶程度关系密切。因此，如果发现母乳不足一定要先寻找母乳不足的原因。

　　1. 增加吸吮：宝宝吃得愈多，妈妈所分泌的乳汁也越多。这是因为宝宝反复吸吮乳头可刺激妈妈的泌乳反射，使母乳分泌增加。千万不要认为母乳不足而急急忙忙添加人工配方奶粉或干脆改成奶粉喂养。

　　2. 加强营养方面的调理：妈妈应该注意调理饮食，加强营养，保证妈妈有足够的营养物质产生乳汁。要多吃高蛋白食物，如鸡蛋、瘦肉、海鲜类产品、豆制品等，可以熬一些排骨汤、鸡汤、鱼汤、青菜汤等。牛奶也是乳母非常好的营养食品，牛奶中含有很多的钙，可防止缺钙。

　　3. 生活规律，注意休息，保持愉快的心情：母乳喂养期间生活一定要规律，无节制的生活方式，或睡眠不足，过度疲劳都会使母乳分泌不足。一般来说，从一天的奶量分泌来看，早上通常分泌的乳汁要多一些，下午或晚间乳汁的分泌就会少一些，这是因为下午和晚间妈妈身体劳累所致。因此，妈妈一定要安排好合理的作息时间，最好每天中午休息 1 小时左右，以保证下午和晚间的乳汁分泌，适当地安排好工作、学习和生活，注意保证足够的休息和睡眠，这样乳汁的分泌就会愈来愈多。

　　4. 配用一些无毒无害的中药帮助下奶：具体可以找有关医生咨询。

　　采用上述方式，母乳量仍不能满足宝宝的需要时，也不必忧虑，现在市售的有许多宝宝奶粉可以使用，妈妈可以选择一些口味及配方接近母乳的宝宝奶粉，帮助你度过暂时的母乳不足时期，一旦调整成功就可以停用奶粉，继续进行母乳喂养了。

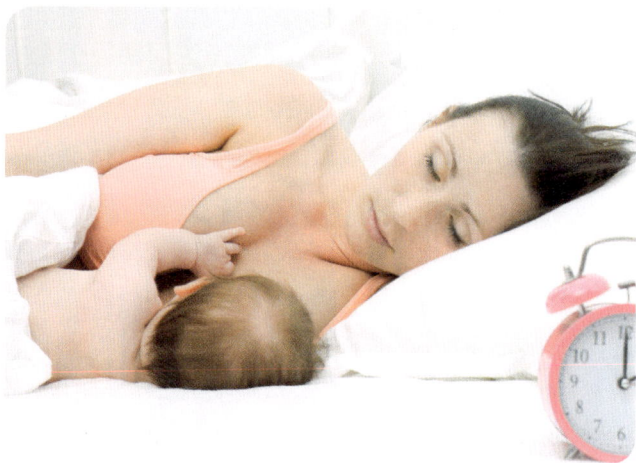

0～3岁脑力锻炼法

聪明才智是可以在后天加以锻炼的！父母亲若不刻意锻炼小孩的大脑，那么小孩的大脑发育就会不好。以下是锻炼0～3岁婴幼儿脑力的方法，让爸妈养出聪明宝宝！

让宝宝看人脸或玩具

首先，请先练习让小孩能够认真地盯着父母亲的脸或是玩具看。要一边对小孩说："我是妈妈喔！""我是爸爸哟！""这是熊宝宝喔！"，同时要确实地让小孩子看见父母亲的脸，或是拿给他们看的玩具（对刚出生的婴儿而言，十几厘米的距离是能够让他们看清楚的距离）。如此不但能够训练他们记住父母亲长相或玩具等等的记忆力，此外也可以让他们知道每个东西都有名字。

喂母乳前先告知宝宝

喂母乳的时候，也应该先让他们看见母亲的乳房，并跟他们说："喝奶喽！"之后再开始喂他们喝奶。如果小孩喝得很好，记得要赞美他们喔！因为"一接受到别人的赞美，前额叶联合区就会更加发达"。这是在婴儿一出生之后就会立刻出现的效果。

让换尿布是件愉快事

同时也要记得教他们记住"积极地停止某动作"。如果他们做到"积极地停止某动作"的话，也记得要好好赞美他们喔！但是，记得不要勉强婴儿做会让他们感到不愉快的事情。换尿布的时候，不要让他们感到"换尿布"是一件讨厌的事情，而是要他们记住这是一件很舒服的事情。所以替他们换完尿布之后，记得搔搔他们的脚底等等，做些会让他们感到高兴的事情。

视力发育完全后练习单手拿东西

出生6个月后，当他们的视力发育完全之后，记得试着让他们做一些用单手拿拿东西、丢丢东西、放下东西等等的动作。如果他们做到了，记得给予赞美。此外，因为小孩子会把东西拿到嘴巴里作确认，所以请拿可以让他们放入嘴巴的东西做这些练习。

帮宝宝在床上翻身

当他们躺在床上，开始东张西望的时候，就可以试着帮助他们翻身，如此一来他们就会记住如何自己翻身玩耍了。而当他们开始会站、会走路的时候，只要有保护者在身边，就可以让他们练习上下楼梯、或是倒退走路等动作。

6个月后固定作息时间

出生6个月之后，就应该定下他们的起床和就寝的时间，吃饭和大小便的时间也要一定，让他们渐渐习惯生活作息时间。

训练手部能力&学习运动

此外，6个月左右就应开始训练他们练习使用汤匙。如果这个动作没问题了，再继续让他们练习拿笔画东西等动作，以训练他们会使用更精细的东西。让他们学习运动的时候，刚开始应先示范给他们看，等到小孩有意愿自己尝试的时候，就应该让他们试试。如此一来，他们的镜像神经元就会开始运作，中脑皮质边缘体系也会开始活动，突触的联结也会变得更容易。

此外，虽然之前提到"笑"可以帮助大脑的前额叶联合区发达这一点，但事实上如果能够让他们感受到喜怒哀乐等所有的情绪变化是最好的。这个时候最重要的是要了解婴儿的情绪，同时要用行动来让婴儿了解父母亲理解他们想要表达的事情。当婴儿在哭泣的时候，他们会透过不同的哭泣方法来表达自己想传达的信息，所以父母亲应该要努力地去理解他们所要表达的信息。只要仔细注意他们哭泣方法的不同处，一定就能够理解他们想要传达的信息。相反的，当婴儿在笑、在表达喜悦的时候，我们也要跟着他们笑、跟着他们感到高兴。同时也要让他们看到父母亲开心的表情。如此一来，婴儿就能够学习观察父母亲在想什么、想要做什么了。给予婴儿这种立即反应、信息的话，也就会有助于他们大脑的发展。让宝宝看父母亲的脸可以训练他记住父母亲长相。让宝宝动用到全身、尽情玩耍对锻练脑力非常重要。6个月后，应固定宝宝吃饭、大小便等生活作息时间。让宝宝"笑"对锻炼头脑也有帮助。

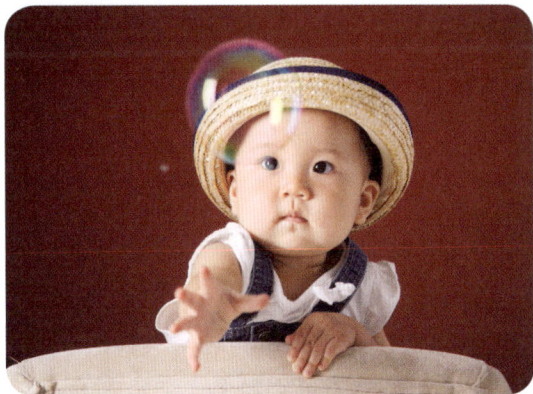

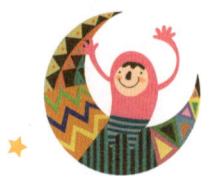

宝宝的第7个月

7个月宝宝的基本发育状况

身高

7个月时，宝宝的身体发育开始趋于平缓，腿部和躯干生长速度加快，形成更高、更瘦、更强壮的外表。身高比上月增长约 1.5 厘米左右，男宝宝平均身高为 68.6 厘米，正常范围为 64.0 ～ 73.2 厘米；女宝宝平均身高为 67.0 厘米，正常范围为 62.4 ～ 71.6 厘米。

体重

7个月时，宝宝的体重比上月增加约 300 ～ 400 克，男宝宝平均体重为 8.48 千克，正常范围为 6.66 ～ 10.3 千克；女宝宝平均体重为 7.84 千克，正常范围为 6.16 ～ 9.52 千克。

头围

7个月时，宝宝头部的生长速度开始减慢，头围比上月增长 0.5 厘米。男宝宝的平均头围为 44.1 厘米，正常范围为 41.5 ～ 46.7 厘米；女宝宝的平均头围为 43.0 厘米，正常范围为 40.4 ～ 45.0 厘米。

胸围

7个月时，宝宝的胸围比上月增长 1.3 厘米左右，男宝宝的平均胸围为 43.9 厘米，正常范围为 39.7 ～ 48.1 厘米；女宝宝的平均胸围为 42.9 厘米，正常范围为 38.9 ～ 46.9 厘米。

前囟

本月前囟明显缩小，个别宝宝会出现膜性闭合，从外观上检查似乎闭合了，但是经 X 射线检查并没有闭合。

视觉

宝宝的远距离视觉进一步发展，能辨别物体的远近和空间，眼睛可以慢慢根据东西靠近或远离调整焦距来对焦了，能注意远处活动的东西，如天上的飞机、小鸟等。这时的宝宝最喜欢寻找那些突然不见的玩具，爸爸妈妈可以经常跟宝宝玩"躲猫猫"的游戏，观察宝宝的兴奋程度和反应及时与否。

听觉

第7个月的宝宝的听力比以前更加灵敏了，能分辨不同的声音，并学着发声，在倾听自己发出的声音和别人发出的声音时，能把声音和声音的内容建立联系，如在宝宝面前呼唤"妈妈"，宝宝会把头转向妈妈。能熟练地寻觅声源，听懂差别语气、语调抒发的差别意义。

嗅觉

到7个月时，随着宝宝大脑的发育，认知能力的提高，宝宝已经开始逐渐将气味记忆起来。这时，爸爸妈妈可以用醋和妈妈常用的比较清淡的香水，放在宝宝鼻子下方轻轻地晃动两三下，给予宝宝嗅觉的刺激，并告诉宝宝这是什么气味，那是什么气味。

味觉

7个月时，爸爸妈妈可以尝试给宝宝多一些味蕾的锻炼机会。随着辅食的逐渐增加，当宝宝吃甜品的时候，告诉宝宝这是甜味，给宝宝微酸的食物时，告诉宝宝这是酸味。

运动能力

当宝宝平躺时，他会不停地运动，还会抓住自己的脚或身边的任何东西塞进口中。但他很快就不满足于仰卧位，现在他可以随意翻身，一不留神就会翻动，这时的宝宝翻身已经相当灵活了。当宝宝趴着时，会弓起后背，以使自己可以向四周观看。宝宝已经有了爬的愿望和动作，爸爸妈妈可以推一推宝宝的足底，给宝宝一点向前爬的外力，会帮助宝宝体会向前爬的感觉和乐趣，为以后的爬打下基础。宝宝从卧位发展到坐位是动作发育的一大进步，这个月的宝宝已经能独坐了，如果爸爸妈妈把宝宝摆成坐直的姿势，他将不需要用手支持而仍然可以保持坐姿。

语言能力

7个月时，宝宝的语言发展已经进入了敏感期，他已经可以发出比较明确的音节，与人玩或独处时会自然地发出各种声音，很可能已经会说出一两句"papa"、"mama"了。宝宝开始模仿别人嘴和下巴的动作，如咳嗽等。也开始主动模仿说话声，会模仿大人的语调，会大叫，感到满意时会发声。在开始学习下一个音节之前，他会整天或几天一直重复这个音节。当宝宝听到"不"等带有否定意义的声音时，能暂时停下手里的动作，但很快可能又继续做他停下来的动作。当宝宝听到附近熟悉的声音时，会做出反应。

认知能力

7个月时，宝宝已经有了观察力的最初形态。这个时期的宝宝，对于周围环境中新鲜的和鲜艳明亮的活动物体都能注意。拿到东西后会翻来覆去地看看、摸摸、摇摇，表现出积极的感知倾向，这是观察的萌芽。这种观察不仅和动作分不开，而且可以扩大宝宝的认知范围，引起快乐的情感，对发展语言有很大作用。但是，宝宝的观察往往是不准确的、不完全的，而且不能服从于一定的目的。能够理解简单的词义，懂得大人用语言和表情表示的表扬和批评；记住离别一星期的熟人3～4人；会用声音和动作表示要大小便。宝宝会的越来越多了，而爸爸妈妈参与宝宝的活动也越来越多了。

社会交往能力

宝宝已经能够区别亲人和陌生人，看见看护自己的亲人会高兴。开始观察大人的行为，当大人站在他面前，伸开双手招呼他时，他会微笑，并伸手要求抱。会模仿大人的行为，如大人给他一个飞吻，要求他也给一个，他会遵照大人的要求表演一次飞吻；当大人与宝宝玩拍手游戏时，他会积极配合并试图模仿。能听懂、理解大人的话和面部表情，并逐渐学会辨识别人的情绪，如被表扬时会高兴地微笑、被训斥时会显得很委屈、看到妈妈高兴时就微笑、听到爸爸责备时就大哭、强迫做他不喜欢做的事情时会反抗等。从镜子里看见自己，会到镜子后边去寻找；有时还会对着镜子亲吻自己的笑脸。如果和他玩"藏猫猫"的游戏，他会很感兴趣。这时的宝宝还会用不同的方式表示自己的情绪，如用哭、笑来表示喜欢和不喜欢；见到新鲜的事情会惊奇和兴奋，能有意识地较长时间注意感兴趣的事物，表现出想要融入小圈子的愿望。

本月喂养方法

到了这个月，母乳分泌量仍然是很多的，除了保证添加一定量的辅食外，没有必要减少宝宝吃母乳的次数，只要宝宝想吃，就给宝宝吃，即使是在晚上，宝宝想吃还可以继续吃，这样也可以防止宝宝闹夜。

对于母乳分泌较好的混和喂养宝宝，妈妈总是感到奶胀，宝宝又不爱吃母乳，只吃奶粉和辅食的，可以适当减少奶粉的量，宝宝饿了，自然会多吃一些母乳。有些宝宝可能在添加辅食后，开始喜欢辅食，从而变得不爱吃母乳，也不爱吃牛奶（奶粉），这时妈妈可不要认为，既然宝宝爱吃饭了，就断奶吧，这样是不对的。

宝宝这时还不到 1 岁，1 岁以内的宝宝还是以乳类食品为主，过早断乳不利于宝宝生长发育。这时，可以不给宝宝添加米面类辅食，只添加蔬菜、水果、蛋类，宝宝饿了就会吃母乳或奶粉。如果宝宝还是不吃母乳或奶粉，可以把母乳挤出来或奶粉冲调好后用小勺喂宝宝，大多宝宝可能会接收，对于不接收的宝宝，爸爸妈妈也不要着急，可以缓几天，先吃辅食，然后再试着用小勺喂宝宝奶粉或母乳，这时宝宝都会接收的。另外，也可以给宝宝吃酸奶、奶酪等。总之，对于不爱吃乳制品的宝宝，要想办法让宝宝习惯喝奶。乳类仍是这个时期宝宝的主要营养来源。

宝宝何时可以吃盐？食盐中所含的钠和氯，是人体内必需的无机元素，可起到调节生理功能的作用。而 1 岁以内的宝宝以乳类为主要食物，母乳、牛乳中均含有一定量的钠、氯成分，已能满足宝宝生理的需要。宝宝从出生到 6 个月后，其肾脏发育较为完善后，才能将体内多余的钠和氯等物质排出体外。根据宝宝这一生理特点，专家建议 8 个月以后再给宝宝添加少许的盐，1 岁以下的宝宝每日用盐量不应超过 1 克，以添加了盐大人却吃不出咸味为准。1 岁以后可逐渐增加到 2 克左右。宝宝 2 岁以后逐渐与成人同食，但还须注意口味不要过重，以避免加重宝宝的肾脏负担或引起儿童高血压。如果平常活动量较大、出汗多的宝宝，可适当增加食盐用量。

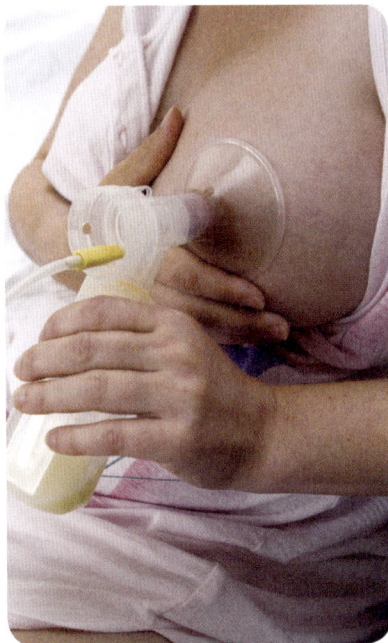

第7个月宝宝的重点能力训练

运动能力训练

坐立转身训练：当宝宝能稳定的独坐后，爸爸妈妈就可以着重训练宝宝的直立及平衡能力。让宝宝独自坐在床上或地毯上，待宝宝坐直后，爸爸或妈妈用一只手扶住宝宝的一侧大腿，另一只手用一个带响的小玩具吸引宝宝注意，在宝宝的左右侧交替摇响逗引使宝宝左右侧转身去寻找玩具，使宝宝在学习转侧中寻找到平衡点，并且学会用脚来支撑身体。

倒立训练：宝宝仰卧或俯卧时，爸爸妈妈用双手握稳宝宝的双脚踝，边数数边慢慢地提起，直到宝宝完全倒立，数到"10"后轻轻把宝宝放下。每天可以重复做几次，让宝宝改变体位来培养他的平衡能力，为下一步的行走打下基础。

爬行训练：宝宝经过上个月的匍行训练，用腹部匍匐爬行已经比较熟练，现在可以正式训练宝宝爬行的预备动作了。爸爸妈妈用一只手环抱在宝宝胸前，另一只手抱着宝宝的膝盖部，让宝宝双手放在桌上或地板上来支撑身体。宝宝习惯后妈妈可慢慢放松放在胸前的手，鼓励宝宝独自支撑身体，每天看宝宝的耐受情况练习，一般每次3～5分钟。宝宝手臂的支撑力逐渐强健以后，爸爸可以把有声或发光的、会动的玩具放在宝宝伸手可及之处，待宝宝快要拿到时又略微拉远一点，鼓励宝宝伸手去拿，妈妈可以配合爸爸用双手把宝宝的腹部抬起来，使宝宝的手和膝贴着地面，逐渐让宝宝练习利用双手和膝盖慢慢往前爬行。

温馨提示：宝宝练习爬行的大床或泡沫地板垫要尽可能保持平整且软硬适当，以免宝宝在爬行中受伤或因为太软爬行费力而厌倦练习。

捡物对击训练：宝宝坐着玩时，挑一些他最喜欢的玩具放在面前，让宝宝从地上捡起来，示意宝宝先从大的开始，拿起然后放下，又捡小一点的，至到能够用拇指拿起很小的小球，以训练宝宝手指的灵活拿物能力，使宝宝能够有意识地拿起、放下玩具；当宝宝两手都有玩具时，爸爸妈妈可以教宝宝两手对击轻敲手中的玩具，还可以让宝宝两只手拿摇铃或小木棒，模仿敲鼓动作双手轮流敲打，进一步锻炼宝宝双手的协调能力。

言语能力训练

语音动作训练：这个月的宝宝一口气能说几个语音了，"baba，mama"等许多声音依稀可辨，此时，爸爸妈妈须指导宝宝发音和模仿各种声音。通常宝宝对模仿动物的声音和汽车、火车的声音很感兴趣，如小猫的"喵喵"、火车的"咔咔"等。爸爸妈妈要和宝宝面对面，用高低不同的各种声调，轻柔、夸张的口型教宝宝，而且要一遍一遍不厌其烦的教，还要配上相应的动作和手势，来激起宝宝模仿的兴趣。爸爸妈妈要上班的时候，和宝宝说一声"再见"，并帮助和鼓励宝宝做出再见的动作；下班回家见到宝宝的时候，与宝宝说声"你好！"并握握宝宝的双手等。通过对宝宝肢体语言的培养来强化语言的学习。

温馨提示：与宝宝对话时，不妨经常和宝宝碰碰头，不仅可以增加和宝宝之间的感情交流，还能加强宝宝对语言的理解能力。

认知与社交能力训练

环境刺激训练：选择天气晴朗的日子，带宝宝到室外散步，让宝宝看看热闹的人群，各种建筑和车辆，听听各种声音等。爸爸妈妈还要对着宝宝不停地解说："宝宝看，这是桥，大桥""听，嘀嘀，这是小轿车"也可以抱宝宝到公园，让宝宝看看各种颜色的花，绿色的树，听听流水哗哗的清脆的声音等，让宝宝感受到大自然的美丽和新奇，从而培养宝宝对外界的好奇心，刺激宝宝视觉和听觉的发育。

认识身体部位：利用和宝宝洗澡及玩耍的时间，与宝宝面对面坐着，先指着自己的鼻子说"鼻子"，然后拉过宝宝的小手指着他的鼻子说"鼻子"，重复几次。也可以继续上两个月的照镜子练习，抱宝宝对着镜子，用他的小手指着他的鼻子，重复说"鼻子"，然后再指自己的鼻子重复说。时间一长，说"鼻子"的时候，宝宝就会用小手指自己的鼻子了，这个时候别忘了给宝宝鼓励和赞许。以此类推，宝宝很快就能认识身体的各种部位了。

发展对音乐的感知：经常让宝宝听不同旋律、不同音调和节奏的音乐，能提高宝宝对音乐的感知能力，音乐的选取要以轻柔、节奏鲜明的轻音乐为主，节奏要有快有慢，有强有弱。放音乐的同时，爸爸或妈妈可以抱着宝宝随音乐轻轻舞蹈，也可以握着宝宝的双手教宝宝按音乐的节律拍拍手，或者边唱边舞动宝宝手臂。这样既可以培养宝宝的音乐节奏感，促进宝宝的动作协调，还可以培养宝宝轻松愉快的情绪，促进亲子交流。

本月宝宝健康特别护理项目

睡偏头

大家都知道，出生3个月以内的小宝宝不需要枕头，此时宝宝正常的颈部弯曲还没有形成，如果使用枕头，很容易造成宝宝脖颈弯曲，引起呼吸困难。3个月以后，宝宝会抬头了，颈部生理弯曲形成，此时可以选择高低大小合适的枕头，帮助宝宝睡出一个好头形。头形好坏并不会给宝宝的智力发育带来影响，妈妈不用太着急。如果发现宝宝的头明显睡偏了，也可以通过一些方法矫正，如果实在没有矫正过来，今后让宝宝头发留长一些就不会太明显了。

一般宝宝习惯面向妈妈睡觉，也喜欢对着灯睡。很多睡偏头的宝宝，就是因为妈妈没有注意这个问题，久而久之，宝宝面向妈妈或灯的一侧头枕部就会睡扁。所以，现在妈妈可以根据这个特性，经常和宝宝互换位置睡，包括醒的时候，不要每天都睡同一侧，如果可以的话，还可以移动灯的位置。只要注意改变睡姿就可能扭转歪斜程度。在宝宝两岁前，都有机会把头形矫正过来。

排尿哭闹

宝宝排尿哭闹，多数是在妈妈给宝宝把尿时发生，有的宝宝白天把尿不哭，晚上把尿会哭闹。把尿时哭闹，这是很常见的情况，可能是宝宝感觉把尿的姿势不舒服，宝宝不喜欢也不习惯这种尿尿的方式，还有的哭闹是宝宝没有小便的一种信号。当然，还有一种可能是宝宝的反抗心理在作怪。

到了第7个月时，大多宝宝对于把尿，不会再反抗，有时很容易成功。不过，即使这样妈妈也不要以为宝宝已经能够控制小便了，这并不是真的控制小便。是经过这么几个月的摸索，妈妈已经掌握了宝宝排尿的规律和排尿前的信号，如果赶上宝宝没有尿，妈妈可能把的时间长些，宝宝就会不满意了，就会打挺或哭闹。

除了上面提到的几种宝宝排尿时哭闹的原因，当然可能还有病理性原因。非病理性原因的哭闹宝宝会在把完尿被放开后自动停止。如果因为疾病感染或者其他原因导致小便不顺利，宝宝的哭闹会有不同，爸爸妈妈要注意鉴别。

鉴别男女宝宝哭闹的要点：如果是女宝宝排尿时哭闹异常，要注意宝宝的尿道口是否发红，尿液是否浑浊，因为女宝宝尿道、阴道、肛门同处于相对开放的环境中，容易交叉感染。如果宝宝尿道口发红，尿液浑浊，要想到宝宝可能得了尿道炎，要及时带宝宝到医院化验尿常规。如果是男宝宝排尿时哭闹，要看一看尿液情况，以及宝宝尿道口是否发红。如果尿液情况不好，同样要及时送宝宝去医院化验尿常规；如果尿液情况较好，只是尿道口发红，可以用很淡的高锰酸钾水浸泡几分钟阴茎。男宝宝多数会表现包皮过长，容易引起尿道口感染，但是否有包皮过长，要请医生诊断。因为很多宝宝随着年龄的增长，包皮可能并不长。无论女宝宝还是男宝宝，要每天给宝宝用温水洗一洗小屁股。

Tips

频繁把尿的后果

有的宝宝似乎很懂得同大人配合，一把就尿，妈妈就频繁把尿，几乎是一两个小时就把一次。妈妈可能很开心，宝宝不会尿床了，但其实这并不是好事，这样频繁的把尿会使宝宝的膀胱变得越来越小，到了该自行控制排尿的时候反而会很困难。

喜欢电动玩具

可能一些宝宝7个月之前害怕电动玩具，随着宝宝的认知能力的不断增强，到了这个月大多数宝宝都开始喜欢电动玩具了，一按开关，玩具又能动又能发出悦耳的声音，会让宝宝很开心。但这类电动玩具大多只能是"表面热闹"，宝宝基本就是看，无法探知其内部秘密。有的家长因为电动玩具价钱较高，易损坏，所以就只让宝宝看着家长操作，而不让宝宝触摸。这样做的结果只能是搏得宝宝一乐，宝宝对玩具的兴趣不会维持太久，更不要说培养探索精神了。

不过，爸爸妈妈还是可以利用宝宝对电动玩具的喜爱，训练宝宝的身体操控能力，比如宝宝坐着时，把电动玩具放在宝宝1米远的地方，宝宝可能会为了拿玩具调动身体，由坐位变成俯卧位，然后又会试图爬过去够玩具。这个过程每个宝宝的表现可能不同，但是对每个宝宝运动能力的提高都是有好处的。

电动玩具构造相对复杂一些，可能会有一些小零件，所以玩玩具时，爸爸妈妈还是要注意安全问题，每次给宝宝玩之前，都要仔细检查是否有破损（破损碎片可能会被宝宝吃到嘴里，也可能会划破宝宝皮肤），有无易脱落的螺丝和其他部件，还要注意玩具清洁。

趴着睡觉

随着宝宝的运动能力的提高，妈妈会发现宝宝睡觉的姿势开始增多了，宝宝不局限于仰卧、侧卧，现在也能趴着了，而且有的宝宝看似很喜欢趴着睡觉。这让爸爸妈妈开始担心趴着睡觉会不会压迫胸腹部影响宝宝的呼吸，于是就把趴着睡觉的宝宝翻转过来，可过一会儿，宝宝又回到原来的姿势。有人还说宝宝趴着睡觉是因为消化不好。

其实，宝宝经常趴着睡觉是很正常的，那是宝宝觉得那样睡觉更舒服。比如在炎炎夏日，宝宝经常踢开被褥滚到凉席上趴着睡觉，小脸紧贴在凉席上，因为这样睡觉比起在被子上仰卧着睡更舒服。国外有研究表明，与仰着睡的宝宝相比，趴着睡的宝宝可以提高睡眠质量，原因可能与趴着睡接受的光线、声音刺激减少有关。

对于健康的宝宝，无论什么睡姿都是可以接受的。但要注意趴着睡的时候应该小心宝宝口鼻部，不要受压或是有东西遮挡而影响了宝宝的正常呼吸。

仍然吸吮手指

宝宝出生后最初的 3 个月里，非常渴望吸吮，吸吮手指在所难免，而且吸吮手指还是宝宝智力发展的信号，看似宝宝在吸吮、玩耍手指，其实那是一种学习，是宝宝进入手指功能分化和手眼协调准备阶段的标志之一。3 个月以后吸吮欲望逐渐开始减弱，随着手眼能力的发展，宝宝也不再吸吮手指了。

6 个月以后，宝宝在出牙期间，如果偶尔出现吸吮手指或啃手指的现象，爸爸妈妈可以不必介意。如果宝宝长时间吸吮手指，那可能是喂养环境及方法等出了什么问题。但是宝宝吸吮手指的确切原因，很难给出明确的回答。不管什么原因，从这个月开始，爸爸妈妈就应该注意宝宝吸吮手指的问题了。

纠正宝宝吸吮手指的习惯，一定要有足够的耐心和毅力，尽量减少宝宝吸吮手指的机会，大声训斥或打宝宝的手等任何强制性措施都是没有效果的，还可能适得其反。如果白天宝宝吸吮手指，应该给宝宝玩具玩，或者带宝宝去户外玩耍，转移宝宝对手指的注意力；如果宝宝睡觉前吸吮手指，就要让宝宝拿着他喜欢的玩具睡觉。

注意，坚决不能让宝宝吸吮橡皮奶头，这对牙齿发育不利，可能会出现"地包天"或"天包地"，或乳牙不整齐，对牙槽骨的发育和以后恒牙萌出也有影响。

幼儿急疹

幼儿急疹属于呼吸道传染病，但是其传染性不大，是宝宝在婴儿期特有的发疹性疾病，是婴儿的常见病，也是大多数宝宝在 1 岁之前都必须要度过的关口。绝大多数宝宝在 6～12 个月内发病。而 2 岁以上小儿及成人极少发病。

典型的临床表现是：起病很急，突然高热，不伴有其他明显症状，体温可高达 39～41℃。高热持续 3 日左右便自然骤降，也有少数病例体温逐渐于 24 小时后降到正常。虽然宝宝没有咳嗽、流鼻涕、大便也不稀，但因为这可能是宝宝第一次高热，爸爸妈妈很是担心，于是就带到医院去看。但幼儿急疹早期诊断不容易，多需出疹时才能明确。医生看到宝宝一般状况较好，通常会诊断为"感冒"，再者就是如果持续不退，等出现疹子了，那就是幼儿急疹，开些退热药，以备高热时退热使用。

皮疹的发展过程：皮疹大多数是在体温退下以后，少数在体温将退时。皮疹最初出现于颈部及躯干，很快波及全身。腰部、臀部较多，面部及肘膝以下则极少。皮疹为不规则的小粟粒状玫瑰斑点，手指压之可以退色，呈散性分布。皮疹于 1～2 日内全部退尽，不留色斑，也不脱屑。幼儿急疹很少有并发症。重症患者可见高热惊厥（全身性抽搐），常发生于疾病初期高热时期，历时很短。

治疗：幼儿急疹以对症处理为主。应让宝宝多休息，给喝水，可以适当用一些清热解毒类中药。高热时应注意及时降温，以防高热惊厥。

温馨提示：如果宝宝没有并发其他疾病，最好少用药物，尤其是抗菌素类药物。抗菌素类药物对幼儿急疹无任何治疗意义，而且不恰当的用药如果发生药物性皮疹会同幼儿急诊混淆，干扰诊断。

不会坐

一般到了第 7 个月，宝宝基本都可以独自坐上一会儿了，而且能坐得比较稳当。但是由于宝宝的骨骼以及肌肉力量发育存在个体差异，有的宝宝背部肌肉到了这个月还是不能完全支撑得住上身重量，独坐时宝宝的后背还需要倚靠着东西，或者宝宝的身体常常会前倾。这些都是正常情况，有的宝宝到了 7～8 个月才能坐得很稳，不能就此认为宝宝发育落后。爸爸妈妈要耐心地训练，宝宝很快应该就能坐稳了。如果到了第 7 个月宝宝还一点也不会坐，甚至倚靠着东西也不能坐，头向前倾，下巴抵住前胸部，甚至倾到腿部，那就需要看医生了。

给宝宝做爬行训练

1. 爬行预备训练

家长用一手抱着宝宝的膝部，另一手环抱在其胸前，把宝宝的双手放在桌上或地上来支撑身体。然后，家长可以慢慢放松放在宝宝胸前的手，鼓励宝宝用自己的双手支撑自己。一般每次练习3～5分钟，每天练习1～2次。

2. 爬行训练

让宝宝俯卧位，两腿伸直，双肘部弯曲支撑上半身。家长用双手分别抓住宝宝的双脚掌，轮流向上弯曲膝盖，使脚跟碰到屁股，做屈伸运动3～5次。然后，在宝宝的前方放个色彩鲜艳的玩具或宝宝喜欢的有趣东西，引诱他爬过去取玩具。开始时，家长可以扶住宝宝的小腿，或用手托住其脚掌，左右交替地弯曲其膝关节，帮助其向前爬行，重复2～3遍，每天练习1～2次。逐渐地，当宝宝看到有趣的东西时，就会自己向前爬行。

3. 爬行训练的注意事项

许多孩子学会爬行之后，父母最担心的就是害怕孩子从床上摔到地上，或家中的物品会不会遭到损害。而孩子最喜欢的事情就是爬到床边，将拿到的玩具和其他物品摔到地上。其实，大部分孩子的摔东西纯粹就是为了听到不同的声音而已。父母对孩子的这种行为非常不满，同时又害怕孩子摔到地上，所以就经常限制孩子的爬行，令孩子感到很不自由，限制了孩子的运动发展。现在随着生活水平提高和住房条件的改善，一些有条件的家中铺有木地板，或铺上地毯，让孩子在地上自由自在地到处爬，这样是最好的，既不限制孩子的自由，同时又可以发挥孩子的运动才能。对于住房比较拥挤的家庭，宝宝往往只能在床上练习爬行了。孩子在练习爬行的过程中，需要父母和护理人员的精心看护和悉心照顾，可以选择在孩子餐后1小时左右练习爬行，爬行过程中尽量不要离开孩子，以免宝宝摔到地上。婴儿喜欢运动，通过运动孩子可以从中体会到快乐，感知和了解周围环境的精彩世界。有专家指出："了解周围环境是孩子早期精神发育的重要组成部分。"因此，父母应该想方设法创造条件鼓励婴儿做爬行和其他有益于身体健康和智力发育的运动。

帮助宝宝顺利度过断奶期

●●●一次要经过这样的双重改变，需要采用正确的方法，才能保证顺利完成。

1. 循序渐进，辅食的多样化。 给宝宝添加辅食的时间，正是宝宝味觉最敏感的阶段，抓住这段时间，一种一种的逐渐增加辅食，让宝宝习惯食物的味道，为今后正常辅食做好准备。

2. 不要半途而废。 爸爸妈妈一旦决定开始断奶，就要一直坚持下去，不能因为宝宝的不适半途而废。

3. 坚持用餐具喂宝宝。 爸爸妈妈尽量多给宝宝使用餐具进食的机会。当宝宝习惯用餐具进食时，就会知道除了母乳之外还有很多好吃的东西。

4. 少吃母乳，逐渐增加牛奶（奶粉）量。 开始断奶时，可以每天都给宝宝喝一些配方奶，也可以喝新鲜的全脂牛奶。需要注意的是，如果宝宝一时不愿多吃牛奶时，坚持要吃母乳，妈妈也不要拒绝宝宝。

5. 减少对妈妈的依赖。 断奶期爸爸的作用不容忽视。断奶前，要有意识地减少妈妈与宝宝相处的时间，增加爸爸照料宝宝的时间，给宝宝一个心理上的适应过程。

让宝宝明白爸爸一样可以照顾他，而妈妈也一定会回来的。宝宝对爸爸的信任，会使宝宝减少对妈妈的依赖。一般宝宝到了晚上都会更依恋妈妈，临睡前和半夜里的奶恐怕是最难断掉的。这时候，需要爸爸或家人的积极配合，宝宝睡觉时，妈妈避开一会儿，可以由爸爸或家人哄宝宝睡觉。刚开始宝宝见不到妈妈肯定要哭闹一番，但是一直见不到妈妈，没有了想头，稍微哄一哄也就睡着了。折腾几天，宝宝会一次比一次闹的程度轻，直到有一天，宝宝睡觉前不再闹就乖乖躺下睡了，半夜里也不醒了。

6. 不能迁就宝宝的无理要求。 断奶前后，有的妈妈为了安抚哭闹的宝宝，容易对宝宝纵容，要抱就抱，要啥给啥，不管宝宝的要求是否合理，这样的迁就，容易让宝宝养成坏习惯，脾气大不好管。当宝宝大哭大闹时，爸爸要主动出面来协调，分散宝宝的注意力。

7. 积极培养宝宝的独立生活能力。断奶期间，要让宝宝学习用杯子喝水、喝果汁，学习自己用小勺吃东西，让宝宝尽快学习独立能力，感受自己动手吃饭的快乐，减少对母乳的依恋。

温馨提示：如果宝宝到了断奶的月龄，但是恰逢夏季，最好避开炎热的天气，因为炎热的夏季宝宝容易发生腹泻、感冒、中暑，如果因为断奶宝宝拒食和情绪不良，将导致宝宝机体免疫力下降，更易患病；如果恰好宝宝生病，如肺炎、消化道疾病等，断奶也应等到病愈后进行；如果宝宝移居外地或更换保姆，也应暂不断奶。

断奶期常出现的不适症

1. 爱哭：宝宝吃不到母乳就会失去了在妈妈温暖的怀抱中感受到的安全感，而且会觉得妈妈不喜欢他了，于是宝宝就会用哭的方式来表达自己的失落感、没有安全感。爸爸妈妈要对宝宝进行情绪上的安抚，多抱抱宝宝，多陪伴宝宝，以稳定宝宝情绪。

2. 营养缺乏、日渐消瘦：如果采用强行断奶，宝宝的情绪受到了打击，开始拒绝母乳之外的其他食物，造成每天摄入的营养不能满足宝宝身体正常的需求，以至于出现消瘦、面色发黄、体重减轻等症状。

3. 抵抗力差，易生病：如果宝宝在辅食添加时，养成了挑食的不良习惯，由于日常食物的单一进而会导致某些营养素的缺失，影响宝宝正常发育，造成抵抗力下降，容易生病，最常见的是缺钙而引发佝偻病。

4. 消化不良：断奶期，宝宝的肠胃要逐渐接收许多新种类的食品，而宝宝的消化机能还足够完善，经常会引起宝宝消化不良。宝宝一旦出现消化不良，可能需要花费很长的时间恢复。因此，爸爸妈妈要精心照顾断奶期宝宝的饮食，给宝宝的饮食定时定量，要容易吸收消化，同时还要注意饮食的卫生。

婴儿断奶忌太晚

过晚断奶，宝宝饮食会受到影响，而母乳已逐渐变得稀薄，即母乳的数量及所含的营养物质都逐渐减少，已不能满足婴儿生长发育的需要，而导致宝宝消瘦，发生各种营养缺乏症，体弱多病。而且妈妈长期喂奶，夜间睡眠不良，精神不佳，食欲减退，消瘦无力，甚至引起月经不调、闭经、子宫萎缩等。因此，为了宝宝和妈妈的健康，宝宝断奶都不宜太晚。

宝宝已经可以翻身啦

学习翻身啦

宝宝越来越强壮的颈部和手臂肌肉，能让他练习向一侧翻身了。看到宝宝这个里程碑式的进步，你可能会感到惊奇，也会觉得很有趣。翻滚可能是宝宝这个阶段最主要的"交通"手段，但他也可能干脆跳过这个阶段，直接进入到坐和爬。不论他采取什么方式，只要宝宝继续学习新的本领，且对四处活动和探索周围的环境表现出兴趣，你就不必担心了。

对宝宝来说，翻身是件好玩儿的事，但这可能会让你感到很紧张。给宝宝换尿布时，你要用一只手护住他，千万不要把他一个人单独留在床上，或其他升高的平面上，以免宝宝翻身摔下来。

爱社交的"小天使"

在这个阶段，宝宝不但不在乎别人对他的注意，还会主动去争取别人的关注。但也许你很快会发现宝宝开始认生了，现在宝宝的交往对象基本上还是不加选择的：多数情况下，任何接近他的人只要带着亲切的眼神或笑容，都会让他很高兴，并立刻成为宝宝的朋友。

宝宝也会渐渐明白他的行为，不管是你喜欢的，还是你不喜欢的，都能引起你的关注。所以，从现在开始，宝宝都会想方设法地引起你的关注。目前，他做的每件事几乎都是惹人怜爱，但等到他长大一些，他可能会为了得到你的响应而调皮捣蛋。当他表现好时，不要忘了及时给他一些积极的回馈，这是开始教他分辨是非的好方法。

有一点会变得越来越明显：宝宝开始想其他办法来引起你的关注：他不仅仅只用哭来得到你的注意。你还会注意到宝宝在扭动小身体，动不动就弄出点声响等。在接下来的 3 个月里，他会以自己独特的方式让你知道：他在想什么，要做什么，需要什么。

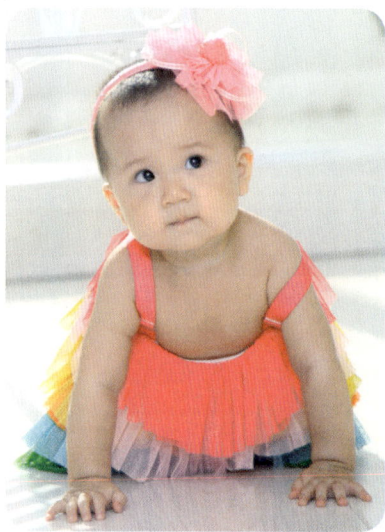

给宝宝一些手抓食品

从现在开始，如果宝宝抢大人喂饭用的勺子，从你的碗里拿东西吃，说明他已经可以自己用手抓东西吃了。你可以在宝宝坐的高脚椅的托盘上，或在摔不破的碗里放上四五块可以让他抓着吃的食品。（宝宝应该坐在高脚椅里吃饭，而不是斜躺在汽车座椅或宝宝推车里吃东西，这样能减少进食引起的窒息危险）。

宝宝可能胃口不错，但却没有几颗牙齿，因此，可以先给他一些用牙床就能磨烂的食物，或者容易在嘴里溶化的食物。随着宝宝的成长，你可以给他吃一小口你自己吃的东西了。

记住，宝宝正在了解口感、颜色和气味，所以，你可以尝试着给他多种不同的食物。一些宝宝喜欢用手抓着吃的东西：字母形状的曲奇饼干；小块香蕉或其他熟透的、去皮的水果，如芒果、李子、梨、桃、香瓜、无籽西瓜、小块豆腐；煮透并切成小片的意大利面；薄的奶酪条或者非常小块的奶酪；切碎的无核葡萄，或者樱桃（去核）；蓝莓；以及煮得熟软的小块蔬菜，像胡萝卜、豌豆、西葫芦、土豆或红薯。

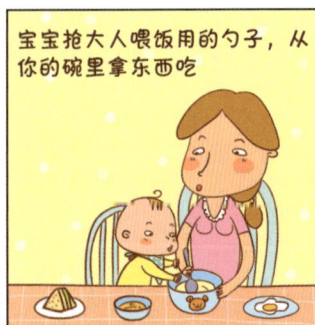

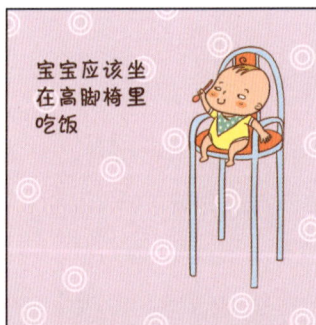

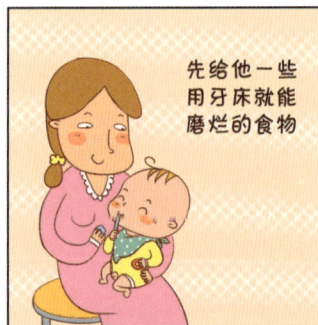

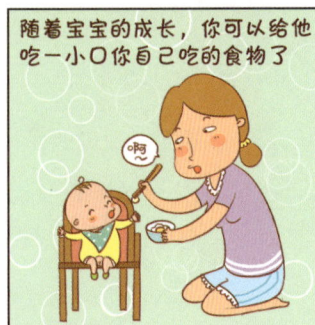

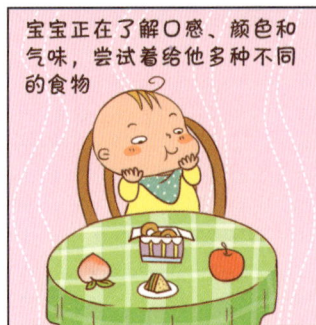

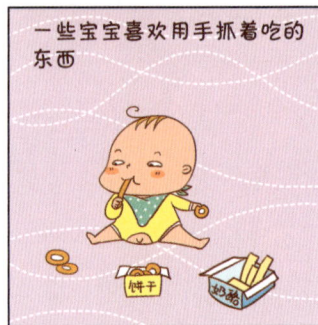

宝宝抢大人喂饭用的勺子，从你的碗里拿东西吃

宝宝应该坐在高脚椅里吃饭

先给他一些用牙床就能磨烂的食物

随着宝宝的成长，你可以给他吃一小口你自己吃的食物了

宝宝正在了解口感、颜色和气味，尝试着给他多种不同的食物

一些宝宝喜欢用手抓着吃的东西

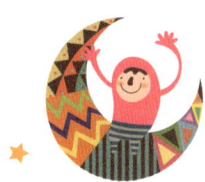

宝宝的第8个月

8个月宝宝的基本发育状况

身高

8个月时，宝宝的身高继续以每月 1 厘米的速度增长。男宝宝的平均身高为70.1 厘米，正常范围为 65.5 ～ 74.7 厘米；女宝宝的平均身高为 68.4 厘米，正常范围为 63.6 ～ 73.2 厘米。

体重

8 个月时，宝宝体重增加的速度会继续放慢，比上个月增长约 200 克。男宝宝的平均体重为 8.82 千克，正常范围为 6.92 ～ 10.72 千克；女宝宝的平均体重为 8.24千克，正常范围为 6.37 ～ 10.05 千克。

头围

8 个月时，宝宝的头围比上个月增长约 0.4 厘米。男宝宝的平均头围为 45.0 厘米，正常范围为 42.4 ～ 47.6 厘米；女宝宝的平均头围为 43.8 厘米，正常范围为42.2 ～ 46.3 厘米。

胸围

8 个月时，宝宝的胸围较上个月增长 1.4 厘米左右。男宝宝的平均胸围为 44.9厘米，正常范围为 40.7 ～ 49.1 厘米；女宝宝的平均胸围为 43.7 厘米，正常范围为39.7 ～ 47.7 厘米。

前囟

这个月的前囟基本跟上个月一样。

视觉

8 个月时，宝宝视觉的清晰度和深度已经基本上和大人一样了，距离感更加精细，并突然开始害怕边缘和高处。视神经充分发育，已经能够看到远处的物体，如远处的高楼、街上的汽车等。虽然宝宝现在的注意力更多的还是集中在靠近他的物体上，但他的视力已经足以辨认房间另一边的人和物体了，目光还能随着下落的物体移动，分辨颜色的能力也基本固定了，喜欢鲜艳明亮的颜色，尤其喜欢红色。不过，也许以后还会有细微的变化。

听觉

8个月时，宝宝的听力越来越敏感，将微弱声源靠近宝宝耳朵，宝宝都能听见并转头寻找声源。对外界的各种声音，如车声、雷声、犬吠声表示关心，会突然转头看。当听到一种声音突然变换成另一种声音时，能立刻表示关注。

嗅觉

8个月时，宝宝的嗅觉器官即已相当成熟。之前，宝宝对特殊刺激性气味有类似轻微的受到惊吓的反应，这时宝宝渐渐地变为有目的地回避，表现为翻身或扭头等，说明这时宝宝的嗅觉已经变得更加敏锐。

味觉

8个月时，宝宝的味觉已经发育成熟，接近成人的标准。这一生长阶段的宝宝，较能接受新的口味和不同的食物材质。因此，爸爸妈妈需要给宝宝提供多种口味的食物，将来宝宝能接受的食物范围就会越宽。

运动能力

8个月时，宝宝已经达到新的发育里程碑——爬。这个月的宝宝可以双手握着玩具独自坐稳，坐得很稳不摔倒，可以一边坐一边玩，还会左右自若地转动上身，转向达90°，也不会使自己倾倒。尽管他仍然不时向前倾，但几乎能用手臂支撑。随着躯干肌肉逐渐加强，最终他将学会如何翻身到俯卧位，并重新回到直立位。现在宝宝已经可以随意翻身，一不留神他就会翻动，可由俯卧翻成仰卧位，或由仰卧翻成俯卧位。所以爸爸妈妈要注意在任何时候都不要让宝宝独处。

这个月宝宝能手扶着物体站一会儿，站起来后会自己蹲下，少数宝宝可能还会扶着墙或家具侧走。宝宝的手指更为灵巧，会用食指挖洞或勾东西，可以拿住细小的东西，有时一次能捡起三个左右的小物件。

🌣 语言能力

8个月时，宝宝明显地变得活跃了，发音明显地增多。当他吃饱睡足情绪好时，常常会主动发音，发出的声音不再是简单的韵母声"a"、"e"了，而是试着模仿声音及发音的顺序，在倾听自己和周围人的说话声时，将元音与辅音结合在一起发出各种声音，如"爸爸""妈妈""拜拜"等音。当然，宝宝还不明白这些词的含意，还不能和自己的爸爸、妈妈真正联系起来。但有了这样的基础，为时不久，宝宝就能真正地喊爸爸妈妈了，最终他会在想进行交流时才说。

🌣 认知能力

8个月时，宝宝开始对周围的一切充满好奇，对别人的游戏非常感兴趣，但注意力难以持续，很容易从一个活动转入另一个活动。对镜子中的自己有拍打、亲吻和微笑的举动，会移动身体拿自己感兴趣的玩具。看到盒子中的积木后，能从盒子中取出积木。当宝宝从盒子中取出积木后，会拿积木拍打盒子。当爸爸妈妈用布将积木盖住一大半，只露出积木的边缘时，宝宝能找出被布盖住的积木。懂得大人的面部表情，能辨别出友好和愤怒的说话声，大人用温柔的语气、微笑着夸奖时，宝宝会很高兴；用大声的类似于训斥的声音、严肃的表情时，宝宝会表现出委屈或者会哭。这时的宝宝已经会区分"一个"、"两个"的概念了，数理逻辑能力有了很大的提高。给宝宝不同数量的同类物品，变换数量，宝宝可能会在表情动作语言方面告诉你他能够感受到数量的变化。宝宝的思维能力经过前面的积累已经有了很大的提高，这时已经会去学着理解"里""外"的概念，还会回忆自己做过的行为，对不同大小、颜色和材质的物品，也有着强烈的兴趣，并且能做适当的区分。宝宝能理解简单的语言，并在爸爸妈妈的指导下用动作表示词组的含义，如用拍手表示欢迎，用挥手表示再见。

🌣 社会交往能力

如果对宝宝十分友善地谈话，他会很高兴；如果训斥他，宝宝会哭。从这点来说，此时的宝宝已经开始能理解别人的感情了。喜欢让大人抱着，当大人站在宝宝面前，伸开双手招呼宝宝时，宝宝会发出微笑，并伸手表示要抱。对其他宝宝比较敏感，看到别的宝宝哭，自己也会跟着哭。看见妈妈拿奶瓶时，会等着妈妈来喂自己。宝宝喜欢玩捉迷藏、拍手等游戏，并会模仿大人的动作。

本月的喂养方法

这个月宝宝的营养需求同上个月差不多。而且到了这个月时，宝宝基本都会喜欢上吃辅食。不爱吃牛奶的宝宝，可以通过多吃肉蛋类来补充蛋白质；不爱吃蔬菜的宝宝，可以通过多吃水果来补充维生素。这个月的宝宝可以直接拿着吃水果了，爸爸妈妈可以把水果皮消掉，切成小块，让宝宝自己拿着吃。

这个月宝宝的咀嚼、吞咽能力都增强了，可以吃一些半固体食物，比如软米饭、鸡蛋羹、软面条，有的宝宝可以吃大人的饭菜，不过最好还是给宝宝单独制作。因为大人的饭菜难免口味较重，会加重宝宝的肾脏负担，对宝宝今后口味影响也较大。

注意：原来纯母乳喂养的宝宝，有可能还会出现添加辅食困难的情况。纯母乳喂养的宝宝更依恋妈妈，经常撒娇要奶吃（其实宝宝并不饿）。妈妈一定要控制好时间，喂母乳的时间固定在早晨起床、临睡前或半夜醒来，保证了宝宝与妈妈亲近、吸吮母乳的时间，宝宝白天就会减少撒娇，多吃一些辅食。

Tips

本月宝宝智能发展测评

1. 大动作：宝宝俯卧于床上，爸爸或妈妈在前边用玩具逗引，宝宝会用手腹爬行；宝宝可以自己从仰卧位坐起来，并且还可以自己躺下。

2. 精细动作：将宝宝抱坐在桌子前面，桌上放一些绿豆，示意宝宝抓取，宝宝能用拇指、食指对捏。

3. 言语：宝宝开始注意大人的动作及发音，在大人的逗引下，宝宝已经可以模仿大人的动作或者声音，比如模仿大人咳嗽，模仿小狗的叫声"汪汪汪"等。

4. 认知：宝宝至少已经认识自己的五官中的一个。

5. 行为：宝宝已经懂得大人的表情了，比如高兴、悲伤、生气时，宝宝也会相应做出不同的反应。

6. 自理：宝宝大小便前已经开始有特定的反应，有些宝宝已经可以做便盆了。

第8个月宝宝的重点能力训练

运动能力训练

拉物坐立训练：在宝宝能够自如翻身的基础上，训练宝宝独立依靠自己的力量改变体位，锻炼肢体的灵活性。宝宝在地板垫上俯卧时，在宝宝身旁放张小桌子或椅子，用玩具示意宝宝翻滚到椅子旁，让宝宝自己用双手扶着椅子腿自己坐起来；或者当宝宝在儿童车上时，让宝宝自己拉着两侧的护栏坐起来。

障碍爬行训练：继续训练宝宝能够腹部离开床垫的手膝爬行的能力。开始的时候爸爸妈妈仍可以用一条长毛巾兜在宝宝腹部并稍稍提起以帮助他腹部离开床垫，待宝宝练习到一定程度时，就能够自己提起腹部，四肢协调地独自向前移动。动作越来越熟练以后，在宝宝爬行时可以在他的前面放上一个软坐垫，鼓励和引导宝宝从坐垫上面爬过去。随着宝宝爬行技术的提高，爸爸妈妈可以加大难度，在他的前面间隔放上几个障碍物，慢慢在前面引诱他依次爬过去并能保持平衡。另外，还可以用带响的或宝宝喜欢的玩具，在宝宝前面左右不同的方向摇晃逗引宝宝过去拿取，让宝宝学会斜线爬和曲线爬。

扶站训练：开始的时候，爸爸妈妈每天可以扶着宝宝的双手或腋下让宝宝的双腿稍微分开练习站立，支撑着宝宝站得比较稳后，可以让他扶着床、栏杆、小车或椅背等独自练习站立，每天几次，以训练宝宝下肢的承重能力，为迈步作好准备。每次扶站的时间不宜过久。

拇、食指对捏训练：爸爸妈妈挑选一些小的、可食用的物品如米花、小饼干、糖钙片等放在宝宝面前，示范宝宝用拇指和食指捏取。宝宝开始可能只会用两个指头捏取，每天训练数次逐渐熟练后发展到用拇指和食指准确捏取。拇、食指对捏动作是人类所特有的一种高难度动作，通过宝宝手指动作灵活性的训练，可以促进大脑皮层的发育和视觉—触觉活动的协调性。

言语能力训练

语调动作训练：宝宝通过模仿发音练习后，慢慢地可以训练宝宝说一些简单的动词了，如走、坐、站等。在面对面引导宝宝模仿发音后，尽量诱导他主动地发出这些单字的辅音。教宝宝把动作和相应的动词联系起来，比如扶着宝宝腋下站立时，对着他开心地说"宝宝站，站喽"，使宝宝逐渐懂得这个词的意思，加深他对语言的理解。和宝宝说话时要注意不同的语气，让宝宝逐渐领会各种语调的含义，比如当宝宝做了让爸爸妈妈不高兴的事，比如丢玩具、乱舔脏东西等，可以用生气或不开心的表情阻止，让宝宝知道"不能这样做"，或这样做是错误的。当宝宝发出"爸爸"，"妈妈"这些称呼的音时，观察他是否是因为见到爸爸妈妈而有意识地叫。

●●●●●认知与社交能力训练

继续指认身体部位：爸爸妈妈可以用游戏的方法教宝宝继续认识自己身体的各个部位。除了对着镜子指认和面对面让宝宝看着自己认识以外，还可以用玩具娃娃等培养宝宝指认的兴趣。比如让宝宝用手指着玩具娃娃的眼睛，妈妈可以说："这是娃娃的眼睛，那宝宝的眼睛在哪儿呢？"然后帮着宝宝指出自己的眼睛，当宝宝习惯后，妈妈再次问到时就会独立指出自己的眼睛了。依此逐渐就能够认识身体的所有部位了。

图片认知训练：先拿出一些宝宝已经认识的简单实物如苹果或桃，再给他看印有苹果或桃的颜色鲜艳的图片，配上一些形象的动作或有趣的话，用实物和图片对比，宝宝很快就能理解图片代表的实物了。还可以和宝宝一起玩游戏，把几张图片放在地上，妈妈说"苹果"时，引导宝宝用手拍打相应的苹果图片，当宝宝指认正确时，马上抱起宝宝亲亲并表扬他"宝宝真棒"，以引发宝宝再次指认的兴趣，使宝宝感到成功的喜悦。以此培养宝宝认识事物与记忆的能力。

培养良好的生活习惯：每天要让宝宝自己坐便盆大小便，坐盆的时候不能给他吃东西，也不要让他玩，坐的时间不要太长，久而久之宝宝就形成了大小便坐盆的习惯。睡觉的时候尽量不要让宝宝把玩具带到床上，如果宝宝养成在床上玩的习惯就会持续很多年，甚至不好好睡觉。平时还可以训练宝宝用自己的杯子喝水。如果宝宝不能按时吃饭睡觉，也不要着急，吃饭时间一到就喂他吃，但不要强迫；该睡觉的时候把他抱到床上，可以念儿歌或唱歌给他听，宝宝习惯后就能按时了。

训练宝宝坐便盆大小便：为了让宝宝尽早养成不随便在床上、地上大小便的习惯，爸爸妈妈在宝宝会坐之后，就可以训练宝宝坐盆大小便了。开始只是培养宝宝坐便盆的习惯，一般情况下宝宝都不愿意，一坐就打挺，这时不要太勉强，但每天都要坚持让宝宝坐，这样几次过后，宝宝逐渐会形成习惯。

给宝宝做站立和起立训练

1. 站立训练

开始时家长先用双手扶着宝宝练习站立,当宝宝站得比较稳时,可以训练一手扶站;并可以让宝宝一手扶站,另一只手去取玩具。然后训练让宝宝独自站立,家长可以用双手扶着宝宝的腋下,让宝宝的背部和臀部靠着墙,两个足跟稍微离开墙,双下肢稍微分开使宝宝站稳,然后家长慢慢放手,并拍手鼓励宝宝独自站立。家长也可以将宝宝放在家中的桌子前或是茶几前,最好选择高度与宝宝高度比较适当的桌子,再将宝宝喜爱的玩具放置在桌面上,让他站着玩玩具,借此训练他的耐力和稳定性。

2. 起立训练

训练宝宝从俯卧位双手撑起身体,再双腿跪起来,呈爬行姿势,双手抓住栏杆站起来。当宝宝是扶站位时,可以用玩具引导宝宝慢慢坐下,训练宝宝从站位扶着栏杆慢慢坐下,而不是一下子摔坐下去。

注意不要过早地训练宝宝站立,而且开始训练时,要注意每次训练的时间不要过长,以免宝宝发生下肢弯曲畸形。尤其是患有营养不良和佝偻病的宝宝,过早学习站立,更容易发生下肢变形。

在宝宝学站立的时候,家长喜欢拉着宝宝的胳膊,注意用力不要太大,避免宝宝发生关节脱位。

宝宝刚学会站立时,往往还不会从站立位坐下来,需要家长帮助他坐下来。这种情况不会持续很长时间,宝宝在学会站立后就会很快地学会自己坐下的动作。开始时,宝宝会非常小心地把屁股坐在双手能碰到的地面上,经过一段时间的练习之后,宝宝就能自如地站立和坐下了。

宝宝会站立后,家长要对宝宝做好保护,给以一个安全的环境。比如,不要让宝宝独自站在桌子旁边,以免他动手去拉桌布或桌上的东西,从而发生危险;家里的冰箱门上也要加装安全装置,防止宝宝随意开启而发生危险;家里的电扇也要选择有安全防护的设计。

不宜给宝宝添加的食品

1. 刺激性太强的食品。酒、咖啡、浓茶、可乐等饮品不应饮用，这些饮品会影响神经系统的正常发育；汽水等饮料等容易让宝宝喝上瘾，从而造成宝宝食欲不振；辣椒、葱、蒜、姜等食物，极易损害宝宝的口腔、食道和胃黏膜，不应食用。

2. 不易消化的食品。章鱼、墨鱼、竹笋等食物均不易消化，不应给宝宝食用。

3. 太咸太腻的食品。咸菜、酱菜，煎炒、油炸食品，食后极易引起消化不良。

4. 体积小的食品。花生、黄豆、瓜子极易误吸入气管，应研磨后给宝宝食用。

5. 带壳、有渣食品。必须认真检查后才能拿给宝宝吃，如鱼刺、虾的硬皮、排骨的骨渣均可卡在宝宝的喉头或误入气管。

6. 路边小商贩出售的未经卫生部门检查的自制食品。如糖葫芦、棉花糖、爆米花等，因制作不卫生，食后可能会造成消化道感染，也可因内含过量铅等物质，对婴儿健康有害。

宝宝还不会爬

爬行是宝宝运用全身大肌肉运动的结果，尤其是需要四肢相互协调和灵活的运动。因此，爬行是宝宝成长过程中，具有里程碑意义的行为。爬行除了锻炼全身的肌肉，而且还能促进大脑及各个神经纤维间的通畅联系。爬行可以使宝宝主动移动自己的身体，扩大宝宝主动认识世界的范围，促进宝宝认知能力的发展，有利于宝宝思维和记忆的锻炼。所以说爬行是聪明大脑的催化剂。

爬行对宝宝来说，并不是轻而易举的事情。到了 8 个月时，宝宝基本上会用四肢向前爬了，但是有的宝宝不爱活动或者训练的不够，可能还停留在爬的初级阶段：不会用四肢向前爬，还是用肚子匍匐向前；还是向后爬；不是爬行，而是向前拱。这些情况说明宝宝虽然有意愿往前爬，但是四肢的协调性以及力量还不够。这个时候，爸爸妈妈不要着急，宝宝最晚到 10 个月学会爬行都是正常的。爸爸妈妈要耐心帮助宝宝练习，让宝宝早日学会爬行，尽快为大脑加入"聪明的催化剂"。

爬行可以让宝宝更善于运用脚上的肌肉，为今后站立做准备。因此，7 ～ 8 个月时，宝宝每天都应该做爬行锻炼。宝宝爬的还不够好可以试试下面的方法：如果宝宝还是用肚子匍匐向前，腹部不能离床时，爸爸妈妈可在宝宝的胸腹部放条毛巾，然后提起毛巾，使宝宝的胸、腹部离开床面，让身体重量落在手和膝上，反复练习后，待宝宝的四肢力量增强，就会手膝爬行了。如果是向前拱的宝宝，大多是因为宝宝四肢的协调性还掌握的不好，也可以用上面的方法练习。如果宝宝是向后爬的，爸爸妈妈可以用手掌抵住宝宝的脚掌，让宝宝学会向前爬行。

认生与不认生

　　宝宝对不熟悉的人会表现出害怕的反应，比如神情紧张、试图躲避、哭闹等，被称为认生，也称怯生。一般传统的观念认为，婴儿认生是天生的、不可避免的现象。有的宝宝很早就认生，有的宝宝到了7～8个月时仍然不认生，谁抱都跟，见谁都笑。爸爸妈妈会担心不认生的宝宝是不是不够聪明，这么大了还不能区分熟人和生人。单从认生这一现象上，不能说明宝宝智力及其他发育程度的好坏。

　　心理学的研究表明，并不是所有的宝宝都有认生表现，而且宝宝的认生有一个逐渐显现的过程，更多是在后天环境的影响下逐渐发展起来的。比如小于4个月的宝宝对一切新奇的事物，包括对陌生人，都会表现出极大的兴趣，所以一般不会认生；4～5个月时，宝宝逐渐会比较熟人（爸爸妈妈）与陌生人的面孔，并对陌生人的脸注视的时间会更长些，让人感觉出宝宝的"警惕"现象；5个月以后，宝宝在陌生人面前出现紧张、严肃、回避，甚至哭闹的情绪反应。

　　一般来说，性格内向的宝宝，比性格外向的宝宝更容易认生；体弱多病、接触人少的宝宝，比体格健壮、家中人口多的宝宝容易认生；还有就是过分依恋妈妈的宝宝更容易认生。认生使宝宝接触的人少，失去一些锻炼人际交往能力的机会，大脑接受的信息刺激少，对宝宝的成长是不利的。那么如何避免宝宝认生呢？

　　宝宝在4个月以前基本都不会认生，爸爸妈妈要抓住这一时间段，多带宝宝外出活动，让宝宝接触各式各样的人群，尽量多地接受他们的逗引与交往，接受丰富多彩的刺激。对性格比较内向的宝宝更要有意创造与人接触的各种条件与环境。如果宝宝在3～4个月时，就有了认生反应，爸爸妈妈既不要故意避免宝宝与陌生人接触，也不要强制或逼迫宝宝与陌生人交往，这都会适得其反。要让宝宝有一个慢慢适应陌生环境及陌生人的过程。例如，经常带宝宝到亲朋好友家串门，或经常带宝宝同朋友们游玩，或者邀请朋友来自己家作客。

感冒的家庭护理

1. **隔离**。宝宝感冒后不要让宝宝外出串门，大人也要少接触宝宝，尤其是感冒流行期间，很多大人有感冒时往往症状不多或者不明显，另外咽喉部带菌者也不少。而且感冒的病原体较多，不同的人感染的可能是不同的病原体，如果发生交叉感染，就会使病情加重，使治疗变得更复杂。

2. **合理用药**。对于病毒的治疗没有特效药物，不要滥用抗生素。宝宝高热时（即体温超过38℃）可服用退热剂，但没有必要每4小时1次，应该根据宝宝的体温情况，两次服药间隔时间不应少于两小时。如果是一般细菌感染发热，就要坚持服药，不能单靠退热剂达到体温正常稳定。而且服用药物至少要2天～3天才能说明药效如何。治病心切的父母要注意不要频繁换药。

3. **少食、多喝水**。宝宝生病后，食欲都会减退，不要强求孩子过多进食，大一点的宝宝饮食以流食或半流食为宜，尽量避免油腻的"高营养"食物。宝宝因为高热身体会丢失很多水分，因此应多喂水，一方面可以补充水分，另一方面还可以清洗口腔。

4. **多观察病情**。如果宝宝体温持续数日不退，精神委靡不振，出现呼吸困难症状，有可能发展为气管炎或肺炎，要及时带宝宝去医院检查。

地图舌

地图舌是婴幼儿时期的常见病，发病率约为15%。这种病一般没有什么症状，经常被忽视。只是某天，妈妈给宝宝喂食，或者同宝宝玩耍时，无意间发现宝宝的舌头有像地图似的花纹图案时，才感觉宝宝是出问题了。带宝宝到医院一看，被诊断为"地图舌"。宝宝舌头上面出现"地图"样现象，多半是从出生后的2～3个月就开始了，只是那时宝宝小，妈妈只顾着喂奶，没有注意看宝宝的舌头。发生地图舌的原因并不十分明确。可能与孩子消化不良、营养缺乏和体质差等因素有关。体弱的宝宝多见本病。对于地图舌，可以不做特殊的治疗。日常生活中注意口腔清洁，保证宝宝充足的睡眠，要防止宝宝偏食、挑食，及时添加辅食，饮食丰富有营养。

注意宝宝爬行时的潜在危险

　　这个月宝宝可以爬了，但是在宝宝练习爬行时，活动范围的扩大，好动的宝宝面临的危险也会逐渐增多。宝宝在床上练习爬行时，床的面积不大，很可能会从床上摔下来。宝宝不慎坠地后，轻者受伤、骨折，严重者颅骨损伤，颅内出血会危及生命。有些妈妈怕宝宝坠落，减少了宝宝爬行的训练，这是不对的。爬行对宝宝的大脑发育非常有益。因此，为了防止宝宝坠落，同时增大宝宝的爬行训练场，爸爸妈妈可以在地上给宝宝创造一个面积大一些的"运动场"。

　　场地虽然大了，但是危险更多了，宝宝可以随时爬出爸爸妈妈规定的爬行范围，然后把所有"路途"中碰到的东西往嘴里塞，万一把一些像纽扣、硬币、小豆豆等吞下去，就会有危险。宝宝也可能将丢在角落里的塑料口袋套在头上导致窒息。因此，在地上做运动时，屋子里每个角落都要打扫干净，注意卫生清洁，任何可能发生意外的东西都要收拾起来。家里的药、香烟、化妆品要放在孩子爬不到、摸不着的地方。桌子上尽量不要使用桌布，因为宝宝虽然拿不到桌上的东西，但是宝宝可以抓到垂下来的桌布，将放在上面的物品拖拽下来，如桌上的热水瓶、茶具、热的饭菜等，可能会砸着或烫着宝宝，爸爸妈妈应注意预防这种类型的危险发生。

　　另外，还有一个比较危险的地方不可忽视，那就是电源插座。电源插座一般位置比较低，宝宝容易摸到，这个月的宝宝会因为好奇把小手塞进电源插座内而发生触电危险。电源插座要用胶布包好，或者使用安全保护盖，室内的电线要绝对安全，不能有破损或漏电。

Tips

　　在接下来的几个月里，宝宝可能会学着去判断和模仿情绪，并且还会流露出最早的同情心。比如，要是他听到有人哭时，他可能也会跟着哭起来。尽管宝宝刚开始了解自己的情感，他正在通过观察你的言行举止来学习。在今后的几个月（甚至几年）里，你待人接物的方式都是宝宝模仿的对象。

分离焦虑的开始

如果宝宝和大多数同龄宝宝一样，表现出分离焦虑——是一种不愿与亲人分开的迹象，你不必为此担忧，相反地，对陌生人的焦虑是宝宝越来越了解身边世界的一种表现。

早些时间，当你离开房间时，宝宝几乎没有什么反应。但现在当他知道你要离开时，他能够想象你的样子，并且开始思念你了。所以，也许你一离开他的视线，他就会哭闹起来。

宝宝不愿意与你分离，也许会让你高兴，但有时也可能会使你心烦意乱。如果你要外出办事，而宝宝需要待在家里时，出门前，你要给宝宝一大堆拥抱和亲吻，告诉他你一会儿就会回来的。虽然他还不明白 1 小时后你会回来，但你的爱和亲热能够安慰宝宝，帮他渡过你不在的这段时光。

另外，当你每次离开时，你可以尝试养成举行一种小小的"告别仪式"的习惯，让宝宝知道你要走开一会儿，并且你要尽量把宝宝留给他熟悉的人照看。这样，虽然没有妈妈、爸爸在身边，宝宝与暂时照顾他的人在一起时，也会感到开心。

宝宝开始长牙啦

宝宝长牙早在 3 个月时就已经开始了，晚的要等到 12 个月。但是大多数宝宝会在 4～7 个月之间长出第一颗白色牙冠来（通常是两颗最中间的下牙）。不要为宝宝珍珠般的牙齿间有间隙而感到不安。牙齿顶出牙龈时，通常会以奇特的角度长出来，牙齿间的逢隙一般要到宝宝 3 岁，20 颗乳牙全长出来以后，才会消失。

一旦宝宝开始长牙了，你可能会看到宝宝流出更多的口水，并且他还会尝试着发出不同的声音来，因为宝宝正在适应他嘴里长出来的这些陌生新家伙呢！

为了减轻宝宝的不适，可以给他一些东西啃。比如，一个硬的橡皮磨牙环或一条干净的冷毛巾，吃一些冷东西也可能会让宝宝感到舒服些，比如酸奶、苹果酱。如果他吃辅食，给宝宝一块硬的无糖磨牙饼干啃啃，也是一种传统的好办法。你也可以用洗干净的手指去按摩一下他因吃辅食而疼痛的牙龈，或者给他使用一点口腔疼痛缓解剂。

观察宝宝的便便

母乳喂养宝宝的大便

纯母乳喂养未加辅食的宝宝，大便呈黄色或金黄色，稠度均匀如膏状或颗粒，偶尔稀薄而微呈绿色，其大便带有酸味但不臭。每天排便 2～4 次，如果平时每天仅有 1～2 次大便，突然增至 5～6 次，则应考虑是否患病。如果平时大便次数较多，但小儿一般情况良好，体重不减轻，不能认为有病。宝宝在加辅食后大便次数会逐渐有所减少。1 岁以上宝宝约每天排便 2 次。

人工喂养宝宝的大便

以牛乳喂养或用配方奶的宝宝，大便色淡黄或呈土灰色，质较硬。由于牛奶中的蛋白质多，有明显臭味。大便每天 1～2 次，牛奶中加糖的量一般以 100 毫升牛奶加 5～8 克糖为宜，如果增加奶中的糖量，则排便次数增加，便质柔软。

混合喂养宝宝的大便

无论母乳或牛乳喂养，若同时加食淀粉类食物，则大便量增多，硬度稍减，呈暗褐色，臭味增加。若加上菜泥、水果泥等辅食，则大便与成人近似。初加菜泥时，大便中常排出少量的绿色菜泥，有的父母往往以为是消化不良，想停止添加菜泥。这种现象是健康的宝宝更换食物时常有的事。如果没有腹泻，可不必停止加辅食，数日后胃肠适应了。

特殊疾病的大便改变

如果小儿有胆道梗阻情况，则大便呈灰白色；若是胃肠道上部出血或服用了铁剂，可排出黑色的大便；如果大便中带有鲜红的血丝，可能由直肠息肉、结肠息肉和肛裂所致，应做进一步的检查；若是一个胖胖的宝宝突然阵发性哭叫似有阵发性腹痛，并有果酱样的大便，应考虑为肠套叠；如果大便带有脓血并有腥臭味，可能是痢疾。

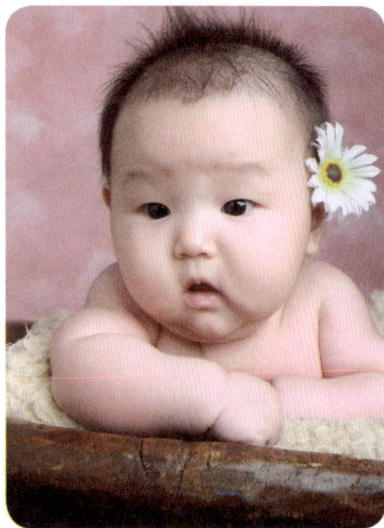

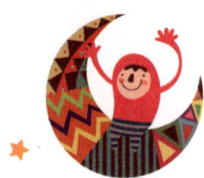

宝宝的第9个月

9个月宝宝的基本发育状况

身高

细心的妈妈会发现，从9个月开始，宝宝本来圆滚滚的婴儿体型正在逐步转换成幼儿的体型。腿部和躯干生长速度加快，身高较上月增高约1.28～1.32厘米。男宝宝的平均身高为71.5厘米，正常范围为66.5～76.5厘米；女宝宝的平均身高为70.0厘米，正常范围为65.4～74.6厘米。

体重

9个月时，宝宝的体重较上月增加约300克。男宝宝的平均体重为9.10千克，正常范围为7.16～11.04千克；女宝宝的平均体重为8.56千克，正常范围为8.72～10.4千克。

头围

9个月时，宝宝头围的增长速度减慢。男宝宝的平均头围为45.1厘米，正常范围为42.5～47.7厘米；女宝宝的平均头围为44.2厘米，正常范围为41.5～46.7厘米。

胸围

9个月时，男宝宝的平均胸围为45.2厘米，正常范围为41.0～49.4厘米；女宝宝的平均胸围为44.1厘米，正常范围为40.1～48.1厘米。

前囟

这个月的前囟基本跟上个月一样。

视觉

从第9个月开始，宝宝会有目的地看，对看到的东西记忆能力能够充分反映出来了。对颜色的认识能力也增强了，视觉范围也越来越广了，视线能随移动的物体上下左右移动，能追随落下的物体，寻找掉下的玩具，并能辨别物体大小、形状及移动的速度。宝宝能看到小物体，能开始区别简单的几何图形，观察物体的不同形状。宝宝开始出现视深度感觉，实际上这是一种立体知觉。

听觉

9个月时，宝宝的听觉越来越灵敏，能确定声音发出的方向，能区别语言的意义，能辨别各种声音，对严厉或和蔼的声调会作出不同的反应。能区分音的高低，如在和宝宝玩击木琴时，宝宝有时会专门敲高音，有时又专门敲低音。玩一会宝宝就知道敲长的木条声音低，敲短的木条声音高。

嗅觉

9个月时，宝宝开始对食物的气味表现出很大的兴趣，喜欢吃添加的辅食，并且会对辅食的气味产生喜好表现，通过亲自尝试，开始理解"香"、"臭"的含义。

味觉

8～9个月的宝宝味觉发育最敏感。尤其喜好甜味和咸味，这可能是人的天性和本能。因为"甜"代表着糖和碳水化合物，而这两样物质是人类发育和生长的重要物质；"咸"代表着盐，它能保持宝宝体内电解质的稳定平衡。

运动能力

9个月时，宝宝已经可以坐得稳稳当当地，坐着的时候会转身，也会自己站起来，站起来之后可以坐下；可以用手掌支撑地面独立站起来。可扶着家具一边移动小手一边抬脚横着走。宝宝能自如地爬上椅子，再从椅子上爬下来。宝宝爬行时四肢已经能伸直。大人扶住宝宝鼓励其迈步，宝宝能迈2～3步。这个阶段的宝宝手指更加灵活了，拇指和食指能捏起细小的东西。宝宝可用一只手拿两件小东西，有些宝宝可能还会分工使用双手，一手持物，一手玩弄。将悬吊玩具用线悬挂好之后，宝宝能用手推使玩具摇摆。此时的宝宝会出现一个非常重要的动作，就是伸出食指，表现为喜欢用食指抠东西，例如抠桌面、抠墙壁。这些动作的出现不是偶然的，是宝宝心理发展到一定阶段表现出来的能力。爸妈应提供机会让宝宝做一些探索性的活动，而不应阻止或限制他。

语言能力

9个月时，宝宝在有人逗他时，会发笑，并能发出"啊"、"呀"的语声。如宝宝发起脾气来，哭声也会比平常大得多。宝宝会叫"妈妈"、"爸爸"，还可能会说一两个字，但发音不一定清楚。宝宝会一直不停地重复某一个字，不管问什么都用这个字来回答。宝宝对熟悉的字会很有兴趣地听，能将语言与适当的动作配合在一起，对于某些指令能听得懂并能照着做，如"欢迎"与拍手、"再见"与挥手等。现在宝宝能够理解更多的语言，爸爸妈妈的交流具有了新的意义。

认知能力

9个月时，宝宝也许已经学会随着音乐有节奏地摇晃，能够认识五官，会用手指出身体的部位，如头、手、脚等。宝宝能够认识一些图片上的物品，例如宝宝可以从一大堆图片中找出他熟悉的几张。有意识地模仿一些动作，如喝水、拿勺子在水中搅等。宝宝在这个阶段的数理逻辑能力已经有所发展了，玩玩具的时候已经学着去观察不同物品的构造，会把玩具翻来翻去看不同的面。宝宝在摆弄物体的过程中能够初步认识到一些物体之间最简单的联系，如敲打物品可以发出声音，所以宝宝才会不厌其烦地反复地去敲，这是宝宝最初的一些"思维"活动，是宝宝认知发展的一大进步。

社会交往能力

9个月的宝宝与大人的交流变得容易、主动、融洽一些了，宝宝会通过动作和语言相配合的方式与大人交往，当给宝宝穿裤子时，他会主动把腿伸直；听到他人的表扬和赞美会重复动作；对其他的宝宝较敏感，如果看到爸爸妈妈抱其他宝宝就会哭；别的宝宝哭时他也会哭。这时候的宝宝偶尔有点"小脾气"，例如他会故意把玩具扔在地上，让人捡起，然后再扔，他觉得这样很好玩。这个阶段的宝宝已经会抗议了，如果要从宝宝的手中夺走他喜欢的玩具，已经不容易了，如果是硬抢，宝宝会大声哭，以示抗议。宝宝开始表现出自己的个性特征。如有的宝宝不让别人动他的东西；有的宝宝看见别人的东西自己也想要；有的宝宝很"大方"地把自己的东西送给别人或与别人一起分享，也有的宝宝会伸手把玩具给人，但不松手。这个阶段的宝宝不喜欢大人总是用同样的方式逗他；会记得好几天前玩过的游戏；宝宝喜欢听到大人的赞扬，多赞扬宝宝，会让宝宝更加喜欢话语交谈。

本月的喂养方法

到了 9 个月时，宝宝的胃肠道功能更加完善，同时宝宝也更喜欢吃辅食了。母乳喂养的重要性逐渐减弱，断奶进入第二个阶段——半断奶期。母乳或奶粉的喂养次数和时间可以延续上个月的。注意，如果母乳不多或者已经没有奶水了，不要让宝宝一直吸着乳头玩。辅食的量要根据宝宝的食量而定，一般情况下一天两顿，每次是约 100 克，中间可以让宝宝穿插吃两次饼干、水果等小零食。

8 个月以后的宝宝，每天吃奶的目的就是为了补充足量的蛋白质和钙。这个月的宝宝每日牛乳摄入量不要少于 500 毫升，也不要多于 800 毫升。不喜欢喝牛乳的宝宝，可以用肉类代替补充蛋白质和钙，但是千万不要彻底停掉奶粉，每天还是坚持让宝宝喝一点，因为有的宝宝如果长时间不喝奶粉，会对奶粉的味道产生更加厌烦的感觉。半夜仍要喝奶的宝宝，还是要坚持给宝宝喝，保证宝宝安稳入睡。如果爸爸妈妈想让宝宝晚上睡整觉，同时避免大人起床冲奶，因此晚上强制断奶，造成宝宝夜啼的习惯，对宝宝的生长发育不利。

Tips

本月宝宝智能发展测评

1. 大动作：宝宝站立于地面，爸爸妈妈扶着宝宝的双手，宝宝可以迈出至少 3 步；宝宝可以自己扶着小床栏杆或者其他支撑物站起来，直立半分钟。

2. 精细动作：宝宝可以模仿爸爸妈妈将积木或者球投入筐内；日常生活中爸爸妈妈教宝宝使用食指，比如使用各种开关——按、压、抠等，宝宝至少学会开关 3 种以上。

3. 言语：宝宝已经会模仿同客人拍手"欢迎"，招手"再见"。

4. 认知：宝宝已经会指认自己身体部位或者周围物品 2 种以上。

5. 行为：爸爸妈妈用丰富的表情以及动作表演儿歌，宝宝可以模仿动作。

6. 自理：可以自己坐便盆大小便。

第9个月宝宝的重点能力训练

运动能力训练

快速爬行训练：在上几个月的基础上，爸爸妈妈可以在大床或地板垫上放上宝宝喜欢的电动玩具，吸引宝宝前后左右快速爬行去追赶；妈妈还可以和宝宝一起在地上爬，妈妈在宝宝身上拴上个"小尾巴"，装作要抓宝宝"尾巴"的样子在后面追逐，一边说"我要抓着宝宝的小尾巴喽"迫使宝宝转头四处观看，锻炼宝宝颈部肌肉和手脚的协调能力，为下一步的直立行走打下坚实基础。

扶物站起训练：当宝宝坐着在地上玩耍的时候，在四周放些不会磕伤他的家具，如柔软的沙发、小车等，并在上面放上宝宝喜欢的玩具。当宝宝爬到这些家具旁边时，吸引宝宝看到玩具并鼓励宝宝用双手扶着家具或护栏站起来。开始的时候爸爸妈妈可以扶着宝宝站起来，多次练习以后，不需要妈妈的帮助宝宝也能够自己完全扶物站立起来了。宝宝扶物站稳后，可以试着把他的一只脚放在另一只脚前面，使两只脚前后错开，让他尽量用一条腿支持体重，尝试着迈步的准备。此方法可以训练宝宝下肢的承受能力及上肢帮助身体站立的能力，锻炼宝宝平衡自己身体的技巧。

弹跳训练：把被子叠成一个大方块，妈妈扶着宝宝在上面做有节奏的弹跳运动。也可以在沙发上做弹跳运动。目的是训练宝宝的弹跳能力，有助于下肢肌肉的健康发育，为直立行走做好充分的准备。跳的过程中妈妈要扶持好，以防宝宝速度过快而扑倒。

食指技巧训练：通过拇指食指的对捏训练后，再进一步训练宝宝食指的灵活性，发挥食指的功能，可以让宝宝用食指去拨动玩具（如小球等），或用食指拨转盘或按键。在破旧的棉衣或睡袋上弄个小洞，鼓励宝宝用食指从破口伸进去钩棉花以达到练习食指的作用。另外，在宝宝能有意识的将手中的物品放下的基础上，还可以训练他玩一些大小不同的玩具，教他将小的玩具投入到大的容器中，如将积木投入到盒子内，每天练习，充分锻炼手指的各种功能。

言语能力训练

语音对话训练：这个时期宝宝的接触面逐渐扩大，爸爸妈妈可以经常带宝宝外出或去邻居家串门，争取邻里的大人、儿童和宝宝"对话"或"交流"，引导宝宝主动与他人咿呀搭话。在生活中也随时要用简短明了的语言与宝宝"对话"，如"宝宝，来吃饭""宝宝，出去玩喽""宝宝看，爸爸回来了"。另外，要继续对宝宝进行身体语言的训练。多用生活中的情境教宝宝学会用动作、表情等身体语言来表达大人说话的意思，如招手"再见"，拍手"欢迎"，伸手"抱抱"，摆手"不要"等等。随着宝宝接触面的扩大，宝宝听到和感受到的内容也在不断增多，这样既扩大了宝宝语言发展的条件，同时也增强了宝宝的交往能力。

认知与社交能力训练

选择训练：这个时候宝宝的活动范围扩大了，爸爸妈妈可以经常和宝宝一起在地上坐着玩。妈妈可以拿出宝宝平时经常玩的一些玩具，让宝宝自己从中挑选最喜欢的玩，宝宝能够挑出来并拿到他喜欢的玩具后，别忘了夸奖他："我家的宝宝真棒"到宝宝吃水果的时间了，妈妈可以拿出一大一小不同的两个苹果，让宝宝自己选择要吃哪一个，"宝宝要吃哪个自己挑"然后当着宝宝的面给宝宝自己挑出来的水果。这样经常让孩子按自己的喜爱决定自己的选择，逐渐养成他独立的性格，为将来独立思考和解决问题打下基础。

观察表情训练：爸爸妈妈空闲时可以为宝宝制作一些有关表情的图片，如生气、悲伤、开心、可怜等，图片尽量简洁和意思明确，妈妈可以和宝宝一起做游戏，让宝宝观察表情图片。每拿出一张表情图片的时候，妈妈也要做出相应的表情，逐渐让宝宝理解每个表情变化的含义。在生活中，当宝宝每做一件事情时，爸爸妈妈都要给予宝宝一个肯定的微笑或否定的生气的表情等，这样可以让宝宝通过大人的表情能够自己判断做事的正确与否，初步培养他对事情的辨别能力。

生活自理能力训练：训练宝宝要从日常生活的小事做起，每天替宝宝穿衣服时，先把衣服给宝宝看，"宝宝，这是你要穿的衣服哦"并在宝宝面前展开，让宝宝认识袖子。当宝宝开始注意时，妈妈就可以拉着宝宝的小手放进袖子里，然后又从袖子口处把手拉出来。宝宝习惯以后看到妈妈准备给自己穿衣服时，就会自己把一只手伸入袖子内。先让宝宝学习伸第一只袖子，熟练后再学习伸第二只袖子，初步培养宝宝的生活自理能力。

温馨提示：宝宝的衣服一定要宽大，易于穿脱，便于宝宝练习。

警惕婴儿肺炎

典型的临床表现

1. 发热：多数宝宝患肺炎都会有发热，体温 38℃～ 40℃不等。少数体质较差的宝宝可能没有发热表现。

2. 咳嗽：明显的咳嗽，伴有痰。宝宝还小不会咳痰，如何判断是否有痰，爸爸妈妈只要留意一般可听到宝宝咳嗽声中有痰响或呼噜声。不过，要注意在肺炎的初期可能会有刺激性干咳。

3. 呼吸困难：宝宝的呼吸浅而快，两侧鼻翼一张一张的，可伴有口唇青紫。解开宝宝的衣服可见吸气时颈前窝和肋间隙出现凹陷。提示病情严重，切不可拖延。

4. 精神委靡、饮食不佳：多数宝宝都表现精神委靡不振、昏睡交替、烦躁哭闹，吃奶不好或吃奶时有呛咳，有些宝宝表现拒吃奶或吐奶。

治疗：肺炎多数病原为病毒感染，只有少数为继发细菌感染和其他病原微生物感染。目前抗病毒药物还没有明显的特效药，主要是对症治疗。

轻型的肺炎与感冒的鉴别

1. 宝宝患肺炎时发热，多在 38℃以上，并持续 2 ～ 3 天以上不退，如用退热药只能暂时退一会儿，发热反复不退。宝宝感冒时也发热，但以 38℃以下为多，持续时间较短，用退热药效果也较明显。

2. 宝宝患肺炎时，精神状态不佳，常烦躁、哭闹不安，睡眠不好，易醒、爱哭闹，或昏睡。宝宝感冒时，一般精神状态较好，能玩，睡眠较好。

3. 患肺炎的宝宝，夜里呼吸困难有加重的趋势，有鼻煽、口唇发青。宝宝感冒时，可有呼吸增快，但是热退后，呼吸即恢复平稳，不会有呼吸困难。

4. 宝宝患肺炎时，饮食显着下降、不吃东西，不吃奶，常因憋气而哭闹不安。宝宝感冒后，饮食尚正常，或吃东西、吃奶减少。

护理：宝宝被诊断为肺炎时，不必要施行特殊的护理。注意居室通风换气，保持一定的温度与湿度，尤其是北方的冬季，天气较冷，一般门窗都是紧闭的，所以每天定时换气非常重要。宝宝有食欲时，除了喝奶粉或代乳品，还要给宝宝足够的新鲜果汁，如果宝宝咳嗽较重，可以把宝宝抱起来，帮助宝宝将痰咳出。

宝宝烫伤

这个阶段的宝宝可以自由行动了，就有可能发生烫伤。大人稍不注意，宝宝就有可能触摸到热的东西，比如炉子上烧着水的壶、刚盛好的热汤放在了宝宝能够得到的桌子上、熨烫衣物时中途接电话熨斗放到宝宝可以够到的地方等等。这些日常生活中的潜在危险，都可能让宝宝发生烫伤。轻的烫伤，如果立即用自来水冲一冲，可以不出水疱而痊愈；而重的烫伤可以危及生命。

如何判断烫伤是浅度还是深度？烫伤的深浅分一度、二度、三度。一度最浅，仅表皮受损，局部发红，无水泡，疼痛；二度则是真皮受损，皮肤发红或变苍白，起水泡，疼痛剧烈；三度最重，不仅全层皮肤受损，连皮下组织甚至肌肉骨骼也被伤及。对于烧烫伤面积的计算，常采用手掌法。即以宝宝五指并拢的手的面积为全身的1%，烫伤面积相当于几个手掌大，就是百分之几。如果是多处烫伤，则计总面积。严重烧（烫）伤或头面部烧（烫）伤患儿，应住院治疗。不过生活中的烫伤，最常见的还是小面积的、浅度烫伤，在家里给予正确处理，能使创面尽早愈合。

如何正确处理烫伤？首先，烫伤后要清洁创面，预防感染。如局部不干净，可用温开水或凉开水冲洗，可以用1升凉开水加盐9克制成生理盐水冲洗创面。暴露创面，一般2～3天会结痂，如有渗液可用消毒棉球擦除。如痂皮裂开，可涂红药水。如痂皮下有积脓，应剪去痂皮，去掉脓液，湿敷半暴露，等待再次结痂。如有新组织长出，应覆盖纱布，以防新组织干枯坏死。如宝宝开始发热、精神委靡，或局部继发感染严重，应带宝宝去医院检查。

创面所在部位也决定烫伤的轻重烫伤的严重程度还要看创伤部位，如头面部的烧烫伤就比四肢要严重得多，因为头面部烧伤易引起脑水肿；颈部烫伤可压迫气管，影响呼吸；手及关节部位烫伤日后易引起畸形；会阴处则因大小便之故易发生感染。所以，上述部位的烧烫伤就较为严重。此外，宝宝年龄愈小，烫伤的反应也愈重。

宝宝从高处掉下来了

这个阶段的宝宝大概都有从床上坠落，或者从椅子上翻倒的经历。不过，很少听说那个宝宝会有什么后遗症的。宝宝从床上或椅子上坠落时，只要跌下来后立即"哇"地哭出声来，就不用担心。个别的敏感的宝宝，可能会因为突然的坠落受到惊吓，脸色苍白，但是只要宝宝被抱起来后，很快会恢复正常。

宝宝坠落后，爸爸妈妈要注意观察宝宝有没有受伤，如果没有发现明显外伤，十几分钟后，宝宝不哭了，脸色也正常，不呕吐，又照样精神地玩，那么就没有什么问题。但是，在没有发现外伤的情况下，宝宝一直无缘无故的哭泣，并且呕吐，不愿进食，脸色苍白，只要出现这些症状中的任何一种就应到医院诊治。

从床上或椅子上的坠落，一般没有必要看医生，但如果宝宝是从楼梯上跌落下来的话，最好还是带宝宝去医院检查一下。从比较高的地方坠落，内脏器官受伤的概率会比较大，而爸爸妈妈经常把检查重点放到了宝宝的头部，而忽视了其他部位的伤，比如脾脏或肾脏受伤，还有常被忽视的肱骨的骨折。

宝宝的小腿有些弯

到了这个月宝宝可以站立片刻了，细心的妈妈可能会发现宝宝的小腿有些弯，宝宝会不会缺钙，会不会是罗圈腿？赶紧到医院检查，结果并不缺钙。这是怎么回事？原来 1 岁以内的宝宝，小腿内侧的长骨胫骨的肌肉薄，而小腿外侧腓骨的肌肉厚，所以两条腿看上去有些弯，这是一种错觉，其实宝宝的腿是直的，这属于正常现象。当然宝宝腿的弯曲程度是有一个范围的，如果超出了正常范围，那么就要做进一步检查了。

如果宝宝在正常范围内，爸爸妈妈可以尽管放心，继续训练宝宝站立，还可以帮助宝宝学习迈步。但每天宝宝的练习时间不要太长，一天 2～3 次，一次几分钟就可以。一般到 2～3 岁后宝宝的腿就会恢复正常。

如果经过检查宝宝确实缺钙，并患有严重的佝偻病，由于缺钙而使骨质疏松、软化，当宝宝会站立或行走后，下肢不能负重，便会出现小腿弯曲，这就是通常所说的"O"形腿。这种宝宝 X 线片上不仅小腿骨弯曲，还有佝偻病的表现，应暂时减少宝宝站立或行走，待佝偻病治愈后再逐渐站立行走，以免下肢的畸形加重。

宝宝的头发稀黄

首先爸爸妈妈要了解营养不良以及缺微量元素的头发稀黄，不仅头发黄而且还缺少光泽，发质较差，不顺光滑，总是杂乱无章地乍着；而正常的黄发，虽然头发黄但是有光泽，比较柔顺。

了解了这些，爸爸妈妈首先要初步辨别一下宝宝是属于那种发黄情况。宝宝的发质除了遗传因素密切相关外，出生时的发质与母亲孕期的营养也有很大的关系，而出生后，宝宝的发质与自身的营养关系密切了。如果不是营养不良以及缺微量元素的头发稀黄，那么多半是直系亲属中有头发较黄的，遗传给了宝宝。另外，要注意的还有一些发质较差的宝宝，有些也不属于营养不良或者缺微量元素，如果爸爸妈妈或直系亲属中有发质很差的，会遗传给宝宝，即使出生时头发很黑，也可能会慢慢变黄。

宝宝特别爱出汗

很多妈妈都知道如果缺钙的话，宝宝会容易出汗。到了8～9个月时，突然感觉宝宝变得爱出汗了，妈妈会担心是不是缺钙了。其实，爱出汗不一定就是缺钙。小宝宝的新陈代谢原本就旺盛，到了这个阶段的宝宝，一方面汗腺随着宝宝的增长发达了，另一方面宝宝的活动量增多了，吃饭、睡觉、活动时，宝宝出汗多是很正常的，尤其天气热的时候，更是汗津津的。如果宝宝爱出汗，但是各方面发育都很好，宝宝吃得香睡得好，妈妈就不要担心，只要平时注意给宝宝穿得少一点，睡觉时也不要盖得过厚就可以了。

Tips

如何预防小儿罗圈腿

宝宝饮食要科学合理，多去户外活动，预防佝偻病。由于宝宝处于身体发育阶段，腿部力量常不能过度承受身体重量，容易引起腿的变形，因此不要过早、过久地站立和学步，而且要少用学步车。宝宝不要过早穿较硬的皮鞋，因为学走路时穿硬质的鞋，会影响下肢正常发育。

宝宝的爬行&站立

爬行

宝宝可能已经会葡匐移动、爬行，或蹲着小屁股挪动了——是指一只手在后、一只脚在前支撑着自己，挪着小屁股向前。手膝爬行是宝宝学会的第一个能让自己有效地四处移动的本领。通常，他先学会用手带动自己，然后用手和膝盖把自己支撑起来。他会尝试如何通过挪动膝盖使自己向前、向后移动。所有的这些爬行姿势都可以加强宝宝以后走路需要用到的肌肉。

站立

宝宝也许能够拉着家具，让自己站立起来了。事实上，如果让宝宝靠沙发站着，他也许已经能够支撑自己了，尽管他可能是因为十分害怕摔倒才站住的。在这个阶段，一些父母会把他们的宝宝放在学步车里，其实，这并不是个好主意。学步车是不安全的：宝宝可能会将学步车当梯子，去够他拿不到的东西，比如发烫的锅子或装着洗衣液的瓶子。另外，学步车剥夺了宝宝在地板上玩耍的机会。在地板上玩耍可以给宝宝机会爬行，拉东西站，扶家具走，都可以帮他学会走路。

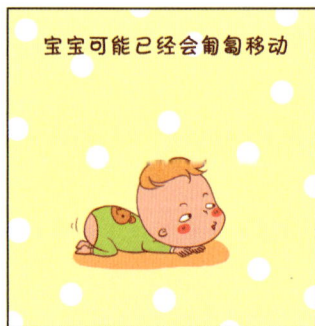

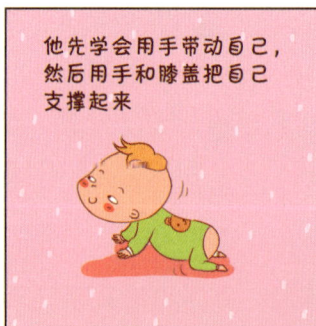

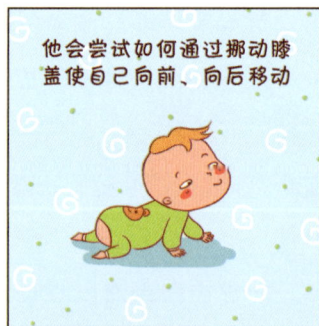

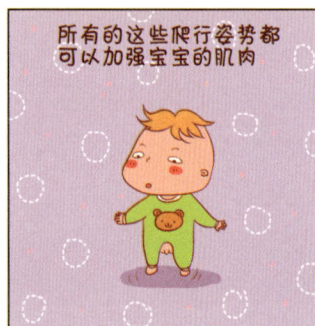

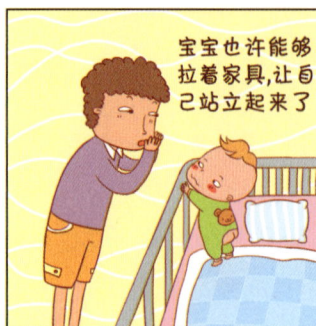

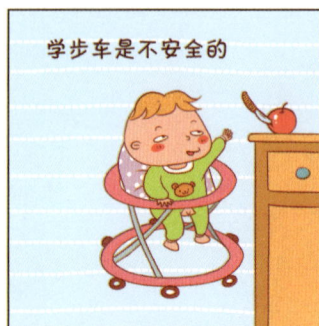

宝宝可能已经会葡匐移动

他先学会用手带动自己，然后用手和膝盖把自己支撑起来

他会尝试如何通过挪动膝盖使自己向前、向后移动

所有的这些爬行姿势都可以加强宝宝的肌肉

宝宝也许能够拉着家具，让自己站立起来了

学步车是不安全的

永远记住：安全第一

现在宝宝开始用新的方法探究事物，在宝宝使用他那屡试不爽的可靠办法——用嘴巴咬之前，他会通过摇晃、敲打、丢落、扔抛等方法来研究身边的东西。他开始意识到可以用一种东西来做一些事（用一把梳子梳理宝宝的头发），所以，用很多好玩的东西为宝宝布置一个电子游戏盘，让他去敲、戳、扭、捏、摇、丢、打开，这一切会让宝宝陶醉其中。

宝宝新学到的这些活动本领，意味着他正走进一段跌跌撞撞的旅途。这是宝宝必经的一个成长阶段，尽管偶尔他会让你紧张得心里咯噔几下，试着用愉快放松的心情观察宝宝探索周围的环境，让他明白自己的能力范围。

克制你与生俱来的要保护宝宝的本能，让他自己成长和学习。但是，要尽一切努力确保一个对宝宝来说安全的家居环境。一个很好的方法就是，从宝宝视野的高度，去发现那些可能会给宝宝带来危险的地方。比如，要确保易破碎的物品不会翻倒下来，把那些不稳当的家具搬到宝宝不会经常去的屋子里。

宝宝快会走啦

宝宝越来越接近能独立行走了。他可能会爬上楼梯，还会扶着家具站直了挪动几步。这个阶段的宝宝甚至有可能会摇摇晃晃地走上几步了。事实上，少数宝宝现在已经能走了，但也有些宝宝要到两岁以后才开始走。宝宝达到会"走"这个里程碑的年龄跨度很大。

宝宝正在学习怎样弯曲膝盖、怎样从站立转到坐下，这个动作其实比你想象的更难掌握！因为不会坐下，宝宝可能会在儿童床上站着。如果出现这种情况时，你要耐心地教他怎样才能再坐下来。

有不少方法可以帮助宝宝更快地学会走路。你可以站着或跪在他的面前，握住他的两只手，牵着他走。最后，你可以把双手伸向宝宝，鼓励他试着自己走。有些宝宝喜欢推着宝宝用小推车走，这样既能给宝宝提供支撑，又能让他来回走动。

确保家里的起居环境对宝宝来说是安全的是你现在必须做的一件事。你可以从给低矮橱柜加卡锁入手，并给那些装有宝宝不宜接触物品的柜门加锁。

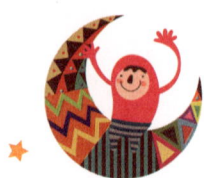

宝宝的第10个月

10个月宝宝的基本发育状况

身高

10个月时，宝宝的身体生长进一步放慢，体型开始变得修长，给人感觉是瘦了，较上个月宝宝的身高增长约 1～1.5 厘米。男宝宝的平均身高为 72.7 厘米，正常范围为 67.9～77.5 厘米；女宝宝的平均身高为 71.3 厘米，正常范围为 66.6～76.1 厘米。

体重

10个月时，宝宝的体重较上个月平均增加 150～250 克。男宝宝的平均体重为 9.29 千克，正常范围为 7.23～11.36 千克；女宝宝的平均体重为 8.75 千克，正常范围为 6.71～10.79 千克。

头围

10个月时，男宝宝的平均头围为 45.5 厘米，正常范围为 43.0～48.0 厘米；女宝宝的平均头围为 44.5 厘米，正常范围为 42.1～46.9 厘米。宝宝的头围增长速度虽然放缓，但是大脑发育仍处于快速时期。

胸围

10个月时，宝宝的胸围越来越接近头围。男宝宝的平均胸围为 45.6 厘米，正常范围为 41.6～49.6 厘米；女宝宝的平均胸围为 44.4 厘米，正常范围为 40.4～48.4 厘米。

前囟

到了这个月，有少部分宝宝还能看到囟门跳动，大部分宝宝的前囟已经看不到囟门跳动了。

◉◉◉ 视觉

宝宝此时视觉的清晰度和深度感觉几乎和成人一样，而先前最多有 1/2。虽然现在宝宝的视力仍是近处比远处要清楚，但他的视野已足够看清和识别整个室内的人物和东西了。也是在此时宝宝眼睛的颜色差不多接近最终的颜色，但仍然还在发育完善。这时期宝宝最大的特点是不但手眼协调发育进步很大，而且懂得常见人及物的名称，会用眼注视所说的人或物；能准确地观察爸爸妈妈及其他人的行为，对爸爸妈妈训斥或赞扬，有委曲或兴奋的不同表情。

◉◉◉ 听觉

10 个月时，宝宝对细小的声音也能做出反应，声音定位能力已发育很好，有清楚的定位运动，能主动向声源方向转头，也就是有了辨别声音方向的能力。爸爸妈妈手拿风铃，分别在宝宝的上方和下方晃动出声，宝宝会跟着声音抬头，低头。

◉◉◉ 嗅觉

10 个月时，宝宝的嗅觉开始完善，和成人基本无差异，已经拥有了灵敏的嗅觉，能够记住及辨别各种味道，借助嗅觉了解外界环境。因此，爸爸妈妈要多带宝宝到公园去接触不同的花草，树木的气味，家中也可以定期更换不同香味的香精油或者盆花来促进宝宝的嗅觉发育。

◉◉◉ 味觉

到了 10 个月，宝宝不仅能分辨味道，还能记忆味道，并逐渐地适应和接受各种辅食的味道。因此，要使宝宝的味觉得到良好的发育，爸爸妈妈应该特别重视宝宝辅食添加期的味觉体验。如果在这个感受性较强的时期，宝宝有了对各种食物的品尝体验，他就会拥有广泛的味觉，以后就乐于接受各种食物。这个过程不仅对宝宝的味觉发育有益，对宝宝的智力发展也有着十分重要的意义。

◉◉◉ 运动能力

10 个月大时，宝宝的活动量显着增长，身体动作变得越来越敏捷，能很快地将身体转向有声音的地方，并可以迅速爬走。宝宝现在经常能自得其乐地独自坐着玩一会儿，一只手可以拿两块小积木，手指的灵活性增强，两只手也学会了分工合作，能有意识地将手里的小玩具放到容器中，但动作仍显笨拙。

语言能力

10个月时，宝宝的语言能力开始得到体现，喜欢发出咯咯、嘶嘶、咳嗽等有趣的声音，笑声也更响亮，并反复重复会说的字，已能有意识地叫爸爸、妈妈。除了可以主动地叫爸爸、妈妈外，可能还会说些有意义的单字，如走、拿、水等。能够主动地用动作表示语言，也很喜欢模仿人发声，在模仿大人说话时，模仿的语调缓急、脸部表情比模仿的语音要准确；会不停地重复说一个词；懂得爸爸妈妈的命令，对要求他不去做的事情会遵照爸爸妈妈的要求去做，诸如"请把那个球给我"等简单指令。宝宝语言能力在实际锻炼中不断地提高，每天的语言变化都会使爸爸妈妈充满惊喜。

认知能力

10个月时，宝宝能够认识常见的人和物。宝宝开始观察物体的属性，从观察中宝宝会得到关于形状（有些东西可以滚动，其他则不能）、构造（粗糙、柔软或光滑）和大小（有些东西可以放入别的东西中）的概念，如把两块积木放在一起仔细揣摩，估计积木的高度、距离，比较两个积木的不同。宝宝开始探索容器与物体之间的关系，会摸索玩具上的小洞。如将小球放进玻璃制的广口瓶中，宝宝会用手指瓶中的小球，可能还想绕过玻璃瓶抓到小球。宝宝喜欢用手指拨弄小物品，如摇铃里的小铁片或小纸片等。宝宝的模仿动作也开始增加。

社会交往能力

10个月时，宝宝特别喜欢和爸爸妈妈在一起玩游戏，看图书，听大人给他讲故事，喜欢被表扬。宝宝喜欢和成人交往，并且会模仿成人的举动。宝宝会主动亲近小朋友，喜欢看其他小朋友玩耍，当有其他小朋友在旁边或着想分享他的玩具时，宝宝会显出对玩具明显的占有欲，宝宝会认为全部的东西是自己的，不愿和别人分享。随着时间的推移，宝宝的自我概念变得更加成熟。以前宝宝只要吃饱睡足情绪好，就会听爸爸妈妈的话，但是现在通常难以办到，宝宝会以自己的方式表达需求。当宝宝变得更加活跃时，爸爸妈妈会发现你要经常说不，以警告宝宝远离不应该接触的东西。但是即使宝宝可以理解词汇以后，宝宝也可能根据自己的意愿行事。爸爸妈妈必须认识到这仅仅是强力反抗将要来临的前奏。

不能把学步车变成"保姆"

宝宝的运动能力发达起来后，使用学步车是很正常的。宝宝在学步车里可以朝着自己想去的方向前进，也可以在车内单独同安装在车上的玩具玩一会儿，从这个角度看，学步车对宝宝是有益的。但是，最新的研究结果认为，宝宝使用学步车不但不能使宝宝增强运动能力，反而还妨碍宝宝的运动能力发展。同时，研究发现因为使用学步车，使得宝宝的活动范围扩大，增加了不安全隐患，发生意外事故也由此增加很多。

因为宝宝只要在学步车内安安静静地自己玩，爸爸妈妈会离开做事，结果宝宝整日在学步车里边玩，使宝宝失去学习各种动作的机会。如果宝宝处在学爬期，使他得不到爬行的锻炼，如果宝宝处在学站、练走阶段，他不能独站，将来走路也会迟。父母忙于自己的事务，不与宝宝说话，没有人接近他，宝宝的学习感觉、思维和语言发展受到限制，不利于促进身体的全面发展。

本月的喂养方法

这个月的宝宝基本没有不喜欢吃辅食的了。这个月的宝宝，乳牙已增加到6颗，咀嚼能力更强了。随着宝宝对食物接受能力的增强，几乎奶以外的食物，宝宝都可以吃了。从这个月开始可以试着将宝宝的辅食转变成主食——一日三餐。

宝宝的食物的形态变化。稀粥可由稠粥、软饭代替，由烂面条可过渡到挂面、面包和馒头。肉末不必太细，碎肉、碎菜较适合。每日三餐妈妈要变换花样，使宝宝有食欲。关于每餐的食量，要因人而异，而且一日三餐中总有一餐吃得多些，一餐吃得少些，这属于正常现象。因为10个月以后的婴儿生长发育较以前减慢，所以食欲也较以前下降，只要每日摄入的总量不明显减少，体重继续增加即可。

宝宝从添加辅食开始到第10个月时，对淀粉的消化吸收已经适应，但是对鱼和肉类蛋白质还不能完全适应，而且吃的量也不足，不能完全满足生长发育所需的营养物质，尤其是蛋白质，所以1岁以前的宝宝每日牛奶摄入量还应保持在500～600毫升。不爱吃肉、爱喝奶粉的宝宝，每日的摄入量不能超过1000毫升。不爱吃蔬菜的宝宝，要适当多吃些水果。

第10个月宝宝的重点能力训练

运动能力训练

扶站训练：继续进行上个月的扶物站起训练，给宝宝准备大一些的活动场所，当宝宝能够独立扶着沙发或小车从坐位稳稳的站立后，开始训练他扶着或靠着物体站立了。起初爸爸妈妈可以在宝宝两侧用些力扶着他站好，以后逐渐撤去作为依靠的物体，鼓励宝宝独自扶着栏杆站立片刻。随着宝宝扶栏站立的时间越来越长，就可以试着用玩具引诱宝宝扶着栏杆或床沿横着迈步，让宝宝把重心放在一只脚上锻炼其下肢的承重能力。这个训练也可以逐渐发展成拉住宝宝一只手，使宝宝借助妈妈或爸爸的扶持站立，锻炼腿部的力量。经过这样的训练，如果让宝宝扶着栏杆站立，宝宝常常会稍稍松手，以显示一下自己站立的能力，有时甚至能站得很稳，这时最好不要去阻止，而要及时给予鼓励和表扬。

转换体位训练：给宝宝准备一块能够自己独立活动的安全自由的地方，最好在地板上靠近床边或沙发边并铺好泡沫垫子，放上各种宝宝喜欢的玩具。先让宝宝仰卧躺着，爸爸妈妈用玩具逗引宝宝由仰卧变为侧卧或俯卧，再由俯卧到坐起；然后将玩具移开一段距离，鼓励宝宝爬过去够取玩具。当宝宝爬到床边或沙发边时，再用床上的玩具逗引宝宝抓住床边站立起来，并且能够扶着站立一段时间。每天连贯的训练几次，锻炼宝宝全身肌肉的协调及灵活能力，为宝宝能够尽快行走作好准备。

蹲位站立训练：爸爸或妈妈站在坐着或蹲着的宝宝对面，握住宝宝的双手，使他借助外力站立起来，再放下宝宝让他蹲下，来回重复运动。边做边开心的说："宝宝起立、蹲下喽。"当宝宝做得高兴时，逐渐发展成只拉住宝宝一只手，或只轻轻用力，以此锻炼宝宝腿部的力量。

拿和放训练：在教会宝宝有意识地把手中的玩具放下的基础上，选择一些带孔的玩具或盛具，训练宝宝将小的物品投入到孔洞或盆桶中再取出来。如将小球放进瓶子里，然后再教宝宝用食指从孔洞中把小球扒出来。另外，也可以找一个带盖的塑料杯子，让宝宝练习只用大拇指与食指将杯盖掀起，再盖上，或用手指将杯盖转下来再盖上，反复练习，宝宝做对要给予鼓励或称赞。这样不仅促进了宝宝手—眼—脑的协调发展，也培养了宝宝的空间感知能力。

ᐧᐧᐧᐧ言语能力训练

亲子交流训练： 这个时期宝宝在语言方面有快速的发展，能模仿大人发出有意义的语音，"爸爸"、"妈妈"、"狗狗"等，甚至是接近成人的标准音。此时爸爸妈妈更要鼓励宝宝多说话，或者用身体语言表述出来，在和宝宝一起游戏时不断和宝宝交流并训练他的肢体语言。比如，当宝宝心情比较好的时候，妈妈可以指着他身旁的一个玩具说"宝宝，把小球给妈妈"如果宝宝把玩具交给妈妈时，就要夸奖宝宝"宝宝真能干"，同时用肢体语言对宝宝说"谢谢"宝宝虽然还说不清楚，但也有强烈的想要用语言沟通的欲望，也会咿呀回应并会随着妈妈作出相应动作。同时妈妈还要注意观察孩子想要说什么，如果发音错误要及时反复予以更正，随时随地为宝宝创造良好的学习语言的环境。

ᐧᐧᐧᐧ认知与社交能力训练

认识单一颜色： 妈妈挑选一些不同颜色的气球或皮球和宝宝一起玩，先拿出红色的气球告诉宝宝这是"红色"，多说几次宝宝就会从中挑出红色的气球，然后再拿出一个红苹果告诉宝宝"这也是红色"，宝宝可能会睁大眼睛表示怀疑，这时可再取 2～3 个红色玩具放在一起，肯定地说"红色"，慢慢地宝宝就算不太理解红色的含义，但也能够记住红色了。

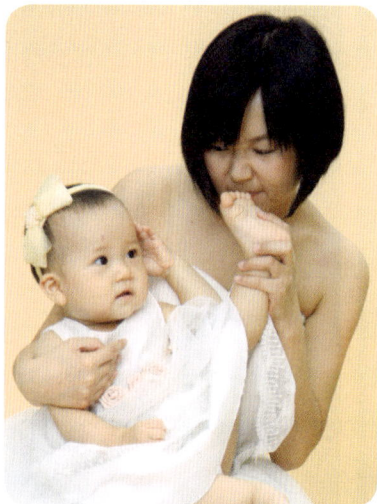

温馨提示： 颜色要一种一种慢慢认，宝宝记不住别着急。不要同时介绍两种颜色会使宝宝混淆。

"追光"游戏： 爸爸妈妈用七彩灯电筒或将电筒包上彩纸，使彩色光束移动照在地板上或墙上，鼓励宝宝爬着或扶着走去"抓"。以促进宝宝的手眼协调，增强灵活性，培养他的好奇心、专注力及色彩认识的综合能力。

扩大宝宝交往的范围： 空闲时经常带宝宝外出，注意观察宝宝的喜好，这个时期宝宝对运动的东西很感兴趣，上街时可以给宝宝介绍各种跑着的小车，也可以到动物园让宝宝了解各种小动物。平时多带宝宝和邻里的小朋友玩，宝宝看到小孩都会显得很开心，顺便让宝宝做欢迎拍手等动作；家里来客人了，也要热情地给宝宝介绍，并鼓励宝宝用肢体语言和客人"交流"，进一步培养宝宝的社交能力。

行走训练

宝宝从躺卧发展到站立并学会迈步行走，是动作发育的一大进步，对于宝宝的体格发育和心理发育都具有非常重要的意义。如果宝宝行走动作发展受阻，不但会影响日后的学习，也会形成心理障碍，所以家长应重视对宝宝的行走训练。

1. 训练方法

当 10～12 个月的宝宝能够独自稳定地站立时，家长就可以开始训练宝宝学习行走了。

每个孩子学会独立行走的发育速度是不相同的。大多数的孩子 12～14 个月的时候开始学会走路，极少一部分孩子 8～11 个月就会走路了。但是，也有运动发育比较慢的孩子要到 1 岁半，甚至到 20 个月才会走得比较稳当。

1 岁的孩子一般都能够扶着支撑物站起来，当他感觉站稳当之后，就会不自主地松开一只手，有时候会突然松开两只手，这时仍然能够稳稳站住，孩子就会大松一口气，明白自己能够站立了。下一步就是迈步的问题了。刚开始迈步行走时，孩子往往要借助一些外来的支撑，如床栏杆、大人的手、手推车、拖车等。刚刚学会走路的孩子与大人刚刚学会骑自行车或刚刚学会开车一样，特别喜欢走，走路对于他们来说就是一种愉快，一种自豪。这一阶段，孩子可能会对其他方面暂时失去兴趣，而是专心致志地练习走路。

训练宝宝走路时，可以在家中或玩耍的地方划一条直线，或拉一条绳子，让宝宝沿着线脚后跟碰着另一只脚的脚尖慢慢行走。训练可以从宝宝能够走路时开始进行。开始时要求不要太高，只要他能够沿着直线行走就可以了。刚开始要走得慢一些，逐渐加快走路速度。练习时可以一边迈步，一边数数，吸引宝宝的注意力。随着年龄的增长，可逐渐增加难度。例如，不要让宝宝总低着头盯着线看，只需用眼睛的余光扫视到这条线。在户外，花园的路边，石头路面的石槛，都可让宝宝沿着此线进行行走练习。

2. 注意事项

开始学习行走的年龄段很容易出现家长意想不到的事情，因此笔者特别提出如下注意的问题。

（1）很多刚学会走路的宝宝最容易发生的意外就是扭伤，由于宝宝自己尚不能清楚表达，所以家长要仔细观察宝宝走路是否出现一拐一拐的，或用手按压宝宝的下肢各部位，看看宝宝是否会感到疼痛。

（2）学走路的宝宝所碰到的危险比前面几项动作接触的危险会更多，家长更要注意环境的安全。例如，阳台是容易发生危险的地方，如果阳台没有围栏或栏杆高度在85厘米以下，栏杆间隔过大，或阳台上摆有小凳子等，就容易使宝宝误爬上而导致危险；家中的家具摆设应尽量避免妨碍宝宝学习行走，家长应将所有具有危险性的物品放置高处或移走，并将家具中的尖角套上护垫，以防宝宝碰撞；家中的门要使用防夹软垫来避免夹伤宝宝，也不要让宝宝接触到窗帘绳，以免被绳子缠绕造成窒息。

（3）一般情况下，宝宝在12～14个月就学会走路。但是，每个宝宝开始行走的时间差异很大，这与很多因素有关，如宝宝本身的发育情况、遗传因素、动作训练的机会、疾病，以及季节的影响等。但如果宝宝已经超过18个月大而仍然无法独自行走时，应尽快到医院检查确认有无疾病存在，或有阻碍行走的因素而给以调整。

（4）国外有研究显示，学步车会使宝宝走路的进程变慢，而且有可能使宝宝形成不正确的行走姿势。因此，应尽量不要使用"学步车"之类的工具，而是要在家长的耐心帮助下，让宝宝一步步学会扶着走和独立行走。

（5）在行走训练过程中，某些不利因素可能会影响宝宝正常行走的发育。比如，宝宝的衣物穿得过多或过厚，以致影响活动性；宝宝经常被家长抱着，很少有机会在地上活动；宝宝过胖而不愿意活动；在开始学走的时候因摔跤而产生了畏惧心理；家庭中缺乏让宝宝扶着走的环境，导致宝宝没有学走的兴趣。家长发现这些因素后，要及时纠正，以免影响宝宝动作的正常发展。

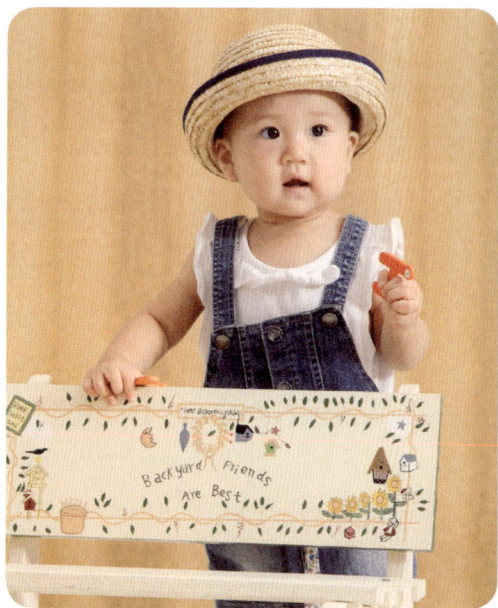

仍然不出牙

如果宝宝到了 10 个月时，还是不出牙，爸爸妈妈肯定会着急了。按正常乳牙萌出时间来说，到了这个月的宝宝，至少也该长出两颗牙了，可自己的宝宝一点出牙的征兆也没有。周围的朋友、邻居知道的都会说一定是缺钙了。爸爸妈妈带宝宝到医院看医生，有的医生也会开一些钙片，嘱咐说平时多晒太阳，保证每天吃一个鸡蛋或者其他含钙丰富的食物。

有些妈妈听说出牙晚是因为有佝偻病，如果胡乱地给宝宝吃维生素 D，一旦过量，会导致中毒。其实，宝宝出牙时间有差异，这不是病，是由宝宝的体质决定的。有些宝宝过了 1 岁开始出牙的也不少。如果带宝宝找牙科医生检查，一般会发现宝宝的乳牙根发育正常，只是乳牙还没有破"床"（齿龈）而出。

同家人一起进餐

这个月的宝宝已经可以很好的独坐了，咀嚼能力进一步加强，手指也可以抓取食物往嘴里塞，尽管宝宝都是吃一半洒一半，但这也是宝宝的一大进步。这个阶段的宝宝也正是模仿大人动作的时候，看到大人们吃饭时，宝宝会不由自主地吧嗒着嘴唇，双眼直盯着饭桌和大人的嘴巴，还会伸手要。看到这种情形，爸爸妈妈要给宝宝准备一个儿童餐椅了，同样给宝宝准备一份饭，让宝宝和大人一起进餐。同大人进餐是宝宝非常喜欢的事情，愉快的进餐氛围不仅会提高宝宝的食欲，同时也可以让宝宝养成在餐桌就餐的好习惯。同时，爸爸妈妈还可以利用宝宝和大人一起进餐的机会，让宝宝品尝一下桌上色香味俱全的食品。如果宝宝尝到酸味的时候，告诉他"这是酸的"。通过宝宝的视、听、嗅、味的感觉信息，经过大脑的活动，有效地进行组合，使宝宝增加对食物的认识和兴趣。

让宝宝自己动手吃。不能因为宝宝想吃，于是大人就喂宝宝吃，剥夺了宝宝自己练习吃饭的机会。此时，大人可以手把手地训练宝宝自己吃饭，这样做，既满足了宝宝总想自己动手的愿望，还能进一步培养宝宝自己使用餐具的能力。宝宝自己进餐不可避免地会吃得到处都是，爸爸妈妈一定要有耐心，这是宝宝在努力地学习本领。

训练排便困难

有的宝宝很早就识把了，这样会让一些还不识把的宝宝妈妈很着急，自己宝宝这么大了还是老尿床或者弄湿尿布。因此这些妈妈可能会出现因为怕宝宝尿湿尿布，而不断地把宝宝的情况，宝宝原本就不喜欢被把，如果这时又被频繁地把尿，宝宝会厌烦，甚至紧张，使得尿的时间间隔越来越短，尿湿尿布的情况更多，而且抵抗的也会越厉害。而且给宝宝频繁地把便，还会让宝宝失去自己控制排便的机会。妈妈不必过于用心关注宝宝是否把尿布尿湿，只要每隔1个小时或1个半小时看看尿布，没有尿的话，就试着把一下，不要太过勉强宝宝。宝宝学习排大小便，或者使用坐便器的时间还长，2岁以后宝宝的大小便才会控制得很好。所以爸爸妈妈要有耐心帮助宝宝慢慢练习控制排便。

误吞了异物

这个月龄的宝宝，活动的范围大了，双手抓捏物品的能力更强了，吞咽能力也增强了。宝宝在玩耍过程中，经常会把拾到的东西往嘴里送，有时只是含在嘴里玩，有时会咽到肚子里。特别是含在嘴里玩，如果宝宝仰脸哭笑时，会发生小东西被吸进气管里的情况。

如果是小于"贰分"硬币大小的圆钝状物品被吞到肚子里，宝宝没有表现出不适，饮食正常，可以不必治疗。如果宝宝误吞的异物是纽扣电池，那就有一定的危险性，需要尽快通过纤维胃镜取出。因为纽扣电池含有强碱成分，并含有毒的氧化汞。纽扣电池吞入胃后，很可能会被胃酸腐蚀破坏，电池内容物外溢，进而腐蚀胃肠黏膜或引起消化道穿孔。

如果宝宝吞进异物后，出现了翻白眼的痛苦表情，这种情况表明宝宝吞进去的异物比较大，堵塞了食道。另外，如果异物堵塞了喉头和气管时，宝宝会痛苦地不停地咳嗽、哭泣，当哭声嘶哑的时候，是异物接触了声带。发现宝宝吞进什么东西，突然出现痛苦的表情时，应果断地用双手分别紧紧地抓住宝宝的两个脚脖子，头朝下地摇晃宝宝，如果异物堵在喉头处，这样做多数可以咳出来。及时去医院。

不爱吃蔬菜

遇到这种情况，就要看妈妈的妙手高招了。可以把宝宝不爱吃的蔬菜剁碎与鸡蛋或者其他宝宝爱吃的肉混合做成馅料，给宝宝包包子、饺子、馄饨等，如果可以把包子或者饺子的形状做成宝宝喜欢的可爱动物形象，那宝宝肯定会喜欢吃的。

如果用过各种各样的办法，可宝宝就是不吃的话，也不要太勉强宝宝吃。人类吃蔬菜的主要目的是为了补充钙、钾、铁等矿物质及维生素、膳食纤维，这些营养成分在蔬菜以外的其他食物中也含有。各种水果也能提供许多同样的矿物质、维生素和膳食纤维。不爱吃蔬菜，可用水果补充。全麦谷物除了含有蛋白质外，还能提供蔬菜中的维生素和矿物质。因此，如果宝宝不爱吃蔬菜，也不要太着急。愉快的就餐氛围对培养宝宝良好的饮食习惯很重要。有些蔬菜宝宝不爱吃，等长大了应该就会吃了。

带着宝宝去旅行

应对分离焦虑

从现在起到接下来的几个月里，宝宝的分离焦虑感达到了高潮。宝宝表现出对你极度依恋，并且害怕其他人是很正常的现象，但是这还是会让宠爱宝宝的爷爷、奶奶或照顾他的人感到为难。为帮助宝宝逐渐适应，你可以提醒其他人慢慢接近宝宝，并等待宝宝来主动接近他们。如果宝宝用嘬大拇指或吸安抚奶嘴的办法来平抚自己的焦虑，那也没关系。吮吸是宝宝为数不多的几个能让自己安静下来的办法之一。

旅行小提示

这个阶段，宝宝还不会明白旅行是怎么一回事，但是，他能意识到他是在一个新的、陌生的地方。所以你要准备应付他的脾气，比如他会缠着你不放。你最好准备许多可以分散他注意力的东西，比如图画书、会发声的玩具、嵌套式积木、手指木偶等。还有，如果宝宝有"贴身宝贝"，也别忘了带上。最后，你还要注意给宝宝留出足够的时间，远离所有陌生人，让他放松下来。

让宝宝在玩耍中学习和记忆

宝宝开始能记住一些更具体的事了,比如,他的玩具在家里的什么地方。同时,宝宝也能模仿他从前看到过的动作,甚至是一周前所看到的动作。

宝宝的这些技能表明他已经有记忆能力——一种在短期内记住某种经历细节的能力。尽管他还不能记住他遇到过的大部分事情。对某些事件的长久而有意识的记忆,要等到宝宝2～3岁真正具备语言表达能力时才能形成。

宝宝现在已经能够把物品放到容器里,然后又把它取出来了。给他一个塑料桶和一些彩色积木,他就能练习这个新本领了。(你要确保这些积木不会太小,以免宝宝把它们吞下去)宝宝还喜欢那些会"动"的玩具,比如门上的把手、各种摇柄,或可开关的门。可以在地板上滚动的塑料大汽车,也是宝宝很有趣的玩具!

如果你把一个玩具从宝宝那里拿走,那越来越有主见的小家伙可能会不高兴的。他确实开始能够表达自己的需要和想法了。给你一个小建议:在你要拿走宝宝手中的东西之前,要先给他一样新的东西"做交换"。

宝宝尿布疹的预防和治疗

1.尿布疹的成因是皮肤在闷热的环境下与尿液接触。所以选择吸收力强、透气性能好的纸尿裤,可保持宝宝的屁股处于干爽和不闷热的状态,这样就杜绝了发病的环境,自然会减少尿布疹的发生。

2.养成良好的卫生习惯,妈妈要帮宝宝及时更换纸尿裤。

3.家长在为宝宝更换纸尿裤前,应用清水和肥皂洗手,避免手上的细菌污染纸尿裤或将细菌带到宝宝身上。

4.更换干净纸尿裤前,特别是当宝宝排便后,必须用中性肥皂和温水清洗宝宝的臀部,并用棉质纱布擦拭干净,吸干水分,可涂些润肤油滋润肌肤。

5.每天应让小屁股有一定时间接触空气和阳光,使肌肤能自由自在的呼吸。

6.若不慎感染尿布疹,应保持患部干爽,可让小屁股适当暴晒于阳光下,患处不宜用力摩擦,清洗后应用棉质纱布吸干水分,并可局部涂油性的护臀膏,形成保护膜,以隔离刺激物。如有皮肤感染则需要用抗炎药膏。

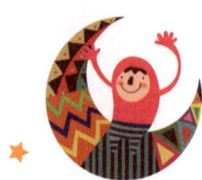

宝宝的第11个月

11个月宝宝的基本发育状况

身高

到了11个月时，宝宝的身体看上去越来越强壮了，与刚出生时的样子完全不一样了，这个月宝宝比上月身高增加了约1.5厘米左右。男宝宝的平均身高为73.9厘米，正常范围为68.94～78.9厘米；女宝宝的平均身高为72.5厘米，正常范围为67.7～77.3厘米。

体重

到了11个月时，宝宝的平均体重每月增加300～500克。这个月男宝宝的平均体重为9.54千克，正常范围为7.50～11.58千克；女宝宝的平均体重为8.96千克，正常范围为7.02～10.09千克。

头围

到了11个月时，男宝宝的平均头围为45.8厘米，正常范围为43.2～48.4厘米；女宝宝的平均头围为44.8厘米，正常范围为42.4～47.2厘米。

胸围

到了11个月时，男宝宝的平均胸围为45.9厘米，正常范围为41.9～49.9厘米；女宝宝的平均胸围为44.7厘米，正常范围为40.7～48.7厘米。

前囟

到了这个月会有一部分宝宝前囟接近闭合。囟门缩小不明显的宝宝要具体分析情况。

视觉

从半岁到一岁，是宝宝视觉的色彩期，11个月的宝宝能准确分辨红、绿、黄、蓝四色。此时宝宝特别喜欢看颜色鲜艳的、对称的、曲线形的图形，更喜欢人脸和小动物图画，喜欢看活动着的物体。

听觉

这个时期的宝宝说话处于萌芽阶段，尽管能够使用的语言还很少，但令人吃惊的是他们能够理解很多大人说的话。对成人的语言由音调的反应发展为能听懂语言的词义。如问宝宝"电灯呢？"宝宝会用手指灯；问宝宝"眼睛呢？"宝宝会用手指自己的眼睛，或眨眨自己的眼睛；听到大人说"再见"，宝宝会摆手表示再见；听到"欢迎、欢迎"的声音，宝宝也会拍手。

嗅觉

到了 11 个月时，宝宝的嗅觉已经发育接近成熟，几乎和成人一样了，能区别不同的气味。开始闻到一种气味时，有心率加快、活动量改变的反应，并能转过头朝向气味发出的方向，这是宝宝对这种气味有兴趣的表现。爸爸妈妈可以给宝宝闻各种花的味道或者一些香水的味道，能很好的锻炼宝宝的嗅觉，也可以适当地给宝宝闻一些醋的酸味和臭豆腐的臭味之类，让宝宝的嗅觉更全面。但是不要过多的让宝宝闻不好的味道，这会让宝宝难受。

味觉

到了 11 个月时，宝宝的味觉已经很敏锐，对味道的包容也各不相同，味觉非常敏感的宝宝一般食量都较小；不管什么都吃得很多的宝宝，对食物的味道就不太计较。因此爸爸妈妈要更多耐心给挑剔的宝宝喂食。

运动能力

到了这个月，宝宝的运动能力比上个月强多了。11 个月宝宝的特点是变得越来越独立了——能独自站立、弯腰和下蹲。上个月时，宝宝好不容易才能抓住一样东西站立起来，到了这个月，宝宝自己能够抓着东西站立了。上个月能扶着东西站立的宝宝，现在都扶着东西走了。发育快的宝宝，能什么也不扶着而独自站立一会儿了。挪动方式也是多种多样的，有爬的，有扶着东西走的，有坐着挪动的，有东倒西歪地独自走的等等。如果爸爸妈妈握住宝宝的双手，让他站立起来，许多宝宝就会双脚交替地迈步，可以让宝宝少量的练习走步。

语言能力

11个月大的宝宝，在大人的提醒下会喊爸爸、妈妈，会叫奶奶、姑姑、姨等；会一些表示词义的动作，如竖起手指表示自己1岁；能模仿大人的声音说话，说一些简单的词。宝宝还可以正确模仿音调的变化，并开始发出单词。宝宝正在开始明白很多简单词语的意思，所以，这时候不断和宝宝说话比以往任何时候都更重要。爸爸妈妈应该用成人的语言把宝宝说的词语再重复说给他听，这样宝宝会从一开始就会接受良好的语言模式。比如，如果宝宝要"叭叭"（杯子），你要很温和地强调这个词的正确发音，反复问他"你要杯子吗？"在这个阶段，爸爸妈妈最好尽量避免使用儿语。

认知能力

11个月时，宝宝的认知能力发展仍较快，宝宝乐于模仿大人面部表情和熟悉的说话声，自言自语地说些别人听不懂的话。不过，宝宝现在已经会听名称指物，当被问到宝宝熟悉的东西或画片时，会用小手去指，大人给予鼓励时，更能激发宝宝的学习兴趣；还会试着学小狗或小猫的叫声。现在，宝宝开始把事物的特征和事物本身（如狗叫声与狗）联系起来，对书画的兴趣越来越浓厚。

社会交往能力

11个月时，宝宝意识到他（她）的行为能使大人高兴或不安，因此也会想尽办法令爸爸妈妈开心。宝宝已经能很清楚地表达自己的情感。有时，他（她）独立得像个"小大人"，而有时又表现得很淘气。宝宝有时会将玩具扔在地上，然后希望大人帮他捡起来，但大人捡起来后宝宝还会再扔，并在反复扔玩具的过程中体会乐趣。宝宝对陌生的人和陌生的地方依然感到害怕，和妈妈分开会有强烈的反应。宝宝会表现出对人和物品的喜爱。

这个阶段的宝宝，心情也开始受妈妈的情绪影响。宝宝喜欢和成人交往，并模仿成人的举动。在不断的实践中，宝宝会有成功的愉悦感；当受到限制、遇到"困难"时，仍然会以发脾气、哭闹的形式发泄因受挫而产生的不满和痛苦。

宝宝现在和其他孩子在一起时，也会坚持一下自己的意愿了，为宝宝找一些经常在一起玩的小伙伴，是鼓励宝宝发展社交技能的好方法。但是，爸爸妈妈要知道这个年龄的宝宝仍然太小，还不能理解交朋友是怎么回事，安排宝宝和小伙伴们一起玩可以为宝宝学习与别人交流、互动打下良好基础。

本月的喂养方法

这个月宝宝营养需求和上个月差不多。到了这个阶段，宝宝开始表现出饮食个性化差异，有的宝宝喜欢吃米饭，有的宝宝喜欢吃面条，有的宝宝就爱吃肉，一点蔬菜也不吃，有的宝宝爱吃火腿肠等熟肉食品。宝宝的食量大小也差异很大，食量大的宝宝每顿能吃一小碗米饭，而食量小的可能就吃几小勺。

无论宝宝的食量大小，从这个月开始，要培养宝宝良好的进食习惯。只有好的进食习惯才能保证宝宝的进食量，让宝宝的身体得到充足的营养供给，身体才会健康。对于爱喝牛奶的宝宝，妈妈要通过变化食物的花样，让宝宝对食物产生兴趣和好感，激发宝宝的食欲，同时有助于消化腺分泌消化液，使食物得到较好的消化。虽然宝宝的消化能力增强，但是宝宝的胃容量有限，仍不能一次消化很多食物，一日三餐不能满足宝宝生长发育的营养需求，除了喝牛奶（奶粉）外，还应给宝宝添加两次点心，一般时间安排在上午 10 点，下午 3 点。点心不要选择太甜或者耐饥的，否则会影响下一餐的正常进食。注意，巧克力等糖果不能作为点心。

这个阶段，对于食量较大的宝宝，妈妈要提防宝宝肥胖问题。这个阶段的宝宝单纯减少食量比较困难，所以可以从控制宝宝的饮食结构入手，多吃蔬菜、水果，多喝水，少吃主食，饭前也可以先喝一些淡果汁，这些都是控制体重的好方法。因为宝宝生长发育蛋白质需要量较大，所以不能控制奶和蛋肉的摄入。

到了这个阶段，如果母乳还较好，只要不影响宝宝对其他食物的摄入，可以继续喂下去。有的妈妈觉得现在的配方奶粉较好，就让宝宝以喝奶为主，这种做法是不对的。摄入的食物太少会让宝宝失去锻炼咀嚼和吞咽能力，也可能会影响宝宝味觉的发育，日后可能会出现偏食。

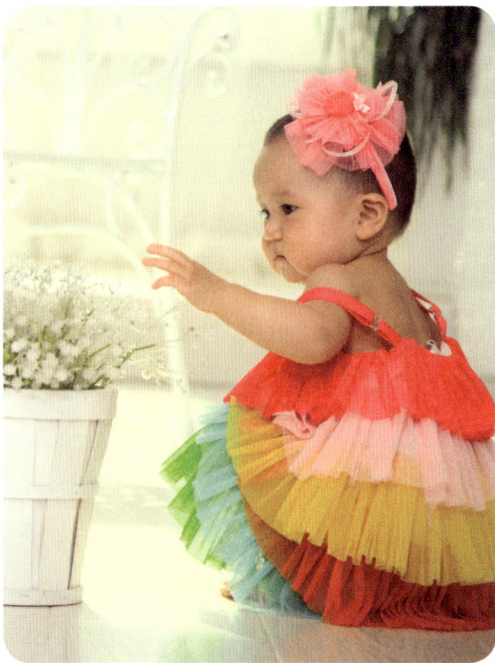

第11个月宝宝的重点能力训练

运动能力训练

独站训练：扶着宝宝站好后，妈妈把手撒开，让他独自靠着床头或墙站立片刻，然后给宝宝玩玩具分散注意力，使他一点点儿减少依靠的力量，逐渐能够自己稳稳地站立。温馨提示：训练宝宝独站时，爸爸妈妈在旁边一定要保护好。

扶走训练：继续让宝宝扶着床栏或扶手站立，然后左右横行迈步，宝宝迈步逐渐稳健以后，开始训练宝宝扶着椅子或推车往前迈步了。妈妈用宝宝喜欢的玩具在前面引逗，爸爸可以护着宝宝并轻轻推着小车或椅子往前，让宝宝慢慢走向妈妈；或者爸爸用双手扶着宝宝往前追妈妈，宝宝迈步不再摇摇晃晃以后，爸爸可以逐渐放开手改为单手，然后再过渡到用小棍子或玩具各捏一头引领宝宝往前走。温馨提示：宝宝练习的地方一定要宽敞，以免摔倒时碰伤。

弯腰训练：当宝宝扶着站在床栏旁的时候，让宝宝用一只手把床栏牢牢抓住，妈妈在和宝宝一起玩玩具时，假意把玩具掉地上，叫宝宝掌握好平衡的同时，训练蹲下或弯腰用另一只手去捡玩具。每天反复练习几次，既增进了母子间的感情，又锻炼了宝宝的腰部力量，为全身协调地行走打好基础。

涂画和搭积木：让宝宝坐在小桌前，给他准备一块画板和画笔，妈妈先随便画出一个小动物或宝宝认识的物品吸引宝宝注意，然后扶着宝宝的小手教他先学用全手掌握笔，然后在画板上涂画。宝宝拿稳笔后就可以放开手，让宝宝自己乱涂乱画，若宝宝只会用画笔在画板上乱敲也别轻易打断或纠正，反而要夸奖和鼓励宝宝继续练习。一段时间以后宝宝就会涂写了，以此训练宝宝手指的灵活性。另外，也可以教宝宝练习搭积木，先给宝宝做示范，拿几块积木一块一块的搭起来，让宝宝看着然后学着搭，宝宝只要搭上一块也要给予表扬。搭积木训练能锻炼手的动作进一步协调灵活。

言语能力训练

学"押韵"发音训练：宝宝发音越来越标准，吐字也越来越清楚了，而且也知道了许多语音的意义。这个时候，妈妈可以和宝宝一起阅读一些低幼读物或给宝宝讲短故事念儿歌，最好是有关动物、玩具或他最熟悉喜欢的事物，妈妈尽量用一两个简单的单词念给宝宝听，如讲到小狗的故事时，可以对宝宝说"宝宝，小狗是怎样叫的，是不是汪汪叫"。给宝宝念的儿歌最好要简短而且押韵，念的时候注意技巧，押韵的词要重读发音，如"你拍一，我拍一，一个小孩开飞机"读的时候缓慢而且将字拉长，念成"开—飞—机"，以强调最后那个押韵的字。再念一遍的时候故意不说出最后的一个字，等着宝宝自己说出来，或者做出相应的口型。如此反复进行，宝宝就能逐渐跟着妈妈把最后一个押韵的词都说出来了，宝宝的语言表达能力也得到了相应的提高。

认知与社交能力训练

味觉刺激训练：妈妈在给宝宝添加食物补充营养的时候，不防偶尔做个小实验刺激宝宝的味觉发育。把榨出来的水果汁、菜汁等给宝宝尝过后，如果发现宝宝很喜欢，告诉他这就是"甜的"，并观察宝宝的表情；然后拿一把小勺舀一点醋再让他尝尝，或放在宝宝的鼻子前让他闻闻，宝宝可能会由于太酸咧开嘴伸出舌头，甚至转过头去躲开这种刺鼻气味，然后别忘了告诉宝宝"这是醋，醋是酸的"。也可用苦瓜等味来进行此训练，在教宝宝认识味道的同时还能刺激舌头上的味蕾，开发嗅觉、味觉与动作的联系。

认识事物的特点：和宝宝一起阅读翻看动物的图书或带宝宝到动物园，在宝宝认识了各种动物后进一步教他观察各种动物的局部特征。如熊猫的眼睛有黑圈，兔子的耳朵长，长颈鹿的脖子长，大象的鼻子长等，反复教认并让宝宝在自己身上指出相应的器官，每次教认一两个就行，宝宝觉得累了或烦了就停止练习。让宝宝通过认识、观察和比较来提高分析和理解的能力。

大小和形状的训练：在日常的玩耍中，妈妈可以通过搭积木游戏给宝宝示范，大块积木放在下面，小块积木放在大块积木的上面或前面，也可以通过水果或食物来引导宝宝区分"大和小"的概念；如果有不同形状的物品，比如圆形或方形的饼干，可以同时拿出来摆放在一起，让宝宝观察并重复告诉他哪个是圆，哪个是方，多次以后就用口令让他拿圆形或方形的饼干，拿对了就奖励宝宝吃，很快宝宝就学会分辨大小和形状了。这种方法可以在早期培养宝宝对物体的认识和分辨能力，以及实物存在空间的想象能力。

喂饭困难

这个阶段的宝宝，运动量大，对周围的世界有了一些了解，开始淘气了。好动的宝宝，只要醒着就会不停地折腾，到了吃饭的时间也不停下来，还要玩，不好好吃饭。大人怕宝宝饿着，就跟着宝宝一口一口地喂，时间长了，宝宝就养成被追着喂的坏习惯。

如果宝宝有了被追着喂的习惯，一定要及时纠正。只要到了吃饭时间，就把宝宝放到餐椅上，如果宝宝不高兴，不爱吃，或者不太饿，也不要强把饭送到嘴边。宝宝如果真饿了，自然会听话，乖乖吃饭。

另外，还可以让宝宝同大人一起进餐，用愉快的就餐氛围感染宝宝同大家一起吃饭。有的妈妈会说，宝宝一上餐桌就满手抓，很恼火。这个情况是很正常的，妈妈要有耐心，宝宝可以用手抓的就让他抓着吃，不能抓的就让宝宝锻炼使用餐具。千万不要因为宝宝自己吃不好，就拒绝宝宝自己进食。妈妈可以准备两份餐，一小份给宝宝自己动手吃，一份由妈妈喂，因为宝宝自己可以自由使用餐具对于宝宝来说也是一种游戏，慢慢地，宝宝就会喜欢吃饭的。

偏食

中国大约有 2/3 的儿童都有特别偏爱或者拒绝吃某种食物的习惯。究其原因，大多是受爸爸妈妈及家庭饮食习惯影响。因为宝宝的模仿力强，若模仿对象中存在偏食现象时，往往无形中会影响宝宝不吃或讨厌某种食物，而表现出偏食的状况，爸爸妈妈没有正确的营养知识，造成宝宝只吃爸爸妈妈认可的食物，久而久之便容易造成宝宝偏食。

此外，如果宝宝有过不愉快的进食经验，比如被鱼刺卡过、被热汤烫到、菜品味道不佳等，都会造成宝宝对食物的不好印象，造成宝宝拒吃或害怕吃的心理。针对偏食的宝宝，首先爸爸妈妈以及家人都要改变一下，要让家里的餐桌上的菜品丰富。妈妈可以针对宝宝不爱吃的食物，变换花样让宝宝吃，比如不吃鱼肉，可以做鱼肉饺子吃；不吃萝卜，可以把萝卜同宝宝喜欢吃的肉混合炒菜，或者做馅包成包子、饺子。也许宝宝吃几次，就不再挑了。

睡眠困难

到了这个月出现睡眠不好的宝宝，可能出现宝宝夜间做噩梦的情况。比如白天被小狗吓到、学走路时不小心摔跤了、妈妈不见了要找妈妈、或者白天玩的太兴奋等。这些都会刺激宝宝晚上做噩梦，睡眠不好，出现夜啼。这个阶段，有的宝宝会按照自己的睡眠习惯固定时间入睡。

无论那种原因引起宝宝睡眠困难，如果宝宝每隔2～3小时出现轻度哭闹或烦躁不安时可采取轻拍或抚摸宝宝，让宝宝重新入睡。不要一听到宝宝有动静，就马上又抱又哄，或给宝宝喂奶和喝水，这样会养成宝宝夜间经常醒来的坏习惯。如果宝宝半夜醒来睡不着，要求妈妈陪着玩，妈妈一定要想办法让宝宝尽快入睡。

天生气质倾向过度敏感、无规律、反应强度高或低的宝宝一般晚上睡眠都不好，但只要饮食、发育增长没问题就不必太担心。此外，要给宝宝营造一个安静、舒适的睡眠场所。被褥薄厚合适、灯光可暗些。

婴儿肥胖

从第10个月开始，宝宝的辅食逐渐变成正餐。很多食量较大的宝宝不仅吃米饭、粥、鱼肉，而且奶粉（牛奶）的量并没有减少，父母的心情一般都是宝宝只要能吃，相比那些不愿意吃饭的宝宝来说好照顾，但是长时间这样过量饮食，会造成宝宝慢慢发胖。肥胖的宝宝不愿意锻炼，站立、行走也都晚，成年以后，容易患高血压、心脏病和各种血管异常的疾病。一般的宝宝可以不测体重，但是明显肥胖的宝宝一定要测体重。每隔10天左右量1次，如果每次增加量超过200克以上，就是过胖，必须控制饮食。控制饮食要先从牛奶（奶粉）量开始减少，或者把牛奶（奶粉）一部分量换成乳酸饮料。

如果宝宝的体重10天左右增加超过300克时，不仅要减少牛奶（奶粉）量，还要考虑宝宝摄入的主食过量，减少米饭或者面食的量。刚开始减量，宝宝肯定不适应，如果宝宝喊饿，可以在饭前让宝宝吃些水果，所有食物的减量都要逐渐减少，不能骤减。经过上述措施，肥胖宝宝的体重最后控制到平均每天增长10～15克的范围，就算成功了。

便秘

到了这个月，宝宝每天一次的大便规律突然改变了，变成两三天一次，大便又干又硬，而且每次宝宝排便都比较困难，小脸憋的通红。这就说明宝宝便秘了。这个阶段宝宝发生便秘主要有两种情况：

1. 宝宝在断母乳过程中每天的饮食量不足。这种情况下，宝宝体重增加缓慢，或者停止增重。

2. 给宝宝吃的食物做的过软、过精细。精细的食物易消化，含纤维素少，消化后残渣少，造成大便减少，不能对肠道形成足够的排便刺激，以致大便在肠管内停留时间过久而形成便秘。这种情况下，宝宝饮食量充足，体重增加正常。

看看自己的宝宝属于上面哪种情况。如果饮食量不足，应该是宝宝不习惯一日三餐，妈妈应努力变换花样让宝宝多吃一些。如果是饮食过于精细，应让宝宝增加食入富含纤维的食物，比如菠菜、卷心菜、韭菜、小白菜等。宝宝不喜欢吃蔬菜的，可以把蔬菜剁碎与肉蛋一起做成馅料，包成包子、饺子。便秘的宝宝可增加水果的摄入量，一般宝宝都可以接受可口的水果，比如香蕉、西瓜。清晨时让宝宝空腹喝凉白开水。

宝宝发生便秘，不主张使用泻药，因为小宝宝使用泻药后可能导致腹泻。如果宝宝因为便秘，表现出哭闹、烦躁，爸爸妈妈可以用开塞露帮助宝宝排便，不过开塞露虽然通便效果好，但不能常用。预防便秘比治疗便秘更重要。所以，宝宝的日常饮食要充足，不要过于精细，同时训练宝宝定时排便的好习惯。

温馨提示：有些宝宝在比较小的月份时，就形成了三天便一次的习惯，虽然大便也有些硬，但是每次都自然排出，宝宝的生活也没有受到任何影响，可以不用管，这是宝宝特别的正常状态。

左撇子

到了这个阶段，宝宝每天同爸爸妈妈互动的时间越来越多了。有的爸爸妈妈可能不经意间，发现自己的宝宝总是喜欢用左手，无论是接玩具、抓饼干，还是用小勺，都喜欢先用左手。发现宝宝喜欢用左手也多数在这个月份。很多爸爸妈妈会刻意让宝宝改变使用左手的习惯，觉得应该同大多数人一样使用右手更好。

事实上，人是右撇子还是左撇子都是天生的，并不是因为左手使用的多了就成了左撇子。用左手还是用右手，这是其所有者的自由。大脑对手的控制是交叉的，左脑是管人的右边的一切活动的，具有语言、概念、数字、分析、逻辑推理等功能；右脑是管人的左边的一切活动的，具有音乐、绘画、空间几何、想象、综合等功能。

宝宝是用手开始触摸这个世界的，也是创造性地使用手的开始。发挥宝宝的自己的创造力是很重要的。如果爸爸妈妈总是强迫左撇子改用右手，就是限制了宝宝好用的手，就是束缚由宝宝用手去进行创造。强行纠正左撇子还可能造成宝宝语音不清、口吃、唱歌走调、阅读困难、智力发育迟滞。所以，宝宝自己觉得用哪只手方便，就让宝宝用哪只手，爸爸妈妈最好的态度就是顺其自然。

和宝宝聊天

现在，宝宝正在开始明白很多简单词语的意思，所以，这时候不断和他说话比以往任何时候都更重要。你应该用成人的语言把宝宝说的词语再重复说给他听，这样宝宝会从一开始就接受良好的语言模式。比如，如果宝宝要"叭叭"，你要很温和地强调这个词的正确发音，反复问他"你要杯子吗？"。在这个阶段，你最好尽量避免使用儿语——虽然这很好玩，但正确的发音更有利于宝宝的发育成长。

和宝宝对话是鼓励他提高语言技能的一个好方法，虽然有时这会让人觉得有点傻。当宝宝瓜啦瓜啦说着含糊不清的句子时，你要及时地回应他。这时，宝宝很可能会喜笑颜开，继续说下去。

不久，你可能会懂得宝宝的一些词语或者手势的意思了。这时期一个非常重要的方法：当宝宝指着一个东西时，你一定要马上告诉他这个东西的名字，或者你主动指着东西说出名字，这样能帮助宝宝学习事物的名称。

把你自己正在做的事情一步步讲给宝宝听——不管你是在切菜做晚饭还是在叠衣服，都可以不断告诉宝宝。你也可以一边唱儿歌一边配合歌词做操作表演给宝宝看（比如挥着手说"再见"），来帮助宝宝学习识别关键的词汇和短语。

宝宝很快就会开始把词汇和意思联系起来。用不了多久，他就会跟着你一起拍手，看着妈妈叫"妈妈"，看到爸爸走进房间就叫"爸爸"了（不过在这个阶段，宝宝还很会混用"爸爸""妈妈"这两个词）。

要开始给宝宝设规矩了

　　宝宝现在已经能够听懂简单的指令了。尽管当你说"不"时，他可能会故意装作没听见。（为了让你的话更有分量，请不要太轻易而频繁地对宝宝说"不"，应该在设定重要规矩的时候才用这个词，不然宝宝会听疲了，你的话就失去了作用）。也许宝宝到了明天多半就记不住你今天说的话了，但现在给宝宝设定某些界限，并开始教他一些重要准则，不会为时过早！要经常给他讲什么是对的，什么是错的；什么是安全的，什么不安全。

　　你的判断是最好的指导原则。比如，你不让宝宝吃第二个小蛋糕，并不是因为你对他不好，你是在为宝宝的身体健康设定一个规矩。如果他拽小狗的尾巴，你应该把他的手拿开，看着他的眼睛，对他说"不行，这样会伤害到小狗的。"然后，引导宝宝用手轻柔地抚摸动物。

　　小家伙对探索的渴望，胜过他想听你警告的意愿，所以，你有责任保护他、教育他。有些看起来是执意违拗的举动，实际上，不过是宝宝天生的好奇心的自然流露，他只是想了解一下这个世界到底是怎么一回事。

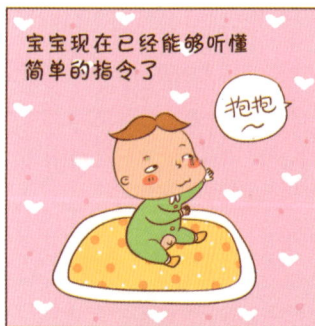

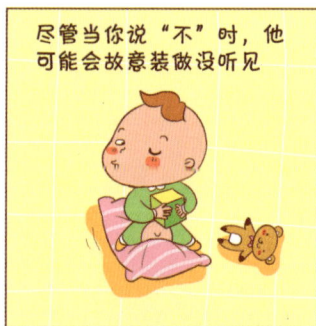

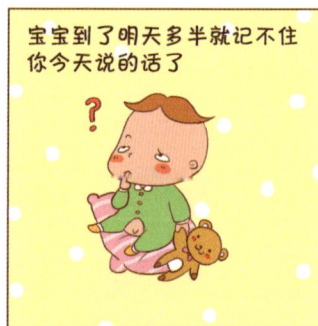

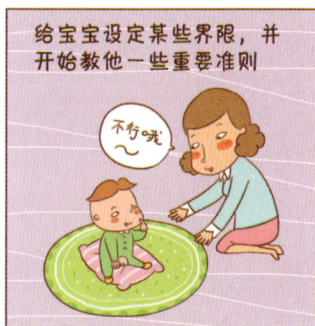

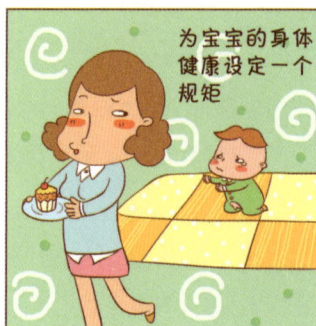

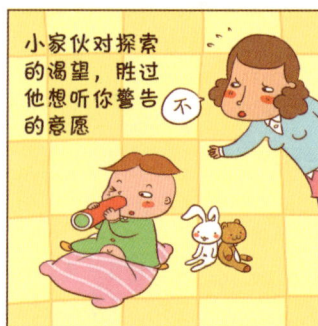

宝宝现在已经能够听懂简单的指令了

抱抱~

尽管当你说"不"时，他可能会故意装做没听见

宝宝到了明天多半就记不住你今天说的话了

给宝宝设定某些界限，并开始教他一些重要准则

不行哦~

为宝宝的身体健康设定一个规矩

小家伙对探索的渴望，胜过他想听你警告的意愿

不

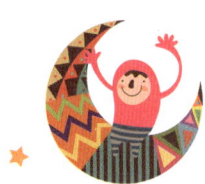

宝宝的第12个月

12个月宝宝的基本发育状况

身高

到了第 12 个月，宝宝看上去更匀称和机灵了，生长指标也呈现缓慢的增长，比 11 个月时平均增长了 1.2 厘米左右，比出生时增长 25 厘米左右，大约为出生时的 1.5 倍。男宝宝的平均身高为 75.3 厘米，正常范围为 70.1 ～ 80.5 厘米；女宝宝的平均身高为 74.0 厘米，正常范围为 68.6 ～ 79.2 厘米。

体重

到了第 12 个月，宝宝的体重达到出生时的 3 倍，比 11 个月时平均增长 230 克左右。男宝宝的平均体重为 9.78 千克，正常范围为 7.68 ～ 11.88 千克；女宝宝的平均体重为 9.2 千克，正常范围为 7.21 ～ 11.21 千克。

头围

到了第 12 个月，头围比 11 个月时平均增长 0.33 厘米左右。男宝宝的平均头围为 46.3 厘米，正常范围为 43.7 ～ 48.9 厘米；女宝宝的平均头围为 45.2 厘米，正常范围为 42.6 ～ 47.8 厘米。

胸围

到了第 12 个月，宝宝的胸围几乎等同于头围，男宝宝的平均胸围为 46.2 厘米，正常范围为 42.2 ～ 50.2 厘米；女宝宝的平均胸围为 45.1 厘米，正常范围为 41.1 ～ 49.1 厘米。

前囟

宝宝的前囟继续缩小，一般到 12 ～ 18 个月时闭合。这个月里宝宝前囟接近闭合的逐渐增加。

视觉

到了第 12 个月，宝宝两眼的调节功能已经比较好了，能区别垂直线与横线，能分别物体的大和小，目光能跟随坠地的物体。视觉能力发展较快，能有意识的集中注意力，视觉记忆也不断提高，宝宝喜欢认图片，并能够对物品的细小部分进行区别，比如一个带红色小花的玩具和一个不带红色小花的玩具。

听觉

到了第 12 个月，宝宝的听觉已经越来越灵敏了，并且对听音的理解与转化能力也越来越强。不仅能够听懂大人们一些简单的吩咐，而且还能够会意大人语调变换的含义，能按大人的指令行事。对一些轻音乐，比如"催眠曲"等会表现出愉快的情绪，而对于那些节奏强烈的声音，则会表现出不愉快。

嗅觉

第 12 个月也是宝宝嗅觉发展比较灵敏的一个时期，宝宝尤其喜欢那些芳香的气味，但偶尔用一些稍稍刺鼻的宝宝不太喜欢的气味（如酸醋），或者宝宝不小心拉的大便的味道等刺激下宝宝，也能够增加宝宝的嗅觉经验，间接让宝宝知道大便的气味不好闻而不能随处大小便，养成良好的生活习惯。

味觉

12 个月宝宝的味觉已经和成人的能力大体相当了，对于自己喜好的甜味或者盐的咸味，宝宝会用表情表现出来。这个时候是宝宝味觉发育的关键期，这段时间最好让宝宝尝试尽可能多种类的食物增加不同经验。宝宝通过品尝各种食物，可促进对很多食物味觉、嗅觉及口感的形成和发育，也是宝宝从"流食—半流食—固体食物"的适应过程。如果在这个感受性较强的时期，宝宝有了对各种食物的品尝体验，他会拥有广泛的味觉，以后就乐于接受各种食物。

运动能力

现在宝宝站起、坐下，绕着家具走的行动更加敏捷，爬行的速度越来越快，各种体位转换都更加熟练了。宝宝站着时，能弯下腰去捡东西，也会试着爬到一些矮的家具上去。宝宝在父母之间，可以不用扶着独自行走 2～3 步。有的宝宝甚至已经可以蹒跚地自己走路了，尽管时常要摔跤，但对走路的兴趣很浓，总想到处转转。宝宝双手的协调能力已经越来越强了，喜欢将东西摆好后再推倒，喜欢将抽屉或垃圾箱倒空，喜欢把玩具一样样扔进箱子里。

语言能力

12个月的宝宝见到爸爸和妈妈时，能主动称呼"爸爸""妈妈"，出现有意义的语汇，还会说"奶奶""娃娃""狗狗"等。宝宝还会使用一些单音节动词，如"拿""给""掉""打""抱"等，用来表示自己的一个特定的动作或意思。宝宝会利用惊叹词，例如"ohoh"等。宝宝能听懂大人的命令，听故事的时候还会有表情反应等。日常生活中宝宝可以和爸爸妈妈进行简单的语言对话了。

认知能力

这个阶段的宝宝记忆力发展飞速，已经能够指认身体的4～5个部位，还能认出几种简单的动物，能够分清物品的大小，对生活中的各种事物都充满了好奇。宝宝将逐渐知道所有的东西不仅有名字，而且也有不同的功用，他将这种新的认知行为与游戏融合，喜欢用新方法玩玩具，而不是单纯的敲敲打打。比如，宝宝拿起电话的时候，已经不会满足于用整个手掌抓或是在桌子上敲，而是会细心的观察上面的按键，会用一个手指去按，宝宝可能已经会反射性的意识到，当爸爸或妈妈不在家的时候，用它就能找到他们。

社会交往能力

这个月的宝宝比以前更喜欢情感交流活动，还懂得采取不同的方式，已初步建立起害怕、生气、喜爱、妒忌、焦急、同情等感情。宝宝对父母的情感依赖也更加强烈，对特定的人有强烈的正面或负面的情绪反应。宝宝独自玩简单的玩具让他觉得惊奇时，宝宝也会突然自己发笑。此时的宝宝开始倔强，还会当众炫耀自己，当宝宝做了某件事引起爸爸妈妈或客人的哈哈大笑或夸奖时，他会得意地一遍遍重复这个动作，逗别人高兴。宝宝已经能意识到什么是好，什么是坏，而且能够听从爸爸妈妈的劝阻，对大人们否定的语言、语气甚至眼神也能应答。比如听到妈妈喊"不要动、不要拿"的时候，宝宝会把正要拿起的物品放下，或者用手势表示自己简单的需要。这个时候的宝宝还显示出更大的独立性，不喜欢被大人搀扶和抱着，喜欢自由自在的活动；但又喜欢和成年人交流，为了引起大人的注意，宝宝会主动讨好大人或者故意淘气；还特别喜欢模仿大人做一些家务事。

本月的喂养方法

到了这个月大部分宝宝都要断离母乳了。一直吃母乳的宝宝，可以用配方奶粉代替。这个月的宝宝每天的奶量是 200 ～ 500 毫升。一日三餐两点心，要保证宝宝吃的营养均衡。

有的家长怕宝宝的营养不足，盲目的给宝宝补充多种维生素片、牛初乳、蛋白粉等高营养素食品。过多的食入蛋白质，而减少了碳水化合物的摄入，身体为了有足够的热量，将会利用蛋白质产热，蛋白质分解产热时会间接产生一些有害物质，加重宝宝肝肾负担，另外蛋白质代谢还会造成血液酸化，引起宝宝周身酸痛不适，甚至出现厌食、烦躁、哭闹等症状。

这个月的宝宝大部分都可以轻松进食固体食物。所以有的家长会给宝宝购买一些儿童小零食吃，而且大多宝宝都喜欢小零食，因为零食通常口味较重。要注意小零食的质量参差不齐，很多不符合宝宝的营养需求，不能让零食填充了宝宝的肚子，影响了正餐的摄入量。

Tips

本月宝宝智能发展测评

1. 大动作：宝宝可以在父母之间独立行走 2 ～ 3 步；宝宝可以自己扶着沙发或床，独自站起、蹲下。

2. 精细动作：宝宝可以模仿大人用笔在纸上涂鸦，如画道、戳点；宝宝自己会搭 1 ～ 2 块积木，而且积木不会倒。

3. 言语：如果平时注意训练宝宝模仿各种动物叫声，此时宝宝应该可以模仿至少 5 种动物的叫声。

4. 认知：问宝宝"你几岁了"，宝宝会竖起食指表示 1 岁或者能同时说"1"。

5. 行为：宝宝已经可以理解简单的话语，同时给予配合，比如让宝宝把手里的玩具给妈妈，宝宝会开心地给妈妈。

6. 自理：宝宝已经可以自己拿着小勺，将饭送入口中了。

第12个月宝宝的重点能力训练

运动能力训练

独走训练：在上个月宝宝拉着爸爸妈妈的手迈步训练的基础上，设法创造一个引导宝宝独立迈步的环境。可以在公园的草地上，扶着宝宝和其他小朋友追逐嬉戏。在宝宝心情不错的时候，爸爸扶着宝宝，或让宝宝靠墙或大树站好，妈妈退后几步，伸开双手鼓励宝宝"走过来找妈妈"。当宝宝第一次独自迈步走时，妈妈要往前迎接一下，避免他因为第一次尝试就摔倒而拒绝练习。看宝宝独自迈步日趋稳健以后再逐渐增加距离。这样反复练习，用不了多长时间，多数宝宝就能够学会走路了。

蹲下站起：继上个月的弯腰训练后，宝宝的平衡能力进一步提高，现在可以着重训练他从独自站立到蹲下或坐下，以及在床上或地上从卧位到自己独立站起了。训练的时候尽量让宝宝转移注意力，身体放松，蹲的时候先屈膝盖，站的时候使他提高重心，反复多次练习，锻炼双下肢的承重能力，充分发挥下肢关节的灵活性。

踢静止的球：可以扶着宝宝在草地上练习踢球，球最好是静止的较软的，体积稍大。爸爸妈妈先要给宝宝做示范，扶着他用一只脚支持自己的体重，另一只脚稍稍抬起，当身体平衡以后抬起的脚去踢前面的球，让球滚动起来，这样宝宝会觉得很开心，比较容易练习。而且能够锻炼他全身动作的协调及平衡能力。

温馨提示：练习时可以给宝宝一定的支撑，防止宝宝多次被球绊倒。

手的动作训练：日常生活中的琐事都能够锻炼宝宝手部的精细动作，让宝宝自己用手拿瓶喝水，拿勺吃饭，拿笔画画，和小朋友一起扔玩具玩，拉开抽屉取东西等。爸爸妈妈也可以准备一些宝宝读物，最好是不易让宝宝受伤又不容易撕烂的，如布书之类。一边陪同宝宝阅读讲解，一边教宝宝翻看。每次看的时候，妈妈都要按顺序一页一页翻开，然后再让宝宝照着做，就算他只是会拍拍书本扔掉，或者两三下就翻完，只要有进步时就要给予鼓励。随着不断地训练，再加上宝宝空间知觉的逐渐发展，自然会一页一页按顺序翻看了。

言语能力训练

日常生活中的亲子对话：随着宝宝肢体语言的不断丰富，宝宝的日常生活已经不需要太过安静，生活中出现的各种声音如吸尘器的声音、水龙头的流水声、洗衣机的声音等，都可以让宝宝用语言去模仿。此时，宝宝总是好奇妈妈在做什么、说什么，因此，妈妈不妨边做家务边和宝宝说话，"宝宝，呲呲……是炒菜的声音"，"油冒烟啦，会烫手的"，让宝宝跟随妈妈往同样的方向去看，去寻找目标，让宝宝自己亲眼、亲耳确认妈妈口中说的与自己看到的是相同的事物，既促进了宝宝语言的发展，也培养了宝宝的辨识联想能力。

认知与社交能力训练

拆装玩具训练：这个时候可以开始对宝宝进行智力开发训练了，给宝宝一些能够拆开，又能够再重新组合到一起的玩具，先自己示范教宝宝拆开，然后按照原来的样子装回去。宝宝会觉得新奇有意思而跟着做，重复地装和拆，帮助宝宝组合成功后，宝宝会觉得比较有成就感，如果大人再夸奖一下，那么宝宝就会更感兴趣了。再给宝宝准备一个收玩具的盒子，教宝宝把玩具一样一样放进去，既培养了宝宝对物品的认知和记忆能力，也间接使宝宝养成一些良好的生活习惯。

温馨提示：让宝宝玩能组合的玩具时，一定要用拆开后零件的体积比较大的，以防止太小的零件被宝宝放在口中误吞下去，发生危险。

感受室外儿童锻炼器械，培养宝宝愉快情绪：爸爸妈妈在带宝宝到室外或公园活动的时候，看到其他小朋友玩秋千、滑滑梯或跷跷板等大型儿童运动器械，宝宝就会表现出异常高兴和兴奋的情绪。这时，可以适当地满足一下宝宝的好奇和兴趣，抱着宝宝一同荡秋千，滑滑梯等，动作要轻柔，以防伤到宝宝。这样有意识地让宝宝体验室外运动，可促进宝宝和其他小朋友的交流，也培养了宝宝的愉快情绪，使宝宝得到身心发展，并体验到室外运动的乐趣。

宝宝良好行为的培养：日常生活中，让宝宝按自己能力所及练习各种本领，比如，自己用双手捧着杯子喝水，自己练习用勺子吃上几口饭，自己伸手穿进衣袖，出门的时候自己把帽子拿了戴上等。在室外玩耍时，妈妈在给宝宝介绍各种事物的同时，别忘了教导他不要乱扔垃圾，不要摘公园的花等等。让宝宝从小就知道自己能做的事要尽量自己做，学会不做那些他非常想做而不应该做的事。这种训练是形成宝宝自我控制的第一步，为未来良好行为模式建立了牢固的基础。

宝宝腹泻

宝宝马上要满周岁了，宝宝的活动范围更大，日常饮食的品种增加，而且宝宝还可以自己动手吃饭了。这些情况都会增加宝宝腹泻的发生。

如果宝宝腹泻发生在11月末到次年的1月份之间，应该考虑为秋季腹泻。宝宝主要会表现为上吐下泻，大便像水样稀，一般没有咳嗽、打喷嚏等感冒症状，即使有感冒症状的，也很轻。主要症状中，呕吐一般会在1天内停止，少数会持续到第2天，但是水样腹泻会持续三四天，随后会变成质地均匀的有形便，伴有黏液。秋季腹泻主要是及时补充水分，爸爸妈妈可以用小勺不断给宝宝口服补盐液，一般4小时内，要喝干克体重的50倍的毫升量，比如宝宝10干克重，要让宝宝喝500毫升。一般第2天就可以喂点米汤、稀粥，不过大便还不会马上成形，但是宝宝精神会好一些，也会有食欲，可以给宝宝吃一点鸡蛋羹、鱼肉、豆腐，一般在家调养一周可以恢复健康。如果在最初的一天里，宝宝呕吐、腹泻都较严重，宝宝出现舌头干燥，皮肤失去弹性，表明宝宝开始脱水，要及时送医院打点滴治疗。

如果宝宝腹泻发生在6月份到9月份之间，应该考虑为夏季腹泻，主要是饮食过程中混进致病菌。宝宝细菌性的腹泻主要表现为突然的腹泻，多少伴有发热，宝宝情绪也不好，大便中除了黏液还带有脓血。细菌性的腹泻，要及时送医院就诊，及早使用抗生素。除了上述两个时间段，发生腹泻的，多数是由于宝宝吃多了，或者是饮食中添加了从来没有接触过的食物，或者吃了不易消化的食物。如果宝宝除了拉肚子外，还伴有呕吐、发热、脓血便，就要带宝宝到医院就诊。

疝气不愈

宝宝2～3个月时易发生疝气，情况不是很严重的，一般6个月后可以自愈。如果宝宝满1周岁了，疝气还不能自愈，就要考虑及早手术治疗了，因为宝宝的活动越来越多，强度也会越来越大，疝气不仅会影响宝宝的运动，而且还有发生"嵌顿"的危险。如果以前曾患有疝气的宝宝，突然剧烈哭闹，爸爸妈妈必须查看宝宝的疝气部位。如果不能用手复位，触摸时，宝宝疼痛加剧，那就是疝气发生"嵌顿"了，一定要及时到医院诊治。

宝宝总是睡得很晚

生活在现代社会中，一般爸爸妈妈都会睡得比较晚，如果宝宝睡晚些，对爸爸妈妈也是有利的，不然宝宝睡得早，起得就早，会影响大人的睡眠。有的爸爸妈妈了解到宝宝睡眠时是长个子的时间，怕宝宝睡得太晚，会影响宝宝长个。其实不用太担心，只要能够保证宝宝充足的睡眠时间，就不会影响宝宝长个子。当然，对于宝宝来说最好还是在晚上 10 点前睡觉。已经养成晚睡习惯的宝宝，妈妈可以尝试下面的方法来逐渐纠正。

1. 对于白天睡眠多的宝宝，要逐渐缩短白天的睡眠时间；对于精力较旺盛的宝宝，白天最好通过户外运动增加他的运动量。

2. 晚7～8点让宝宝减少剧烈运动，保持家庭安静，此时家里最好不要开启电视。

3. 让宝宝按计划提前洗漱完毕，提前进入睡觉程序。洗漱完毕直接上床，喝杯热奶，妈妈可以小声给宝宝讲故事或者聊天，让宝宝慢慢安静下来，为睡眠提供条件。

4. 卧室的灯光要调暗，创造一个良好的睡眠环境。

厌食

经常有妈妈说自己的宝宝厌食，不好好吃饭，事实上，真正有厌食症的宝宝是很少的。那么被带上厌食症帽子的宝宝，大部分是由于爸爸妈妈在护理宝宝过程中使用方法不当造成的。

很多宝宝同同龄的其他宝宝相比一直就是食量小，妈妈就觉得宝宝厌食、胃口不好。其实只要宝宝各方面发育正常，运动能力较好，精神、睡眠也都很好，就没有问题。食量小的宝宝，对食物往往是比较挑剔。到了这个月龄的宝宝，对于吃什么吃多少，已经有了自己的意愿，爸爸妈妈不要强迫宝宝吃大人认为他应该吃的量。爸爸妈妈可以做的就是让宝宝同家人一起吃饭，为宝宝准备丰盛的饭菜，让宝宝逐渐喜欢吃大人的饭。

还不开口说话

宝宝马上就要满 1 岁了，但是宝宝还是不开口说话。如果出现这种情况，先不必着急。宝宝开始说话的年龄差异较大，通常宝宝 1 岁时会发简单的音，如会叫"爸爸"、"妈妈"、"奶奶"、"吃饭"和"猫猫"等。但也有的宝宝在这个年龄阶段不会说话，甚至到了 1 岁半仍很少讲话。

爸爸妈妈应该想一下，宝宝在 5～6 个月时，喊他的名字时可以回头注视；7～9 个月时，让宝宝做各种动作（如欢迎、再见），他都能听懂，并能做出相应的动作，这些都是宝宝对语言的理解和反应。宝宝语言的发展是从听懂大人的语言开始的，听懂语言是开口说话的准备。若 1 岁左右的宝宝能听懂大人的语言，并能做出相应的反应，并会发出声音及简单的音，这就可以放心，宝宝会突然在某一天开口说话，并且一下子会说许多话。

如果妈妈是个不爱说话的人，在给宝宝做什么事情也不出声，这样宝宝就没有了学习语言的机会。因此，宝宝的话语很少，周围的大人要积极为宝宝创造听和说的条件，多与宝宝沟通，给宝宝讲故事，听儿歌，都会促使宝宝对语言的理解和开口说话。

踮着脚尖走

宝宝终于开始蹒跚着行走了。可是有些妈妈发现，宝宝经常用脚尖踮着走。有的宝宝妈妈说是用学步车的宝宝常会出现这种情况，慢

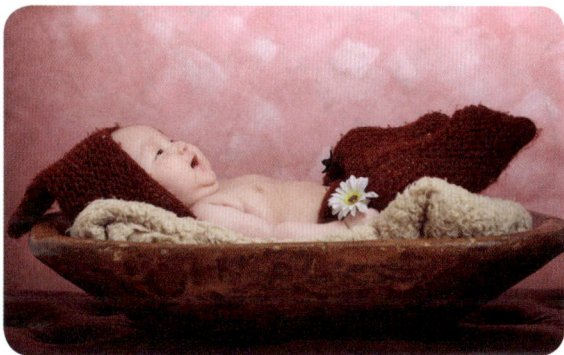

慢可以纠正。宝宝刚开始学会走路，姿势不正确很正常，不用担心。有的宝宝开始走路时，一条腿看上去成"罗圈腿"，另一条腿好像拖拉着，像个"小拐子"，这也是正常的。宝宝学习走路是有个过程的，等宝宝慢慢地会走了，走稳了，这些不良的姿态自然就会改过来了。如果宝宝经常踮着脚尖走，没有其他方面的发育迟缓，可能是宝宝在闹着玩，挑战自己的平衡能力，过一阵就不再这样了。

排除家庭意外事故隐患

　　宝宝可以爬了，有些宝宝已经可以蹒跚行走了，宝宝的活动范围大了，加上好奇心强烈，父母无法预测到宝宝会干出什么事情来。这时宝宝的安全就是爸爸妈妈的头等大事。这里说的家庭意外事故，暗含了"有些事情不可避免"的意思，事实上许多宝宝的意外伤害事故其实都是可以避免的。之所以会发生是因为大人们允许了意外情况发生的可能，比如楼梯没有安装护栏，造成宝宝跌落。每个家庭的基础设施，家装环境不同，可能发生意外事故的安全隐患会有不同，这里列举最具有普遍代表性的家庭安全隐患让广大的爸爸妈妈了解，并可以针对自己的家庭环境及时消除隐患。

　　1.取暖设备、易碎物品、易倒物体、热水瓶等，都要避免宝宝触及。矮桌上不能放花瓶、小装饰物、易碎的烟灰缸。

　　2.电源插座和尖锐的桌椅拐角要套上保护套。

　　3.任何柜子都应该没有可供宝宝踩、抓的地方，使宝宝无法攀爬。家里最好不要使用比较轻巧的陈列柜，以免个别比较有劲的宝宝推倒后砸伤自己。

　　4.各种线路不要暴露给宝宝，比如电线、网线、电话线、有线电视线等。

　　5.有人吸烟时，烟灰缸里的烟头要及时清理，因为宝宝很有可能把烟头吃进去，如果还有未完全熄灭的烟头，可能会烫伤宝宝。吸烟的人不要抱宝宝，一方面宝宝会被动吸烟，对宝宝的健康不利，另一方面宝宝很有可能会不慎被烫伤。

　　6.卫生间里的浴缸、水盆使用后，要及时排尽里面的水，座便器最好也加一个儿童锁，因为宝宝可能会不慎头朝下跌入座便器中，或者掉进卫生间的水盆、浴缸里，容易出现呛水的危险。如果允许的话，卫生间的门上最好可以从外面插上。

　　7.刚刚煮好的奶或粥，一定不要放在宝宝能够到的地方。厨房里的瓷器和食物要放到宝宝够不着的地方。

　　8.药品、消毒剂、清洁剂、洗涤剂等，一定要放到足够安全的地方。

　　9.室内有楼梯的家庭，楼梯口一定要安装护栏，防止宝宝从高处跌落。

　　10.容易被晃动的家具上方一定不要摆放物品，防止高处物品被宝宝摇落。

　　11.注意不要给宝宝带手镯、项坠等饰品，以免这些饰品的小配件被宝宝误吸、误吞引起气管异物或食道异物。

谈笑风生的好宝宝

　　尽管在这个阶段，宝宝会说的除了"爸爸""妈妈"之外只有寥寥几个词，但是他也很可能会咿咿呀呀地"说"出一些短句。就算这些话像外语一样难懂，你也要做出听懂的样子，表示鼓励。这时候，宝宝也许能对简单的问题和指令做出回应了，尤其是当你用手势做出提示时。例如，你可以用手指着嘴问"嘴在哪？"，或者试着说"把杯子给我"，同时指着杯子。宝宝甚至可能会用自己的动作和方式回答你，比如摇摇头表示"不"。现在，宝宝的嘴里不断涌出一个个词语和像说话一样的声音，而且他已经能用这些词语表达自己的意思了。随着宝宝大脑的发育，他的推理判断和语言能力也在不断加强。

　　这时，你要做个热心听众，并对宝宝的声音做出积极响应，来鼓励他对语言的兴趣，帮助他理解双向沟通。为了锻炼宝宝的记忆能力，你可以和他多玩一些拍手板、藏猫猫之类的游戏。在这个年龄，宝宝很可能会模仿词语的发音和音调的变化了。他也许能够执行简单的单步指令，比如"请把球给我"或"把小勺拣起来"。你可以把复杂的指令分解成比较容易的单个步骤，借助手势强化指令，来帮助宝宝学习。

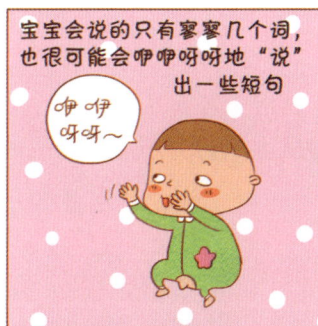

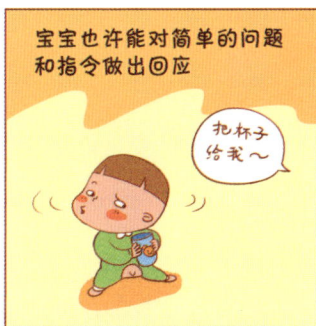

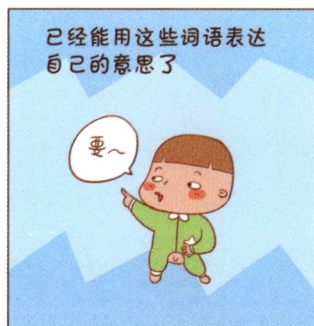

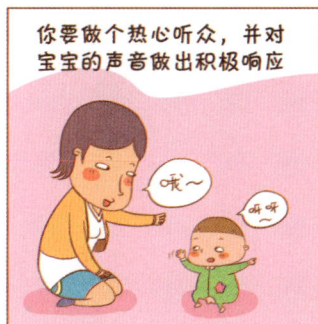

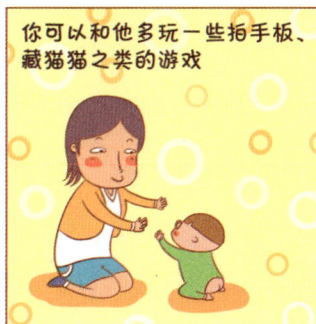

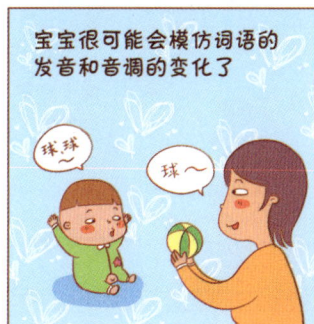

宝宝会说的只有寥寥几个词，也很可能会咿咿呀呀地"说"出一些短句

咿咿呀呀～

宝宝也许能对简单的问题和指令做出回应

把杯子给我～

已经能用这些词语表达自己的意思了

要～

你要做个热心听众，并对宝宝的声音做出积极响应

诶～ 呀呀

你可以和他多玩一些拍手板、藏猫猫之类的游戏

宝宝很可能会模仿词语的发音和音调的变化了

球球 球～

成为"小书虫"&告别安抚奶嘴

小书虫

虽然宝宝还不会一页页像模像样地看书，但现在他很可能已经喜欢翻着书页、陶醉在精美的图画书里，比如专为婴幼儿编的经典童话绘本，介绍色彩与形状的益智画册。你可以到书店的亲子专区去挑选多种多样最适合自己宝宝阅读的图书。

认识物品的名字

你应该帮助宝宝认识每个东西和名称——你教得越多，宝宝的词汇量就增加得越快。你要不断和宝宝说话，告诉他各种东西的名字。你可以上楼梯的时候给宝宝数台阶，买东西的时候告诉宝宝水果和蔬菜的名字和颜色。你也可以给宝宝朗读图画书，并让他指出认识的东西，说出它们的名字。偶尔也鼓励宝宝发表一下意见：问问他愿意穿红袜子还是蓝袜子，想玩积木还是洋娃娃。一次只给宝宝两种选择，而且都放在他面前。宝宝也许不会回答，但也可能会让你大吃一惊。

告别安抚奶嘴

你也许会觉得剥夺宝宝喜欢的东西太狠心，但是专家认为现在应该开始让宝宝告别安抚奶嘴了。宝宝用安抚奶嘴的时间越长就越难放弃，所以现在就应该开始让他改掉这个习惯。还有另一个重要原因是：宝宝马上就要开始学说话了，在这个令人兴奋的过程中，如果宝宝嘴里总是叼着东西，那就很难好好说话了。

要拿走宝宝的安抚奶嘴可能很困难，所以要慢慢来：先在白天让他尽量少用奶嘴，然后，再设法帮他练习不叼着奶嘴睡觉。

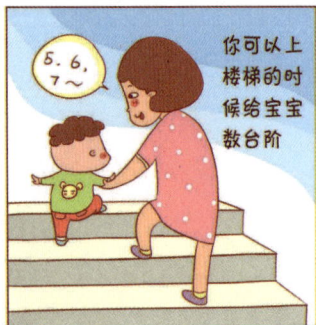

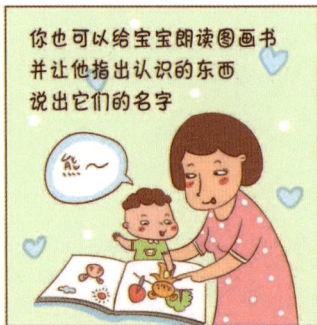

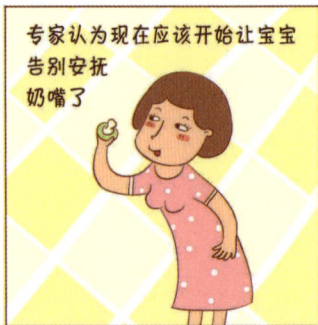

你可以上楼梯的时候给宝宝数台阶

你也可以给宝宝朗读图画书并让他指出认识的东西说出它们的名字

专家认为现在应该开始让宝宝告别安抚奶嘴了

给宝宝断奶的方法

　　断奶的方法因人而异，一般与妈妈、宝宝的身体情况和家庭生活方式有关系，同时也与妈妈的性格有关系，另外爸爸的配合也是至关重要的。

自然过渡法

　　根据妈妈和宝宝身体状况，选择合适的时机给宝宝开始断奶。在添加辅食的基础上，逐渐减少喂奶的次数，一般是先减去白天的1次喂奶，用其他辅食代替。减少1次喂奶成功以后，再用同样的方法一次一次地减少，后减去早晨的1次，因为经过一个晚上的休息之后，妈妈的乳汁很多，而且质量相对要好一些。这种方法适合对母乳依赖性强的宝宝，一下子完全断掉会影响宝宝的正常生活规律，对身体发育不利。

快速断奶法

　　如果宝宝添加辅食很顺利，妈妈准备开始工作，这时就应该考虑用快速断奶的方法。妈妈上班以后，不能保证乳房的频繁吸吮，因而乳汁的分泌就会逐渐减少，白天的奶就会很快断掉，如果赶上妈妈有工作必须要出差几天，那么很可能几天就会断掉母乳了。这种方法用于适应性比较强，而且喜欢吃辅食的宝宝。

如何用奶粉代替母乳

　　开始断奶时可以每天给宝宝喝一些配方奶，刚开始宝宝可能不习惯用人工奶嘴，可以用小勺试喂几次，让宝宝适应奶粉的味道。有的宝宝刚喝奶粉的时候会出现恶心或呕吐的现象，这是宝宝对奶的膻味不适应所造成的，慢慢习惯就好了。

断奶时爸爸的作用不容忽视

　　在断奶之前要有意识地减少妈妈与宝宝相处的时间，增加爸爸照料宝宝的时间，给宝宝一个心理上的适应过程。刚刚开始断奶的一段时间里，宝宝总是想着妈妈的乳汁，一天到晚老愿意缠着妈妈找奶吃，这个时候，爸爸可以多陪宝宝玩一玩。刚开始宝宝可能会不满，后来就习以为常了。让宝宝明白爸爸一样会照顾他，而妈妈也一定会回来的。对爸爸的信任，会使宝宝减少对妈妈的依赖。

PART 02
宝宝1~2岁

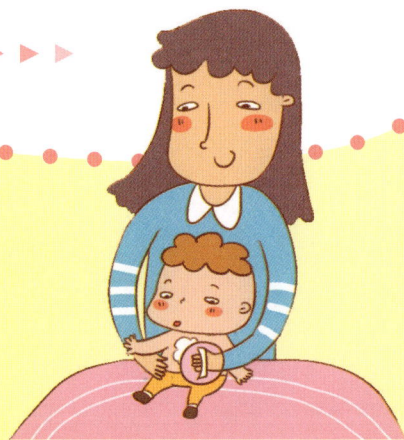

▶ ▶ ▶ ▶ ▶

宝宝1岁1个月

13~15个月宝宝生长发育特点

●●●● 前囟

大部分的宝宝前囟已经关闭。如果到 15 个月还没有关闭，应该及时到医院接受检查，大多数的宝宝可能因缺乏维生素 D 所致，还有一部分是因为脑积水所致。

●●●● 运动发育

这个年龄阶段的宝宝大部分自己能够站得很稳，并能独立行走。两手自如拿起喜爱的玩具进行组合，如叠搭积木；对小孔形态的洞洞比较感兴趣，经常将手指伸进去，并反复注视；大把握笔，在白纸上乱涂、乱画。

1. 独立行走：每个孩子学会独立行走的发育速度是不相同的。大多数的孩子 12 ～ 14 个月的时候开始学会走路，极少一部分孩子 8 ～ 11 个月就会走路了，但是也有运动发育比较慢的孩子要到 1 岁半，甚至到 20 个月才会走得比较稳当。

观察众多的运动形式发育各异的孩子，发现有一部分婴儿在学会走路之前，根本就没有诸如爬行，站稳的动作，一部分孩子开始走路时几乎不会稳稳地行走，而是两腿踮脚式行走，有些家长认为这些孩子是不会走就想跑的急性子性格。国外有关专家的调查研究表明，近半数的孩子运动发育过程与他们的父母是极为相似的，也就是说遗传形式决定孩子的运动方式。

孩子在刚开始练习走路时，往往走得东倒西歪的，令人感觉到好像总是要摔倒一样，这主要是孩子还不能掌握好身体重心的缘故。有一些孩子为了保持重心，会把双腿叉开行走，如果同时再摇晃上身，简直就像走"鸭步"。一些孩子刚开始仅仅会用足尖走路，落地后脚尖必须快速抬起，才能保持重心，因此外人看来就好像在跑步一样，一段时间后，孩子脚后跟能够着地了，走起来就稳当多了。慢慢地孩子逐渐能拐弯、转身，这时孩子就基本不会摔倒了。

2. 蹲下站起：蹲下和站起是一系列比较复杂的动作，需要躯体和上下肢体的配合才能完成。这些动作往往在孩子完全能够独立行走的同时才会发生。当孩子在走路的途中发现地上有他感兴趣的玩具或东西时，他会不由自主地停下来，先低下头看一看，然后撅起屁股试图弯下腰，伸出手去够取东西。有一些孩子感觉这种动作不太稳当，于是就会试试弯下腿，好像比较容易，于是孩子就会选择撅起屁股，弯曲双腿的办法。可能一次不成功，反复几次之后，孩子终于可以蹲下了，他取到了他喜欢的玩具该有多么高兴啊。

从蹲位到站起来的过程就容易多了，但是如果孩子身体重心把握不好，反而容易一屁股坐到地上，胆子比较小的孩子可能会哭，胆子大的孩子基本是无所谓的，他会用双手支撑着再度站起来，或直接再度蹲下继续他的玩耍。

3. 搭积木：搭积木是练习双手精细动作与手眼协调的最好游戏。一般要先从小方积木的叠搭开始，可以选择 1～2 厘米左右的红色方积木，放到孩子的面前，先做一些示范动作让孩子看，然后示意孩子把一块积木放在另一块积木的上面，当两块积木叠搭稳当之后，再示意孩子继续把积木放在两块积木的上方，鼓励孩子尽可能地叠搭积木。这个月龄的孩子一般都能搭上两块积木，但也有孩子搭不上积木，不要着急，反复练习，孩子总会找到窍门搭上积木的。

4. 练习把小丸投入小瓶子中并拿出：让孩子坐好，拿出一个瓶口比较小的玻璃瓶子，同时在瓶子的旁边摆放几粒小糖球，告诉他可以把小糖球放到瓶子中，孩子很可能费了很大的气力才放进去 1 个，或根本放不进去，没有关系，可以反复做示范动作。有的孩子投进一个糖球之后会抬起头来看着大人，估计是有两种想法，第一种可能是告诉大人我放进去了，我成功了。第二种可能是询问我是否可以继续投入？因此当孩子抬头看着大人时，大人一定要及时为小家伙投入第一个小糖球而叫好，然后示意他再放人 1 个。如果孩子感到厌烦了，即可终止游戏。

语言发育

孩子在这个时期说出的语言准确性是很不可靠的，家长常常需要把孩子说话时附带的手势、表情、体态等许多情景性表现作为参考的因素，来揣摸孩子所要表达的意思。这个时期孩子因为感到说话很费力，因此不太愿意过多说话，而是尽量用手势表达。但是，如果大人说出完整的语言，孩子基本都能理解，而且还能按照去做。很早就有这样的研究结果，一个 1 岁零 1 个月的孩子就可以听懂成人的如下问话："要吃奶吗？要吃就点头。"孩子点头；"和爸爸睡吗？"孩子摇头；

"和姐姐睡好吗？"孩子点头。这些现象充分说明孩子完全能够理解大人的语言，并能够在大人的语言支配下进行各项活动。如孩子要把花生往嘴里塞，大人说："不要吃！"孩子就会停止往嘴里塞花生的动作。

●●●●● 认知、生活和交往能力

1岁以后的孩子非常渴望与大人或同龄儿交流，更愿意与同龄儿玩耍。但是有一部分孩子，尤其是女孩开始知道害羞或认生感很强，这时需要大人的协调和帮助，经常要带领孩子到户外活动，加强与他人的交往，培养孩子与人交往的能力。

1. 握笔乱画：孩子看到大人写字，感到很好奇，因此就会模仿大人的姿势拿笔乱画。看到孩子拿不好笔时，应当想办法先让孩子正确握笔，告诉他细头的部分是笔尖，应该是冲下方的。大人可以先画几道，让孩子懂得通过笔尖与纸的接触可以画出不同颜色的道道来。待孩子学会拿笔之后，示意他去用笔尖接触纸面，让孩子用力画出道道。反复多次地练习，孩子就会对握笔画道发生兴趣，这对孩子将来的学习和创作是非常有好处的。

2. 要求欲望：孩子已经可以明确表达愿意要、愿意做，或不愿意要、不愿意做的欲望，如给孩子喜欢的玩具时，他会抓在手里不放，而对于孩子不喜欢的玩具，他会看也不看就马上扔掉。对于孩子不想吃的东西，他是坚决不吃的，如喂饭，当他感觉到饭菜很香，就会大口吃，当他感觉到这些饭菜并不合乎他的口味，那么吃几口他就会吐出来或干脆闭上嘴不吃。喝水也是如此，如果家长总是给他喝一些比较甜的饮料类，那么孩子就会不习惯喝白开水，其实这是一种非常不好的喂养方法，过多饮用这些饮料，一方面会影响孩子的食欲，另一方面还会影响孩子的牙齿发育，许多孩子小小的牙齿发黑多半是因为过多饮用较甜的饮料所致。

3. 与大人共同玩球：当孩子能够自己行走坐卧时，大人就可以与孩子玩球了。不要买太大的球，只要孩子能握住就可以了。两人对坐在床上，大人将球抛起，让孩子看到小球在大人手中一起一落多么有意思，引起孩子的兴趣之后，将球扔给孩子，让他自己玩球。刚开始孩子只会用手握住球，或让球从手中滑落，而不会扔球的动作，渐渐地出现把球扔到地上的动作，终于有一天孩子把球朝上扔了出去，一旦发现孩子出现这种动作，家长一定要及时把球扔回给孩子，反复练习数次之后，孩子便会运用自如，他觉得这个游戏很有意思，由此也会引发孩子对球类游戏的爱好。这个游戏是训练孩子手眼协调，以及四肢的灵活程度和跑跳能力。

关于长牙的各种问题

什么时候开始长牙？

正常的宝宝平均 6 个月大开始长牙，以每个月增加一颗的速度，大约 1 岁大（12个月）有 6 颗牙。在两岁半左右 20 颗乳牙会都长全。 但是每一个宝宝长牙的时间是不是都是那么一致，时常看的到的是很多宝宝不一定。时常有母亲会问：我的宝宝怎么到九个月大还不长牙？我的宝宝长牙的次序怎么与别人不一样？我的宝宝怎么长了两颗牙就不长了？

但是反观就们所接触、所认识的所有人，没有长牙的真的很少见（除了非常少数所谓"先天性外胚层发育不良"的病例以外）。

每一个宝宝长牙的快慢、次序是可以有所不同：一般而言、是下面两颗门牙最先开始长，以后是上面两颗门牙，再以后是上面外边的门牙，再是下面外边的门牙，再是犬齿……。 但是也有人一开始犬齿就先长出来，有人说这种人比较凶，但是事实上这种说法并不成立。 也有人开始长牙的时间较晚，到了 1 岁左右才开始长牙，但是可能一次就长出来 4 颗或 6 颗；更有些小宝宝长了两颗门牙之后就停止很长一段时间不再长了。这些情形都可以见得到，也都在可以接受的正常范围之内，父母不用担心。

长牙齿要吃钙片吗？

时常会有人建议：如果牙齿长的慢，可以吃钙片。这一种说法在医学上并不成立，牙齿长的慢的小宝宝时常骨骼发育的很好，没有任何钙质缺乏的症候，补充了钙对促进牙齿的生长，毫无帮助，反而会加重肾脏的负担。

长牙齿会发烧吗？

另一种长牙的时候常见的问题是：大家常说："长牙会引起发烧及拉肚子"。的确、有的小宝宝在长牙的时候发烧的机会会比较多，但是这不是绝对的。长牙本身并不会造成任何发烧现象，长牙时候出现的发烧现象主要的是因为小宝宝在长牙的阶段牙龈会痒，比较喜欢咬束西，如果咬到不清洁的东西就可能会造成喉咙或肠胃道的感染，而发烧或拉肚子，并是长牙齿本身会造成小宝宝发烧或拉肚子。

宝宝学走七大要点

发展状况

宝宝走的动作发展分为五个阶段：

第一阶段 10～11月：此阶段是宝宝开始学习行走的第一阶段，当宝宝扶站已经很稳了，甚至还能单独站一会儿了，这时就可以开始练习走路了。

第二阶段 12个月：蹲是此阶段重要的发展过程，父母应注重宝宝站——蹲——站连贯动作的训练，如此做可增进宝宝腿部的肌力，并可以训练身体的协调度。

第三阶段 12个月以上：此时宝宝扶着东西能够行走，接下来必须让宝宝学习放开手也能走二至三步，此阶段需要加强宝宝平衡的训练。

第四阶段 13个月左右：此时父母除了继续训练腿部的肌力，及身体与眼睛的协调度之外，也要着重训练宝宝对不同地面的适应能力。

第五阶段 13～15个月：宝宝已经能行走良好，对四周事物的探索逐渐增强，父母应该在此时满足他的好奇心，使其朝正向发展。

意义

当宝宝开始走路时，就说明他已经具备以下三项能力：

1. 能自主性的握拳，并随其意志使用手指及脚趾；

2. 腿部肌肉的力量已经足以支撑本身的重量；

3. 已经能灵活地转移身体各部位的重心，并懂得运用四肢，上下肢各动作的发展也已经能协调得好。

骨骼的问题

一些宝宝在学步时会出现踮脚尖走路的行为。专家表示，父母可观察宝宝踮脚尖走路的频率来判断是否为异常现象，如果宝宝有用踮脚尖的方式走路，有时恢复正常状态，则不必过于担忧。许多刚学会走路的宝宝最容易发生意外就是扭伤，再加上这时候的宝宝通常不能表达得非常清楚，父母就要细致观察宝宝的一举一动来得知。

父母给予的辅助方式

第一阶段：父母可利用学步用的推车或是学步车，协助宝宝忘记走路的恐惧感觉学习行走。

第二阶段：父母将玩具丢在地上，让宝宝自己捡起来。

第三阶段：父母各自站在两头，让宝宝慢慢从爸爸的这一头走到 *** 那一头。

第四阶段：让宝宝练习爬楼梯，如家中没有楼梯可利用家中的小椅子，让宝宝一上一下、一下一上地练习。

第五阶段：可利用木板放置成一边高、一边低的斜坡，但倾斜度不要太大，让宝宝从高处走向低处，或由低处走向高处，此时父母须在一旁牵扶，保证安全。

学步辅助工具

学步车是最常用的学步辅助工具，但使用学步车时应注意几个问题：

1. 最好等宝宝 7 个月大以后，能够支撑颈部并平稳坐立时再使用。

2. 学步车的高度须适合宝宝的身高，不宜过高或过低。

3. 每次使用的时间不宜过长，以不超过 20 分钟为原则。

4. 使用学步车应在大人们的视线范围内。

学步安全措施

阳台：宝宝一旦学会行走，"到处乱走"是必然的情形，引时父母就特别留意宝宝走到阳台上。没有围栏或栏杆高在 85 厘米以下，栏杆间隔过大 超过 10 厘米以上，或者阳台上摆小凳子……容易使宝宝误爬上，而导致危险。

家具：家具的摆设应尽量避免妨碍宝宝学习行走，父母宜将所有具危险性的物品放置高处或移走，并且须留意所有家具中具有尖锐的角，以防宝宝去碰撞。

门窗：宝宝容易在开关门中发生夹伤，父母可使用门防夹软垫来避免危险；至于窗户方面，最怕宝宝走到窗边玩窗帘绳，如此容易发生被绳子缠绕造成窒息的危险。

把握辅助时机

整个婴儿期宝宝的动作发展是否正常，关系着生理健康及日后的认知发展，如果宝宝动作发展受阻，不但会影响日后的学习，也会形成心理的障碍，所以父母该时时注意宝宝每个阶段的动作发展情形。

不同气质的孩子，反应不同

要胆量，不要操之过急

· **不要心急，要"等待"**：给孩子调适的时间，等待孩子观察、摸索，等待孩子准备好，等待孩子建立自己的响应方式。勇气的酝酿和累积，更是需要时间。

· **不要责难，要"鼓励"**：鼓励孩子的努力。给孩子更多的了解与支持，即使是小小的一步，也值得给予大大的鼓励。

· **不要操之过急，要"循序渐进"**：最好能事先给孩子心理准备，透过各种方式让孩子熟悉新事物，再用渐进并且示范的方式，带领孩子一阶一阶的克服。

· **给孩子充分的安全感**：就算是个再活泼外向的孩子，他仍然随时需要找到那个他所信任的人。在孩子愿意独立探索之前，是需要累积足够的安全感的。

· **多让孩子进行大肢体动作的训练**：攀上爬下的攀爬架、高高低低的平衡木、大型韵律球、或是走在沙坑、石子路、草地上，都可以刺激孩子放手大胆的玩。

· **多让孩子与不同性格特质的朋友相处**：在游戏、互动之中，孩子会遇到不同的冲突，也能学习不同的沟通方式，增加自己的社交经验。

练胆量，不要莽撞

· **提醒大于阻止**：我们必须在事前给予提醒，让孩子先在心中勾勒应有的行为规范与界限，清楚如何维护自己的安全、以及如何适当的动作。

· **积极地提供安全环境**：爸妈可以正面营造一个安全无虞的环境，带着孩子亲身体验，也藉此机会让孩子学习如何在合理的限度之内进行探索。

· **引导孩子辨别危险**：在游戏过程中、或是透过生活周遭实际案例、利用图书、故事，让孩子学习辨认危险情境以及保护自己的方法，避免莽撞冲动行事。

· **和孩子一起警觉**：有些危险威胁是隐藏不显着的。生活事件的当下机会教育，对孩子最具体而有效。

· **习惯思考后再行动**：在孩子行动前让他先想想。而当孩子面临挫折时，除了给予情绪上的同理与安抚，更可以提供孩子不同的思考，让他尝试用不同的方法解决问题。

最重要的是，爸妈的陪伴、引导、以及信心。

宝宝的语言区发展

前庭系统刺激：可促进语言区发展成熟

前庭系统主要位于内耳深处及小脑，并负责听觉、感受平衡与运动状态的改变；除此之外，前庭系统亦会通过上行的前庭路径，经由视丘最后抵达大脑皮层。前庭刺激在大脑虽然是以弥散性投射分布，但主要作用区域仍集中在大脑顶叶的下顶小叶与前叶、顶叶及颞叶的三叶交会处，而位于左半脑的这个区域，正是人类在出生后逐渐发展出来的主要语言区，负责语言理解及表达等相关功能。

如上所述，人类的语言功能是属于一种超认知能力 (metacognition)，也就是说，负责语言相关功能的大脑区域，绝不单只存在于左半脑的语言区，事实上，左右半脑都有负责语言功能的大脑专区，其中左脑主要是负责有关情绪、意境及语意等语言功能，例如对于诗词深层含意及感情意境的理解、感动等；相对地，右脑则是负责顺序、结构及语法等相关的语言功能，例如对于文法结构及语句规则的解释、判断等等。然而就沟通本质来说，左脑语言功能的实用性、重要性及广泛性，显然远大于右脑的语言功能，这也说明了在两脑专擅分工的传统学说中，为什么会将语言功能分在左半脑的原因了。

而通过前庭系统的上行路径，前庭刺激会影响左脑语言区的成熟，进而增加孩子的口语发声频率与质量，促进发音相关动作及计划能力的成熟，并提升语言理解及对语音专注的程度等等。此外，前庭刺激亦会影响右脑的空间概念能力，使其发展出良好的顺序性，进而促使右脑语言区成熟发展，并藉此强化主动语言构句及表达能力，提升语言符号与规则理解等等。

语言发展迟滞：终将影响社会适应力

一旦前庭功能出现障碍，首当其冲的影响便是语言发展迟滞。虽然一般人对于孩子语言的产生，多认为是在两岁后，但事实上，孩子的语言功能早在出生后便开始发展了。孩子的语言发展基本上可分为三大部分：语言前技能、语言理解及语言表达。

孩子在1岁前，对于语音可进行基本的模仿，但对语言符号本身的了解仍不足够，需要环境中其他相关的信息与提示来帮助理解，这便是所谓的"情境理解"（例如：洗澡时在浴室跟婴儿说"洗澡"，他似乎会理解而做出相对应的反应；但若在非洗澡时间或其他非浴室相关环境，则无法理解语言意义）。

幼儿约在 1 岁半开始，便能清楚理解并学习语言字汇；两岁时拥有约 150 个字汇能力，进而在两岁至两岁半间快速发展语言能力，使其累积至约三四百个字汇及表达双词子句的能力；到了 3 岁时，则字汇量累积至约五六百个，由此大量的字汇使得孩子也能开始运用三词子句，亦即完整句子的真正说话能力；一直到 4 岁左右，孩子除了艰涩字汇及复杂语句、文法无法掌握外，基本上已经拥有类似成人的成熟语言能力了。孩子的语言功能若出现发展迟滞现象，则在发音频率、声响及上述语言发展里程碑的达成上，都会出现明显的落差。

前庭功能的不良，亦会影响到左脑语言功能的发展，使得孩子在语言的发声能力及成熟度上出现障碍，因而容易出现前置音化、后置音化等构音障碍问题，口齿不清晰的程度甚至会严重影响其表达能力，以及自我形象与自信心。此外，亦会造成孩子对于语言理解上的困难，使孩子无法完整地理解语言信息，或仅只理解表层片面的意义，而无法接收到深层的含意，进而严重影响孩子的社会适应力及人际相处。

最后，如上所述，前庭功能的障碍，亦会通过上行路径间接影响到右脑的语言相关功能，使得孩子在被动的复杂语句接收、主动的构句表达能力上，出现明显的障碍。典型的表现是孩子无法理解过长或过于复杂的口语指令，与其沟通只能通过简单的三词子句，以简单的结构与语法进行沟通互动；相对地，其语言表达上亦有明显的障碍，对于主动的语言表达，常有启动构句上的困难，常见的例子是无法进行照样造句，多使用如电报句般的简单句，明显缺乏如连接词、介系词等复杂辞句。

改善语言功能发展：居家处置有三大方向

改善前庭相关的语言功能发展，最基础的作法便是强化前庭系统功能。其简易的居家处置主要有三大方向：一是增加前庭刺激经验来改善前庭系统功能；二是改善语言认知基础；三则增加语言互动经验。

◎ 改善前庭系统功能

家长可提供孩子有关前庭刺激之游戏与活动，例如溜直排轮、荡秋千、溜滑梯、游泳、跳床、运动跳绳、攀爬、翻筋斗、爬杆运动等等，建议一天至少进行一次（至少 30 分钟）以上的频率，若是孩子年纪介于 4 ～ 7 岁间，则可增加至 3 次以上。若孩子主动要求继续或停止活动，不须限制或勉强，若孩子出现脸色苍白或表情变化（有笑容变成表情平淡）时，则活动须立即缓和停止。此外，养成孩子每天运动的习惯，并提升孩子的运动量，亦是相当有效、自然及健康的良好对策。

◎ 改善语言认知基础

不论何种语言形式，语言符号的理解都是发展语言功能的基础。家长可以在孩子的平时游戏与教育中，增加实物的游戏与应用，那么通过实物操作，便可以有效帮助孩子建立各种扎实的语言概念。此外，家长亦应注意各种相关语言概念间的链接，通过语言符号的联系（例如由"三餐"联想到→"能吃的"→"食物"），以多元感官经验刺激的方式，帮助孩子有效而完整地将各种相关概念整合连结，如此方能有良好的语言理解能力。

◎ 增加语言互动经验

家长应鼓励并营造孩子进行主动语言表达的机会，藉此增加语言互动的经验。此外，亦可教导孩子其他沟通的辅助技巧，例如注意力的运用、轮替功能的掌握、目光及手势的运用等等，通过学习语言的实用技能，帮助其产生社会适宜的语言沟通表现，也就是实际应用语言表达的能力。

语言功能是发展互动能力中最重要的基础之一，其发展不良不但会直接冲击到孩子的沟通能力，更会影响其社会适应状况及心理情绪功能。而通过前庭系统功能的正常发展与改善，可帮助孩子自然、有效地发展其语言相关基础功能，并促进其相关生理器官组织的成熟。家长一旦发现孩子有语言发展上的问题时，千万不可给予孩子过多的压力与责备，以免造成心理情绪上的反效果，只要提供丰富且健康的语言发展环境，多给予一份鼓励与耐心，并配合专业医疗人员的计划与介入，相信所有的孩子都能有效地克服语言发展障碍，进而达到良好的社会适应，并拥有满意的生活质量！

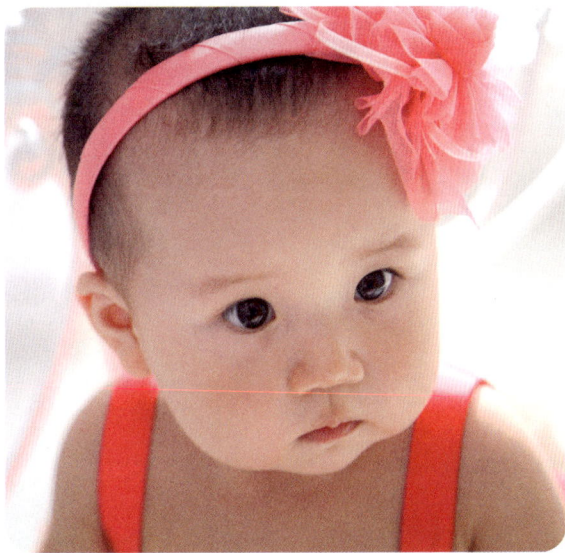

宝宝开始蹒跚学步

很多宝宝都是在 9 ~ 12 个月大的某个时间开始学走路，等他们到了 14 ~ 15 个月大就能走得很好了。不过，如果宝宝总是得扶着什么才能走，也别担心。有些宝宝直到 15 ~ 16 个月大或者更晚才能走，这都很正常。

让宝宝多多练习，不要帮他，也别总是抱着他，让他尽量扶着东西走或者独立走。如果是在家里，你可以在客厅摆上方便宝宝抓握的家具，但一定要保证他的安全，不要让宝宝抓到一拉就滑下来的桌布或电线等危险物品。

如果宝宝走起来摇摇晃晃，可以让他抓住你的一根手指或者让他伸出手，你从他后面抓住他的手，跟着他走。你也可以给他一个能推着走的玩具，不过，这个玩具一定要稳当，底座宽且安全。

宝宝学走路时，最好不要用学步车。其实学步车不仅不安全，而且还会妨碍宝宝学走路。如果是在室内走路，可以不穿鞋，或者至少不要穿硬底鞋。让宝宝光着脚、穿着袜子或穿软底鞋走路，有助于练习平衡和协调性。等宝宝出门到室外去的时候，再让他穿常规的鞋子就行了。

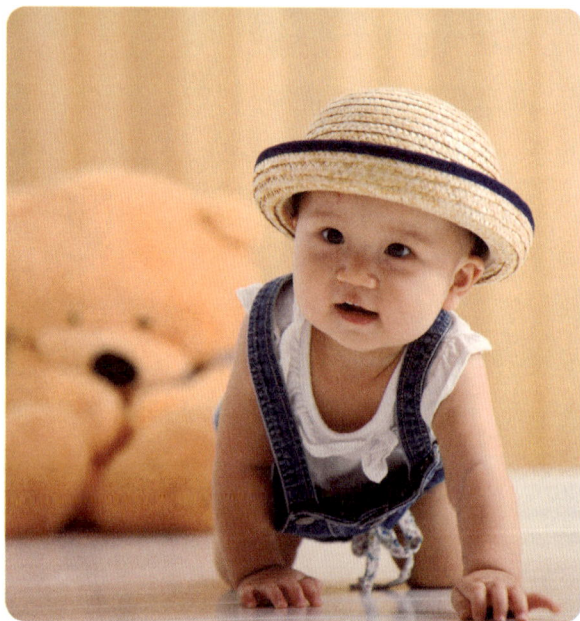

Tips

宝宝咀嚼功能有了显着进步，能把食物送到咽部，通过咀嚼和吞咽协调功能，把食物顺利送入消化道。宝宝不但会咬食物，可能还会咬一些比较硬的物品，拿牙齿当工具使用。宝宝会逐渐适时地放过太硬的食物或物体，以保护自己的牙齿不被咬坏。

宝宝的咿呀学语和模仿能力

● 不再是咿咿呀呀

这是令人兴奋的时候，因为宝宝在咿咿呀呀几个月后，开始能说出你听得懂的字词了。这不是一夜之间就发生的事，而且每个宝宝学说话的节奏快慢相差也很大。不过有一件事是肯定的，他所能理解的比能说的要多得多。宝宝可能惜字如金，但是却没完没了地比划不停，比如举起胳膊代表"起来"，或是用手指表示"那是什么"。一个字可能有很多意思。宝宝最早说的"ba"可能表示："我想喝奶"，"不，我想喝水"，或是"妈妈，我的奶瓶掉了！"你要留心听他的语调。他会以不同的方式，配合不同的手势，说同一个词。

● 模仿小天才

1～2岁的宝宝喜欢模仿身边的人，特别是他们的爸爸妈妈。他们就是这样学习基本行为的。你可能会看到宝宝尝试自己梳头发，用他的围嘴儿擦桌子，按你手机上的按钮，或是试戴你的太阳镜。总有一天，他还会效仿你的用词和说话方式。但是模仿也有副作用。宝宝可能看到你吃维生素补充剂或其他药物了，之后，趁你不注意的时候，他可能会突然决定自己也吃。因此，你最好始终密切关注宝宝的安全，把药物放在宝宝够不到的地方。不要让他看见你是怎样打开儿童安全盖的，因为这会勾起他的模仿欲望，按照你的方法把盖打开。

教宝宝用杯子喝水

1. 首先要给宝宝准备一个不易摔碎的塑料杯或搪瓷杯。

2. 开始练习时，杯子里的水要少放，让宝宝两手端着杯子，家长帮助他往嘴里送，要让宝宝慢慢喝，千万不能一次给宝宝杯里放过多的水，避免呛着宝宝。

3. 当宝宝能够较稳地拿杯子时，可逐渐放手让宝宝端着杯子往嘴里送。这时也要注意杯子中的水量要由少到多。

4. 宝宝练习用杯子喝水时，家长要用赞许的语言给予鼓励，比如"宝宝会自己端杯子喝水了，真棒！"这样可以增强宝宝的自信心。

0~3岁婴幼儿运动发育过程

年龄	粗大运动	精细运动
新生儿	动作不协调，无规律，仰卧时头能随声音和亮光左右转动	紧握拳
1个月	四肢乱动，偶尔能抬起头	
2个月	俯卧时能抬头45°，头能竖直	偶尔能张开手，给东西能拿住
3个月	俯卧时抬头和抬肩，能转为侧卧位，头能片刻竖直	用手摸东西，触到时偶尔能抓住
4个月	俯卧时能用胳膊或手支撑抬起前胸，扶着宝宝腰部可以坐立片刻	两手能张开并握住玩具
5个月	可以从仰卧位翻到侧卧、俯卧位，能扶着坐在大人腿上玩耍片刻	能伸手够东西，两手分别抓握
6个月	能够独坐片刻，大人扶着站立时会有蹦跳动作	能用拇指和其他手指分开拿东西
7个月	自己独坐很久，会翻身取东西，有爬行愿望	能将玩具从一手换到另一手
8个月	在大人帮助下能爬行，扶着能站，会自己坐起来和躺下去	能用拇指和食指对捏小东西，会扔东西
9个月	能自己爬行一定距离，一手扶着栏杆能站	能从盒子中取出东西
10个月	扶栏杆可以行走几步，一些宝宝可以独走几步	会从杯中取出东西
11个月	能推着东西向前行走，牵手能走	会搭2块积木
12个月	能够独立行走几步	会将小丸药放到瓶子中
15个月	走路很稳，能蹲下玩耍片刻	会搭3~4块积木，会很好握笔画画
18个月	扶栏杆能够上下台阶，绕过小障碍物行走	会盖好瓶盖
2岁	能用双腿蹦跳，会迈进门槛，会低头钻进矮门，会滑小滑梯等	会用小钢丝穿纽扣眼，能搭4~8块积木
2岁6个月	能踢皮球，走平衡木或小窄道，单手扶栏杆下楼梯	用积木搭简单形状，正确拿勺吃饭
3岁	能跑得很稳，会骑三轮车，会洗手、洗脸、脱、穿简单衣服	会折纸，能画出图形，学拿筷子

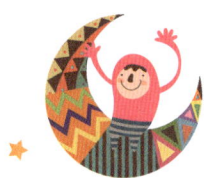

宝宝1岁2个月

宝宝的交往能力

不管宝宝是只飞舞在花丛中善于交际的小蝴蝶，还是偏向内敛，你都可以通过下面这些亲子游戏来帮助他发展与人交往的能力。

藏猫猫：追逐和跟你藏猫猫，可能是13个月大宝宝最爱做的事情。他可能会躲在凳子、书甚至是小毛巾的后面。如果你假装找不到他，他会高兴得咯咯笑。这对他来说可能是世界上最棒的游戏了。或者，你来做那个藏起来的人让他好好找一找。

快去捡：对于13个月大的宝宝来说，把东西从小床或高脚椅上扔出来，看着你捡起来还给他，是件很有趣的事。当然，前提是你愿意跟他玩。他可能还喜欢把玩具、书和其他物品递给你，并期待你再递还给他。这种给你、接回、再给你的过程，其实是一种社交游戏，是他跟你互动、学习如何与人交往的一种方式。

"看我，妈妈"：宝宝喜欢有观众捧场，如果有积极的反馈，特别是掌声，他就会重复任何"表演"。你要注意强化那些你希望鼓励的行为，而不是扔食物等淘气做法。

模仿我：让宝宝坐在你的对面。他坐在儿童餐椅里玩这个，正合适。做一些简单但是容易看清的动作，比如挥手、鼓掌、举手、两臂侧平举或蒙住脸。如果他做相同的动作，就给他鼓掌欢呼。但是如果他只是笑笑，你也不需要担心。

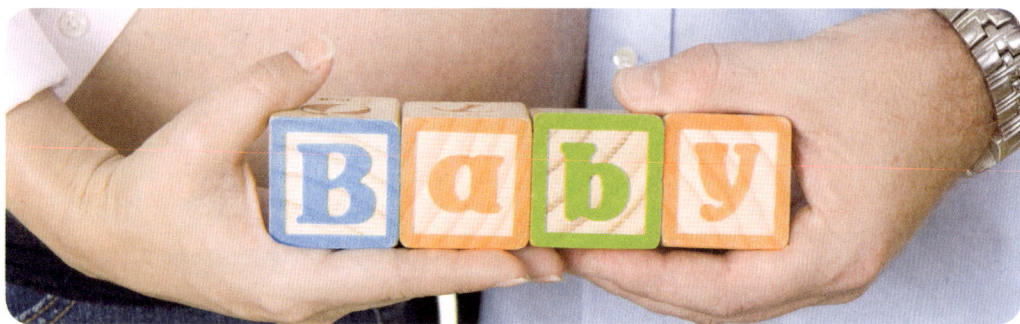

培养宝宝的卫生习惯

1. 盥洗。对于 1～2 岁的宝宝非常重要，主要包括早晚洗手洗脸、饭前便后洗手、睡前洗脚、洗屁股以及定期洗澡等，随时注意保持全身皮肤的清洁。宝宝要有单独的婴幼儿专用盥洗用具，不可与家长混用。

2. 勤剪指甲。保持指甲清洁，不积泥垢指甲缝是细菌容易寄存的地方，而宝宝常常不自觉地将手指放在口中吸吮，因此极易传染病菌。在给宝宝勤剪指甲的同时，家长还要纠正宝宝吃手指、挖鼻孔和抠耳朵的坏习惯，防止由此感染病菌。

3. 保持口腔清洁。宝宝每次吃东西后，家长要让宝宝喝一点温开水，以清洁口腔。到了 2 岁左右，还可以进一步培养宝宝饭后漱口的习惯。

4. 衣服要勤洗勤换。宝宝的衣服要整洁，身边应随时准备干净的手帕，用手帕擦手擦脸和擤鼻涕等。

另外，要想让宝宝养成讲卫生的好习惯，还需要一定的方法和技巧，那就是家长首先要做榜样。因为这一时段的宝宝特别善于模仿，家长的言谈举止都是他模仿的对象。另外，还要培养宝宝掌握一些与盥洗相关的词语，如刷牙、牙杯、毛巾、漱口等，教时要有耐心，一边讲解一边示范，并及时给予帮助。为了能够引起宝宝的兴趣，家长可以将盥洗过程编成儿歌教孩子唱，当宝宝做好时一定要即时鼓励。最后一点提醒年轻的爸爸妈妈，就是培养宝宝的习惯不是一朝一夕的事情，家长要有持之以恒的精神，经过不断的重复、巩固，最终才会使宝宝养成良好的卫生习惯。

宝宝体温的测量

给宝宝测体温常用的部位有腋下（低于 37.5℃为正常），口腔和肛门测温较少用。如用电子体温计常测耳部（耳壳内）的温度。一般肛门温度最高，正常范围为 36.3～37.5℃；肛温比较恒定可靠。口腔温度低于肛门 0.5℃；腋下温度较易测量。口腔温度受外界温度影响较大，尤其是喝热水后不久测量温度偏高。腋下温度测量时若是把温度计夹得松紧、摩擦、出汗等而影响结果的准确性，应以夹紧、不摩擦、无汗为准。

婴幼儿测体温前先把体温计内的水银柱甩到 35℃ 以下，如为电子体温计应调至 0 位，用棉花蘸 75% 酒精擦拭消毒后再用。观看体温表的刻度时，应横持体温表，缓缓转动，便可看清水银柱所示的温度。电子数字显示的数，体温表较容易识别。用后要用 75% 酒精消毒，存放。

若是没有体温计也可以用手触摸宝宝的额头或身体来确定是否发热或体温过低，这就全凭成人的感觉了。早产儿、重病宝宝不但不发热，还可以出现体温低，可触摸患儿的小腿和腋窝，如发冷，常预示为体温不升，有时宝宝包裹不当会有手脚发凉。40℃ 以上为超高温，应当及时采取降温措施。宝宝患上呼吸道感染，高热是较常见的，若高热持续几天不退，常表示病重。

早期教育的原则

1.循序渐进神经系统的发育成熟有一定的先后顺序，宝宝的智力发育也有一定的规律。所以早期教育应遵循宝宝的生长发育规律和知识本身的顺序性，由易到难，由浅到深，不可操之过急，否则反而会妨碍宝宝的智力发展。

2.因材施教由于遗传、生活环境、接受教育及个人努力程度的不同，每个宝宝在身心发展的可能性和发展水平上都存在着差异，其兴趣、能力、性格也都不同，要根据每个宝宝的个性特征，实施不同的教育，对智力落后的宝宝，更要善于发掘他们的特长，激发宝宝的兴趣及增强他们的信心，以促进其智力的发展。

3.避免过度教育好奇好动是宝宝的天性，过多地干涉会使宝宝胆小、怕事，也会助长他们的反抗心理，过分保护和干涉会使宝宝缺乏独立性。而过度地期望还会给宝宝造成压力，常会导致宝宝恐惧，对本来可以做好的事情，反倒无法很好地完成。

4.寓教于乐做游戏和讲故事是最生动、具体的教育形式，尤其适合年幼的宝宝的智力发育。组织宝宝游戏时应注意 4 个方面，即游戏的活动性、创造性、知识性和角色性，要力求通过游戏促进宝宝的动作、技能的发展、言语的发育，发挥他们的创造性和想象力。讲故事、听故事可培养宝宝的表达力、注意力、思维力及想象力，但应注意故事内容要适合宝宝的智力水平，言语要生动。

父母16个坏习惯危害宝宝

坏习惯1：让宝宝自己爬楼梯

原因分析：现在家庭中楼梯越来越多，一不注意，宝宝就摸爬到楼梯上，极易造成滚落下来。因此，最好在楼梯处装上安全栏杆，防止婴儿攀爬。

坏习惯2：床上婴儿不用看

原因分析：床铺、沙发椅：成长快速的婴儿已会翻身，如让孩子在沙发或床上睡觉，不要只留下单独一人。最安全的是装好围栏的婴儿床。

坏习惯3：忽视使用安全插座

原因分析：如果把手指或物品插入插座，就有触电或短路的危险。市场上有卖安全插座和插座挡板，有小宝贝的家庭可考虑更换。

坏习惯4：未安装安全挡门器

原因分析：手指被门夹住是婴幼儿常见意外之一，在开关门时须先确认孩子的方位，为保险起见也可安装安全挡门器。

坏习惯5：放纵孩子在厨房嬉戏

原因分析：孩子的好奇心很容易在厨房里得到满足。但厨房里的器具样样都危险，在孩子未满3岁前，应尽量避免让孩子进厨房，更不可带着孩子炒菜、做家务。

坏习惯6：单独放孩子阳台玩耍

原因分析：别让孩子单独在阳台玩耍，最好在阳台门口加围栏，使孩子无法通过，此外，绝对不可在阳台上有垫脚的东西，以防万一。

坏习惯7：桌子没有防护

原因分析：现在市面上有出售各种边角防护套，因此可把家里有角的东西套起来，以免孩子撞伤或擦伤。但当孩子想拿到桌子上的东西时，就会去拉桌布，很容易被砸到或被热食烫伤，最好不要在桌上铺桌布。

坏习惯8：带宝宝逛街

原因分析：一些父母喜欢带着宝宝一起逛街。用婴儿小推车带宝宝出门很方便，但小推车的高度正好让宝宝处于汽车尾气排放最密集的区域，汽车尾气里含有铅等有害气体。如果经常长时间逛街，宝宝就像一个流动的小"吸尘器"，这无疑会伤害到宝宝的健康。在马路上、商场和大型超市里，人多嘈杂，细菌繁多，宝宝抵抗力本来就弱，很容易感染细菌，导致疾病发生。

坏习惯9：经常带宝宝出远门

原因分析：有父母外出旅游会带宝宝同去。在陌生的新环境里，宝宝的适应力很差，他们惯常的生活环境被人为改变，生活规律被打乱，在疲劳、饮食不当或者天气变化的情况下，宝宝生病的机率很高。比如，腹泻等肠道疾病等。如果在缺医少药、医疗条件差的环境下，情况就更危险，对宝宝健康非常不利。

坏习惯10：让宝宝练瑜伽、做健身

原因分析：一些父母认为瑜伽对儿童骨骼的发育有帮助，促进消化的顺畅，也能让小朋友发泄多余的精力和平衡情绪。瑜伽讲究身心合一，这对小朋友来说太深奥了。所谓的儿童瑜伽是通过讲故事、唱歌和游戏的方式，引导小朋友们进入瑜伽的世界。问题是，儿童生性活泼好动，理解能力差，他们中很少能领会其中的意思，更无从体会到这项运动的精髓。时间长了，如果动作做错，更有可能导致骨骼生长错位。

坏习惯11：给宝宝常穿新衣服、只用一次性纸尿裤

原因分析：很多父母喜欢给宝宝穿新衣服，其实新衣物还比不上其他小朋友穿过的旧衣物。首先，旧衣服反而会比较柔软舒适；其次，旧衣服经常洗涤，衣服上可能携带的甲醛等有害的化学物质已经被清除。没有清洗过就给宝宝穿的新衣服，有可能引起宝宝皮肤过敏。一次性纸尿裤主要由以下几种材料组成：纤维素、聚丙烯酯高性能吸附剂、聚乙烯、聚丙烯、少量弹性物质和黏胶。如果纸尿裤过湿，使宝宝皮肤长时间处于潮湿状态，皮肤的表面保护层受到破坏。当潮湿的皮肤受到纸尿裤摩擦时，它更易受到损伤。轻度的情况下皮肤会发红，严重时，孩子会喊疼痛。在腹部、生殖器的周围、大腿和臀部的皮肤褶皱里面常见到皮疹，出现尿布疹。用一次性纸尿裤还不如用全棉制成的尿布，透气，不会得尿布疹。

坏习惯12：因为父母晚睡，也带着宝宝晚睡

原因分析：一些父母有晚睡的习惯，很晚喂奶，或者打断宝宝睡眠，这样就使宝宝们也养成晚睡的习惯。晚睡可影响体质的发育、情绪、行为和认知能力。睡眠减少不仅对大脑的结构和功能有影响，而且可降低对感染的抵抗力。重要的是，宝宝体内的生长激素一般在夜间10时～2时发挥作用，如果晚睡，会影响他们的生长发育。通过观察显示，晚睡的儿童易注意力不集中，不与人合作，难以管教，身高普遍比同龄儿童矮小。

坏习惯13：让宝宝和爸妈一起玩计算机游戏

原因分析：计算机的辐射对宝宝的神经系统和大脑发育不利，对宝宝的视力发育也有不良影响，和大人一起用计算机，因为角度和高度都不对，会影响宝宝的颈椎等骨骼和视力的发育。因此，不能拔苗助长，让宝宝过早接触计算机。

坏习惯14：放纵宝宝饮食

原因分析：很多家长在吃的方面对孩子很放纵，听之任之，宝宝要吃巧克力就吃巧克力，爱吃荤菜就吃荤菜，蔬菜碰都不碰也不去管。这样就造成很多宝宝体重超标。高胆固醇、高血压等症状出现了低龄化。在亚洲一些国家，90%以上的人不知道自己胆固醇升高，他们更不会注意到小孩子这方面的异常情况，这就很容易导致一些幼儿也患高胆固醇、高血脂和其他心血管方面的疾病。

坏习惯15：带宝宝去听高分贝的摇滚音乐会

原因分析：一些家长希望增强孩子对音乐的欣赏能力，会带孩子去听音乐会、演唱会。如果是轻音乐之类的，那一般问题不大。但如果是摇滚类的流行音乐，在分贝很高的情况下（超过70分贝），就会使宝宝的听力系统受损，不利于他们的听力系统正常发育。

坏习惯16：给宝宝大量补钙

原因分析：除了喝牛奶，一些妈妈还买很多钙片、钙粉给宝宝补钙。钙太多，人体消化不了，还会有副作用。引起钙沉积，造成肾结石、胆道和泌尿系统结石。曾经有一个3岁小女孩说肚子疼，到医院做超音波后，发现有胆结石。一问之下，才知道是她妈妈帮她补钙过量。

婴幼儿居家意外伤害处理法

溺水

【发生原因】

虽然家中的澡盆、浴缸不若外面游泳池来的大，但是只要有蓄水的地方就有让婴幼儿发生溺水的机会，甚至只要短短几秒的时间，就有溺毙的可能。

【处理方式】

1. 万一幼儿不幸溺水的话，最主要的伤害是缺氧，请将溺水幼儿平放，头往后仰，保持呼吸道畅通。

2. 若已无呼吸，先清除口腔异物后施以人工呼吸，量测脉搏决定是否进行呼吸道畅通，让体外按摩与人工呼吸同时并进。

3. 掌握浸水时间和进行心肺复苏术的时间，将是有助愈后的最好指标。

【预防之道】

1. 不将幼儿单独留在浴室；浴室的地板最好有具有止滑功能，免得地上潮湿促使幼儿滑倒而栽入蓄水的澡盆或浴缸。

2. 浴缸、澡盆不要蓄水，若是一定要蓄水，请务必加盖，或确保存放地方不是婴幼儿可以轻易接近的地方，如浴室一定要关上门。

3. 接冷气水的桶子不要忘记加盖。

烧烫伤

【发生原因】

在儿童意外伤害的事件中，烧烫伤发生的频率及数量都相当高，尤其又到冬天好吃火锅的季节，高温的锅具与年幼的孩子在一起，实在令人担心；或是热腾腾的饭菜或饮料，摆在铺有桌巾的桌子上，孩子轻轻拉着桌巾，很容易将这些东西一起拉下，而让汤汁烫伤身体的任一部位；糊涂妈妈放洗澡水时，听到门铃声或电话响起，立刻丢下孩子在浴室去开门或接电话，而热水未关或仅放热水时，很容易让自行跑进浴室的孩子发生烫伤意外；时下流行的精油熏香，也陆续因为气爆而导致烧伤事件亦时有所闻；加上使用开饮机的比例愈来愈多，开饮机一压，饮水自动流出的方便，对于孩子也是另一隐忧，为烧烫伤的发生原因再添危险因子。

【处理方式】

1. 如果伤口不大，只出现红肿、热痛时，马上用冷水冲洗或施以冰敷。

2. 伤势严重的话，切记"冲脱泡盖送"的处理程序，不要随便使用牙膏、酱油涂抹伤口，以免伤口恶化。"冲脱泡盖送"处理程序：

（1）冲：以流动的清水冲洗伤口 15～30 分钟，若无法冲洗伤口，可用冷敷。

（2）脱：在水中小心除去或剪开衣物。

（3）泡：冷水持续浸泡 15～30 分钟。

（4）盖：烧烫伤部位覆盖干净毛巾。

（5）送：赶紧送医急救、治疗。

【预防之道】

1. 只要是热的物品，如汤锅、开饮机、热的饮料等一定要远离孩子。厨房平时最好关上门，不让孩子随意进出。

2. 热水器的水温最好设定在中低温（建议在 44℃以下），若是热水器无控温装置，在放洗澡水时，请先放冷水，再加热水。

3. 关水时，先关热水，再关冷水；或是建议换装一压就停止出水的水龙头。

4. 帮孩子洗澡时，请专心完成。再急迫的电话都可以慢点联络，千万不要将孩子单独留在浴室。

5. 熏香精油与异丙醇（无色透明的可燃性液体，一旦过热很容易引起爆炸。）混合使用时，不可以点火使用以避免气爆。喜欢精油芳香的人，不妨将精油倒在卫生纸上，宜人的香气自会飘散在房间中。

6. 随时注意孩子的动静，照顾孩子的同时，大人也许还有很多事情要处理，真要眼睛一直盯着孩子也是强人所难，不过，务必让孩子待在自己的视线范围内，以随时掌握孩子的动静。万一孩子有什么意外，就能掌握时间急救送医。

呛奶

【发生原因】

宝宝在一岁之前很容易发生呛奶的问题，主要是吃太多或是未排气之故，少部分宝宝则是因为有胃食道逆流所致。由于食道开口与气管开口在咽喉部相通，奶水若是由食道逆流到咽喉部时，在吸气的瞬间误入气管，即所谓的呛奶。量大时，会造成气管堵塞，不能呼吸，危及生命；量少时，直接吸入肺部深处造成吸入性肺炎。

【处理方式】

1.轻微的溢奶、吐奶，宝宝自己会调适呼吸及吞咽动作，只要密切观察宝宝的呼吸状况及肤色变化即可。

2.如果大量吐奶时，是发生在平躺时，应迅速将宝宝的脸侧向一边，以免吐出物向后流入咽喉及气管。

3.把手帕缠在手指伸入口腔中，甚至到咽喉，将吐、溢出的奶水食物快速清理，以保持呼吸道顺畅，然后用小棉花棒清理鼻孔。

4.宝宝憋气不呼吸或脸色发疳（即缺氧脸色发黑）时，表示吐出物可能已进入气管了，使其俯卧在大人膝上或床上，用力拍打背部四五次，使其能咳出。

5.如果仍无效，马上夹或捏刺激脚底板，使宝宝因疼痛而哭，加大呼吸，此时最重要的是让他吸氧入肺，而不应浪费时间想如何把异物取出。

6.在进行以上急救过程时，应同时将宝宝送往医院检查。

7.如果呛奶后的宝宝呼吸很顺畅，最好还是让他再用力哭，以观察哭时的吸氧及吐气动作，看有无任何异常。如果宝宝哭声宏亮，脸色红润，则无大碍。

【预防之道】

1.每次喂完奶后，一定要帮宝宝排气。

2.每次喂食时，给适当的奶量即可，不要因为想让宝宝多吃一点，而引发呛奶情形出现。

3.若是有胃食道逆流的状况，一定要就医，让医生开立可抑制胃液的药品。

婴儿摇晃症候群

【发生原因】

在医院的急诊室中，每个月总见到一两例是摇晃症候群的案例。的确，当宝宝哭泣时，爸爸妈妈或保母总喜欢摇摇宝宝，以安抚宝宝的情绪。适当摇晃是可以刺激脑神经的连结，但若用力不当，却也易造成宝宝脑震荡、脑水肿。除了因为大人的摇晃外，就是保母将脖子还没硬的婴儿背在背上，时间一久，也出现摇晃症候群的症状，不仅造成颈椎受伤，同时，也让硬脑膜下血管出血。

【处理方式】

若是摇晃过后，宝宝出现抽筋、眼神怪异或呆滞、只有单侧肢体会抽动时，就要尽快送到医院就医。

【预防之道】

1.不要以摇晃的方式安抚宝宝，否则要注意摇的幅度不能太大。

2.宝宝的脖子还没硬时，不要用背带背在后面；真要背的话，宜选择适合月龄较小宝宝的背儿带，有支撑脖子的功能，并将宝宝背在前面，可以随时注意宝宝的样子。

3.平日不要过度依赖摇摇床，使用时间和摇晃程度都要控制。

⬤⬤⬤⬤⬤ 撞伤和意外坠落

【发生原因】

"3岁以前的孩子是用脚思考的"，空间概念也尚未成形，加上刚学会走路的宝宝，头部依然占身体重量的四分之一，容易重心不稳而跌跤，点出了孩子发生撞伤和意外坠落的机会不低。会在家里发生撞伤，多半是宝宝碰尖锐的桌脚、坚硬的墙壁或柜子的门，甚至一群小孩嬉戏时，不慎碰撞，其力道过大冲击到胸部、腹部或头部，可能引起如骨折、脱臼等外伤，也或许是脑震荡。至于意外坠落的主因，无非是从高楼阳台跌落、从床铺或沙发跌下、或攀爬高处却无法下来而跌落，严重则丧命，否则就是产生脑震荡现象。立即性的伤害如骨折，多能以肉眼观察，决定是否立即送医；令大人容易疏忽的反倒是因没有明显外伤，而误认孩子没事，其实是内在的伤害需要较长时间反应，如脑震荡就必须经过72小时的观察，才能确认安好与否。甚至有一种情形是,照顾的爸妈根本不知道孩子曾发生这样的意外，更加延误送医时间。

【处理方式】

1.如为明显外伤，就立即送医。若确定孩子已骨折，先固定受伤部位，以免伤势加剧。

2.若看不出明显外伤，可先观察孩子在接下来的几天，是否有哭闹不休、嗜睡、不安、持续性呕吐、精神活动力好不好、意识清楚与否、对外界反应是否迟钝等症状出现，若有当然立即送医。

【预防之道】

1.家中地板最好是木质地板或塑料地砖等安全性较高的材质，减少滑溜的情形出现；若是无法改变，建议在宝宝的主要活动区域，铺上塑料地垫，缓和一些撞击的力道。

2.家具角边、门锁等突出尖锐处以护套包住，减少孩子不慎碰撞时的冲击力。

3.所有容易被孩子碰到而会摇晃的物品务必收好，橱柜门关好，在孩子高度以上的堆放物请固定住，避免突然落下砸到孩子。

4.阳台或楼梯的栏杆间隙宽度要比孩子的头围小，避免任意穿过；更重要的是避免孩子在这些地方独处。

5.在沙发、床铺上玩时，要有大人陪着。

6.床铺加装护栏，避免宝宝睡觉时因翻身而不慎跌落地面。

7.善用居家安全用品。如果大环境无法更动，就善用居家安全用品，一样可以减少意外发生。如插座防护盖可防触电、浴缸防滑垫与防滑贴纸可防跌倒、桌脚防护垫以防小孩碰到尖锐转角、安全伸缩防护栏则可以随宝宝年岁增长调整护栏长度、安全地垫可以缓冲宝宝掉落地面时的冲力。

误食异物

【发生原因】

会发生误食异物，有三种状况，第一，父母给了不适合孩子吃的食物；第二，家中大孩子塞东西给小小孩吃；第三则是处在口腔期的小孩本来就容易将随手拿到的东西放进口中。万一东西小，不小心在吞咽时卡到气管或食道，不是导致食物梗塞、吞咽困难、咳嗽、呼吸困难，将有窒息的可能；就是因为梗塞异物卡得很紧，而造成食道因局部压迫而出现溃疡，伴随出血，甚至穿孔。

到达胃部的食物，大部分可在数天至两周内由肛门自行排出，但具有腐蚀性的电池，就必须及时以内视镜取出，因为这类电池碰到水后的一小时，就开始腐蚀。最担心的还是父母根本不知孩子已吞下异物，错过送医最佳时机。若是父母观察到孩子有咳嗽、变音、吞咽困难（东西卡在食道）、呼吸急促（东西卡在气管），就要注意是否有误食异物的可能了。

【处理方式】

1.掉入食道者，立即送至耳鼻喉科以内视镜取出。

2.1岁以下小宝宝急救法：用左手环抱宝宝整个身体，使之形成头低屁股高的姿势，再用右手用手指胸戳五下。或者将宝宝身体翻转过来，空掌重拍后背部，一样也是五下。两法可以交替使用。另外需要进行CPR时，将宝宝的腿抬高、头放低，在宝宝两侧乳头联机中点下一指宽处，以两指压胸的方式帮助宝宝恢复呼吸。

3.1 岁以上宝宝急救法：意识清醒者，可使用站立式的哈姆立克急救法，即施救者站到患者后方，以身体贴紧患者背部，双手从腋下环抱患者上腹，左手握住右手拳头，合力压挤上腹数次，进行到异物被咳出；若已失去意识者，让患者立刻平躺并保持呼吸道畅通，两手在腹部正中线施压往上推，每次施压不可偏左或偏右，连续做 5 下明确有力的施压动作，间断，再做。

【预防之道】

1. 父母不要给不适合小孩吃的食物，如小果冻、花生、瓜子、汤圆或荔枝等，一定要喂食，请先处理过以使宝宝好吞咽。

2. 照顾小小孩的同时，教育大一点的小孩，不要随意塞东西给小小孩吃。

3. 绝不将过小的物品提供给孩子玩，如 1 元或 5 元硬币、各式钮扣等等，只要直径未超过 3.17 厘米、长度小于 5.17 厘米的小物品，就不该让孩子任意取得。

4. 宝宝进食时，不要边说话边吞咽，让食道与气管动作不一致。

婴儿猝死症候群

【发生原因】

发生原因至今不明，可能与婴儿趴睡；宝宝被同睡的大人压到；母亲有吸毒、喝酒或吸烟等习惯者，怀孕时容易造成胚胎发育异常，而产生潜在性的疾病；或是遭到感染及窒息过久等原因，都可能是发生婴儿猝死症候群的危险因子。虽然案例不多，但是因为发生突然，总让父母伤心欲绝。

【处理方式】

如果能及时发现婴儿脸色发疳，就立即给了心肺复苏术，使心跳恢复跳动，同时立刻送医诊治。

【预防之道】

1. 国外许多研究报告显示，俯卧睡眠的婴儿猝死发生率是非俯卧睡眠婴儿的 3～9 倍,所以在 1992 年时,美国儿科医学会正式建议婴儿不要采用俯卧姿势睡觉,以减少婴儿猝死的发生率。经过几年的大力推广，猝死率的确有下降趋势。

2. 婴幼儿在睡觉时，不要用太过柔软的枕头及寝具，免得孩子陷于其中而造成窒息；专家建议用稍大一点的毛巾折个几折当枕头即可。

3. 母婴不要同床，避免大人翻身时不慎压到孩子酿成意外。

4. 夜晚睡觉时，多起身几次观察孩子的呼吸状况。

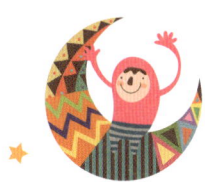

宝宝1岁3个月

宝宝不爱吃菜怎么办

蔬菜含有丰富的维生素和矿物质，是人类不可缺少的食物种类。但是我们常常看到有的孩子不爱吃蔬菜，或者不爱吃某些种类的蔬菜。儿童不爱吃蔬菜有的是不喜欢某种蔬菜的特殊味道；有的是由于蔬菜中含有较多的粗纤维，儿童的咀嚼能力差，不容易嚼烂，难以下咽，还有的是由于儿童有挑食的习惯。

在孩子小的时候早一点给孩子吃蔬菜可以避免日后厌食蔬菜。从婴儿期开始，就应该适时地给孩子添加一些蔬菜的辅助食物，刚开始可以给孩子喂一些用蔬菜挤出的汁或用蔬菜煮的水，如西红柿汁、黄瓜汁、胡萝卜汁、绿叶青菜水等，然后可以给孩子喂些蔬菜泥。到了孩子快1岁的时候就可以给他们吃碎菜了，可以把各种各样的蔬菜剁碎后放入粥、面条中喂孩子吃。

饺子、包子等带馅食品大多以菜、肉、蛋等做馅，这些带馅食品便于儿童咀嚼吞咽和消化吸收，且味道鲜美，营养也比较全面。对于那些不爱吃蔬菜的孩子，不妨经常给他们吃些带馅食品。

有的孩子不喜欢吃炒菜、炖菜等做熟的蔬菜，而喜欢吃一些生的蔬菜，如西红柿、水萝卜、黄瓜等，它们有的可以生吃，有的可以做成凉拌菜吃。如果孩子不喜欢吃熟菜，可以让他适当吃一些生的蔬菜瓜果，但一定要注意严格消毒并洗净。

一些有辣味、苦味的蔬菜，不必强求孩子去吃。一些味道有点怪的蔬菜，如茴香、胡萝卜、韭菜等，有孩子不爱吃，可以尽量变些花样，比如做带馅食品时加入一些，使孩子慢慢适应。

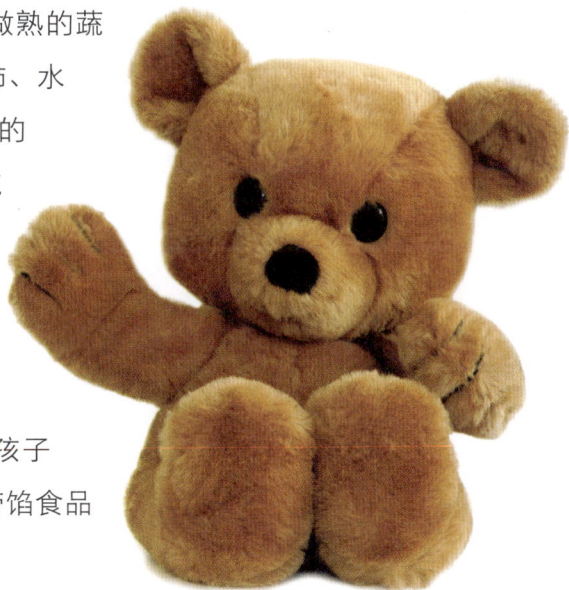

让宝宝安全地探索世界

让宝宝安全地探索你的家

那些你不允许宝宝做的事情，多半会对他产生更大的吸引力。因此，做好宝宝探索时家里的安全防范工作会让你们两个人的生活更轻松。如果你把插座盖上安全盖、把碗橱下面的柜门锁上、把易碎物品放到宝宝够不到的地方，他会更安全，你也能因此放松一点。不妨选一个矮柜专门用来让宝宝玩，在里面放一些你不介意他会摸的东西，比如塑料容器、玩具或空盒子等等，不定期地改变一下矮柜里面的东西，多一些变化。要知道宝宝是通过玩儿来了解世界的。

突然怕这怕那

慢慢你会发现，从前无所畏惧的宝宝，现在突然恐惧起他往日从来都没介意过的东西？吸尘器或邻家友好的大狗，在他眼里是不是突然变成了妖怪？随着宝宝对自己和周围的环境建立越来越强的安全感，他现在的这些恐惧大多会逐渐消退，但是在此之前，你还得想办法帮他忘记害怕。

如果宝宝害怕洗澡，你可以给他洗几天擦浴，允许他坐在没水的澡盆里，用小毛巾洗头发，不用水直接冲。你也许还可以跳过涂洗发水这个环节，直到他的焦虑平息为止。如果你让洗澡变得有趣，有些宝宝就不害怕洗澡了。买几个新的洗澡玩具或洗澡书。或者跟着宝宝坐到浴缸里，一起玩水吧！

常见的急性中耳炎

致病的原因

急性中耳炎的致病原因，主要是幼儿黏膜免疫力尚未发育完全之外，加上连通鼻咽腔与中耳腔的耳咽管较短，相关的纤毛功能尚不成熟，鼻部的分泌物容易逆流至中耳内，导致急性中耳炎。宝宝急性中耳炎的发病相当普遍，每次感冒都有诱发中耳炎的可能，而易感染、常吸二手烟、喝奶姿势错误的幼儿较易发生中耳炎。常见的致病菌是肺炎球菌和嗜血杆菌。

有可能被疏忽

急性中耳炎主要的临床症状为剧烈耳痛、发烧，进一步发展可出现耳闷、听力下降。婴幼儿由于不能讲述耳痛症状，而表现为上呼吸道感染后出现发烧、哭闹不安、摇头抓耳朵等。鼓膜穿孔后耳痛会明显减轻，并有脓液流出。用耳镜检查会发现鼓膜充血，或充满脓样物。目前由于抗生素的使用频繁，宝宝中耳炎的临床表现比较不易被发现，患者往往没有明显的耳痛病史。多半是因为听力下降就诊，或因为其他疾病就诊时医生进行常规检查后才被发现的。

抗生素治疗

幼儿急性中耳炎多半可直接在门诊给予抗生素的治疗，且需要连续用药10～14天，此外，症状在用药几天后就会有所改善，不过，家长仍需遵照医嘱按时用药，才能彻底治愈。在药物治疗结束后，并应进行检查，评估改善的结果，一般来说会有50%的患者被发现仍有中耳积液现象，但此状况无需特别的处理。只要在发病后的4～6周重新评估中耳积液状况，如中耳积液消失，可结束检查。约90%患者的中耳积液可于发病后3个月内消失。若在发病3个月后再次对患者进行评估，如此时中耳积液仍存在，则须采用治疗积极措施，如置放中耳通气管等。

留心耳部感染的迹象

宝宝是不是脾气暴躁，经常拉拽耳朵？这可能是因为他有耳部感染。2/3的宝宝在满2岁前都至少会发生一次耳部感染。如果宝宝最近一直吸鼻涕、打喷嚏，就可能是耳部感染的症状之一。至少70%的耳部感染都会继发感冒，这是因为身体抵抗感染的能力降低了。

小宝宝更容易发生耳部感染，因为他们身体的免疫系统还没有完全发育成熟，而且他们耳朵里的咽鼓管还在发育中，目前的长短和形状使其更容易发生感染。使用安抚奶嘴也可能会增加这一问题发生的机会。一项研究发现，不使用安抚奶嘴的宝宝发生中耳炎的几率要低33%。

如果你怀疑宝宝有耳部感染，一定要带他去看医生，医生多半会给开抗生素。由于有的耳部感染会不治而愈，医生也可能会建议等两三天再用抗生素治疗。

如何把握宝宝穿衣适度

1～2岁的小宝宝穿衣要适量，宜少不宜多。这是因为宝宝的汗腺分泌十分旺盛，到了1岁以后，宝宝的运动量又明显增多，所以要适当穿得少些，以适合其好动及代谢旺盛的特点。首先，增减衣服要及时和适量。家长应每天听天气预报，可作为给宝宝加减衣服的依据之一。另外，给宝宝增减衣服还应注意，减衣服后应使宝宝感到舒服，不活动时不感到冷，一般活动后不感到热即可认为穿的合适。并且还要注意，宝宝衣着要宽松些，增减衣服后四肢活动不要受限制。

宝宝穿衣三原则：

1. **春捂秋冻。** 宝宝一般是阳气偏旺之体，如果过暖则会助长阳气而消耗阴液。所以妈妈也不要过早、过度为宝宝保暖，可以检查一下宝宝的手、后颈，以不出汗为好，如果身体出汗容易感冒。

2. **手暖无汗为标准。** 通常宝宝穿着只要比家长多一件就行，大些的宝宝可以和家长一样多，甚至还可以有意让宝宝略微少穿一点，以锻炼御寒能力。

3. **不要让衣服妨碍宝宝的运动。** 经常看到有些宝宝穿得不太适合运动，这些都会使行动尚不灵活的宝宝活动起来十分不便，客观上会减少宝宝锻炼的机会。

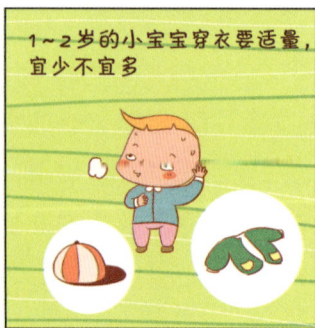

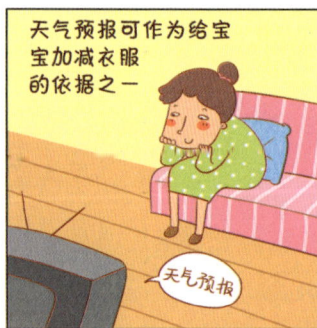

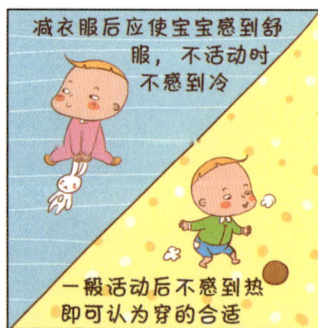

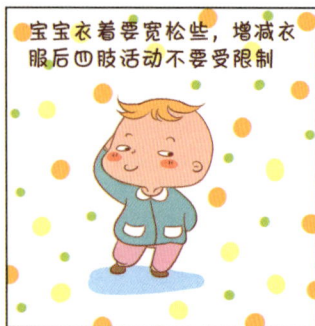

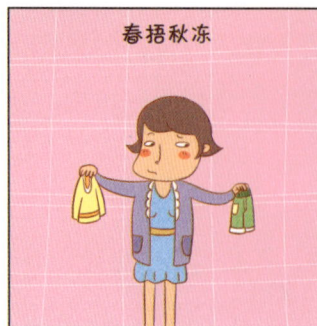

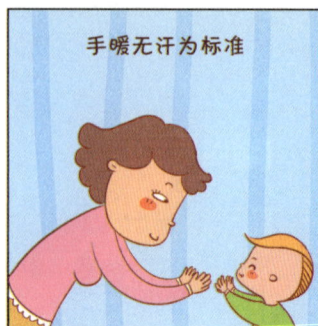

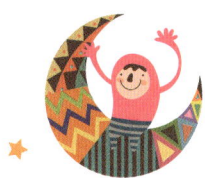

宝宝1岁4个月

16～18个月宝宝生长发育特点

接近1岁半的孩子已经能走得很稳当了。看见地上有玩具时可以弯腰蹲下玩耍一会儿，然后站起来继续行走。扶着栏杆可以爬几步楼梯，开始有跑步意识。模仿大人翻书或看书，认识图画中的一些动物、食物、常见日用品等。模仿大人画出横道或竖道。模仿大人撕纸。会灵巧地将小物品放入小瓶子中，或从瓶子中倒出来。会搭4～5块积木。能说出最常见物品的名称，开始会使用动词性词汇，如"吃、喝、抱"等。能听懂大人说出的完整句子。开始有意识地使用工具。

运动发育

1. 行走稳当：经过几个月的练习，孩子已经能够自己行走得很好了。一部分孩子行走过程中，如果看到地上有他喜欢的玩具，他会停住脚步，慢慢弯下腰，或慢慢蹲下来玩一会儿。有时候孩子感觉到有些累，就会一屁股坐下来接着玩耍一会儿。当孩子想到其他地方去的时候，他就会爬起和站起来，继续向前走。这种走走停停、弯腰坐下、爬起站立的动作每天不知道要重复多少次，因此家中最好铺上地毯，便于孩子在地上活动。

2. 上下楼梯：上下楼梯实际上是运动能力和深部感觉能力的结合过程。首先孩子要明白楼梯的位置是高于或低于现在孩子本身所在位置的，而且这种高度和低度是可以触及到的位置。当大人第一次牵着孩子的小手爬上楼梯时，孩子知道必须要抬起一条腿，才能够着高出的台阶，但是他不会两腿交替使用，他必须要把两只脚同时迈到同一位置之后才能再上一层楼梯。因此，家长开始带孩子上楼梯时不必着急，让孩子一步一步登上楼梯，孩子会觉得登上一层就会高一点儿，从中体会登高的喜悦和快乐。上楼梯比下楼梯要容易一些，好多胆小的孩子往往学会了上楼梯，但很长时间内还不敢下楼梯。有的孩子上楼梯不使用旁边的栏杆，而喜欢爬着上去，这样的孩子一般说来属于运动发育相对慢一些的类型，或说是胆子比较小的孩子。家长不必介意，可以让孩子随意，只要孩子喜欢，任何一种运动方式都是对孩子有利的。在这里需要提醒家长注意的是，在孩子下楼梯时一定要保护好孩子，以免孩子摔下来。

3. 能搭 4～5 块积木：应该继续训练本月龄孩子搭积木能力。接近 1 岁半的孩子已经不能满足搭 2 块积木了，他们逐渐能搭上 3～4 块、4～5 块积木而不倒。

语言发育

1. 使用动词：孩子有一天突然向妈妈伸出手说出了"抱"字，某一天在饭桌上突然对妈妈说出了"吃"字等，这些动词的说出正是本月的特点。当孩子看到饭桌上有自己非常喜欢吃的东西时，很想向大人表示"我想吃"的意思，可是他心里明白说不出来，开始只会用手势比划向大人示意，大人明白他这是想吃的意思，于是就反复重复"吃"的发音，经过无数次反复的刺激，孩子终于按照大人的口型发出了"吃"的声音，这是孩子语言的第一次飞跃，说明孩子已经理解了动作的真正含义，理解了语言和动作的关系，这也是孩子大脑思维活动的体现。智力低下的儿童永远也不会说出带有动词性的词汇。本月龄的孩子能说出的动词是很有限的，只会说日常生活中非常常见的基本词汇，如"抱、走、吃、喝"等，大约有十几个单词左右。家长可以反复在孩子面前重复这类单词，以加深孩子对带有动词类的语言词汇量。

2. 儿歌训练：为了进一步促进孩子的语言能力发育，从这个月开始应该经常给孩子念一些儿歌，儿歌中有许多孩子熟悉的名词和动词，有一些句子合辙押韵听起来很好听。如果再配一些图画，更会引起孩子兴趣。例如，"小白兔白又白，两只耳朵竖起来，爱吃萝卜爱吃菜……"虽然孩子并不能说出儿歌中完整的句子，但是其中重要的发音会给孩子留下很深刻的印象，一旦在其他语言中涉及儿歌中的词汇时，孩子就会不由自主地发出这个音节。反复朗诵儿歌多遍之后，孩子也会随着大人的语调发出声音，听到孩子对某个词汇有印象时，可以放慢这个词的速度，有意识地让孩子跟着发出声音，逐渐孩子就会说出更多的词汇。教儿歌是培养语言能力和记忆能力的最好方法。

认知、生活和交往能力

1. 模仿大人撕纸：孩子撕纸会把大张的纸撕成小纸块，再撕成小纸屑。

2. 模仿大人翻书或看书：家长给孩子一本书，让他看书中的图画，并对他讲一些与图画中有关系的内容，也许刚开始孩子并不太喜欢听，这是因为他听不太懂，大人说的话他不十分明白。但是反复让孩子看同一个画面，同时反复说出同样的语言，渐渐孩子就明白了这幅图画中的意思。下一次一旦把这本书放到孩子面前，他就会不由自主地拿起书学着大人的样子翻起书来，看到熟悉的画面，他会欣喜万分，嘴里还不停地唠叨着什么，看到自己不太熟悉或根本没有见过的画面，他会多注视一会儿，努力辨认图中的画面。一旦感到没有意思，孩子就会把书撇到一边，玩起其他游戏来。孩子看书的时间非常短，有的仅能坚持数秒，最长时间也就几分钟而已。

3. 模仿大人画出横道或竖道：接近1岁半的孩子已经能够很稳当地握住笔了，有一些孩子能够画出横道和竖道。早期培养孩子握笔画道的能力可以引发孩子对绘画的兴趣，培养孩子集中注意能力。

4. 准确使用杯子和小勺喝水：对于1岁多的孩子来说，可以根据勺子的不同方向使用不同的手，准确地将勺子中的饭菜放入口中。有的孩子还会学着大人的样子拿着小杯喝水。

5. 使用工具能力的进步：孩子大脑已经开始具有初步认识和思考的能力。他们用自己对周围的工具的认识进行思考，试图解决他们自己认为能力达不到的事情，如看见桌子上有一件可爱的玩具，由于个子矮小够不着，孩子就会拿一个板凳，登着板凳上去够东西。18个月的孩子下楼梯时能否下得稳完全依赖于他抓住的扶手是否可靠，这是他自己的经验告诉他的道理。

6. 初步辨认物体颜色、形状和特征：1岁半的孩子能够从图中或实物中辨认物体的形状、颜色和用途。例如，买一些画有各种水果的图画书，反复告诉他长长的香蕉是黄颜色的、圆圆的苹果是红颜色的、大小不等的葡萄有紫色和绿色的，待大人拿出真的香蕉等水果时，孩子就会知道长长的黄颜色的水果是香蕉，圆圆的红颜色水果是苹果等，这些都是可以吃的东西。经常给孩子看一些各种动物的图画书，告诉他长耳朵、红眼睛、浑身白毛的动物是小白兔，全身黑、眼圈白、胖胖乎乎的是大熊猫，高个子、长脖子、身穿花衣的是长颈鹿等，狗见人"汪汪"叫，猫见人"咪咪"跑，逐渐孩子就明白了这些动物的特征，一旦看见这些图画或见到这些动物时，他就会一眼认出来，甚至还学出"汪汪"的叫声等。知道物体的形状也是这个月龄孩子应该具有的能力，如给孩子买一些能够安装三角形、长方形和圆形的积木，让孩子将三角形积木放到三角形木框里，长方形积木放到长方形木框里等，这种游戏能使孩子了解到物体的固有形状，在头脑中形成立体概念。

父母的语气影响孩子的一生

信任的语气

孩子特别希望得到成人特别是父母的信任，所以对孩子说话时要表现出充分的信任。如，孩子想学打羽毛球，你用信赖的语气说："彤彤，只要努力学，认真学，一定能学会打球的。"这无形中就给了孩子一份自信，并让他明白，只有坚持才能获得成功。假如用的是挖苦的语气："就你这样三分钟热情还想打球啊？"就会给孩子的自尊心带来伤害，令他对自己的能力产生不自信。

尊重的语气

从两三岁起，孩子的自我意识就开始萌芽，随着年龄的增长这种自我意识会愈发强烈。孩子有了自己的一些主见，说明孩子知道了自己的力量和能力。当他提出自己不同的看法和要求时，不要认为是他不听你的话，跟你对着干，而粗暴地反对他。如你要求孩子学英语，可他还想再跟小伙伴们玩一下，你不能发脾气："越大越不听话了，不好好学习，看你长大了能干什么。"这样做只会让孩子更加厌恶学习。应该用尊重的语气："那你再玩一会儿，不过，玩完了可一定要学英语。"孩子就乐于接受了。

商量的语气

每个孩子都是有自尊心的。要孩子去做某件事情，可用商量的语气，让他明白，他跟你是平等的，你是尊重他的。比如，你想要孩子把地上乱丢的玩具收拾整理一下，可以这么说："彤彤，玩具乱丢，多不好的习惯啊，你跟妈妈一起把玩具收拾一下好吗？"千万不要用命令的语气："你怎么搞的，玩具乱丢，快点去收拾好！"否则，孩子听你责备，心里就会产生反感，即使按你的要求去做，也是不开心的。

赞赏的语气

每个孩子都有优点，都有表现欲，发现孩子的优点并加以赞赏，会让他更加乐于表现。孩子画了一幅画，也许画得不是很好，可孩子作画的热情和认真劲儿就是最大的优点。当孩子把画捧给你看时，不能轻描淡写地应付几句："画得一般，好好练。"这样会让孩子对画画失去热情和信心。应该用赞赏语气肯定他的作品:"想不到我的宝宝画得这么好,继续努力,一定会画得更好。"孩子的表现欲得到了满足,有了快乐的情绪体验,对画画就会更有兴趣。

鼓励的语气

要孩子做到没有过失,这是不可能的。当孩子做错了事,不要一味地批评责备,而应帮助他在过失中总结教训,积累经验,鼓励他再次获得成功。如孩子第一次帮妈妈端饭碗失手掉到地上打烂了。你不能责备他:"连个碗都端不稳,真笨。"这样会打击孩子尝试新事物的信心和勇气。应该用鼓励的语气:"彤彤不小心打烂了碗,没关系,以后先用手指试试烫不烫再去端。"这样,既教给实践的方法,又给了孩子再次尝试的信心。

尊重宝宝是独立的个体

萌芽的独立意识

宝宝这些天进步很快,他会走路、说点儿话、甚至还可能会用勺子或叉子吃东西了。不管是让他指不同的身体部位,还是把东西放进盒子再倒出来,他玩的每一个游戏都有助于他了解周围的世界。宝宝正在了解的一件事是,他是一个独立的个体,而不仅仅是你的延续。如何才能判断出宝宝是否明白这个概念呢?你可以看看他在镜子前面的反应,如果他能认出自己,没有试图伸出手去够"另一个"宝宝,那就说明他已经明白了。

总是说"不"

有"是"就有"不"。宝宝正在学习说"不",这可是个重要的时期。12 个月大的宝宝总的来说性情还很讨人喜欢,但是突然一夜之间,他就会变成一个累人的家伙。"不"很快就会成为他最爱说的几个字之一。固执地跟你反着干,表示宝宝正在开始理解一个非常重要的概念:他是独立于你的个体。这么大的宝宝很可能会因为换尿布、刷牙、坐手推车和汽车安全座椅等问题跟你做一番"斗争"。你最保险的做法是尽量回避这种"斗争"。如果是关系不大的事,就听他的,比如穿哪件衣服。把你的精力积攒起来应对重要的事,比如不让宝宝打人。

宝宝咬人怎么办

毫无疑问，咬人是非常野蛮的行为。事实上，宝宝仍然有点野蛮。15个月的宝宝咬人，通常是因为他们的语言能力有限，不能很好地表达自己。如果他们感觉自己受到了威胁，有时他们能想到的就只有咬人了。

这里为你提供一个防止宝宝养成咬人习惯的好建议。首先，把注意力转移到被咬的宝宝身上，确保他没事儿。平静地对待两个宝宝。对咬人的宝宝大喊大叫或是惩罚他，都没有什么实际意义。他只是情绪过于强烈无法自控。事实上，咬人的宝宝可能比被咬的那个哭得还凶呢。

只要说"不能咬人"，然后让他去做别的事，就行了。注意咬人时发生了什么情况？宝宝受到了威胁，或是他的空间被侵占了吗？是不是快到午睡时间了？如果你知道诱因是什么，也许就可以防止麻烦的发生。

决不要通过咬他，来让他知道被咬是什么感觉。这只会让他认为，有时是可以咬人的。

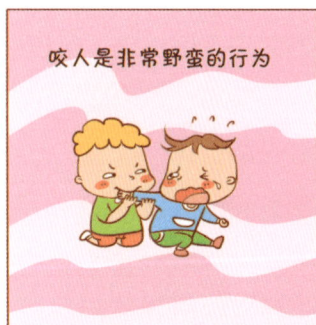

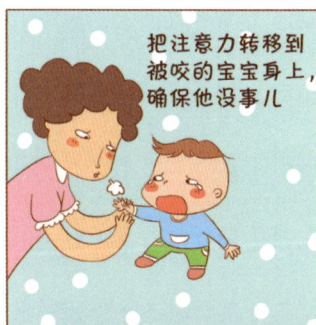

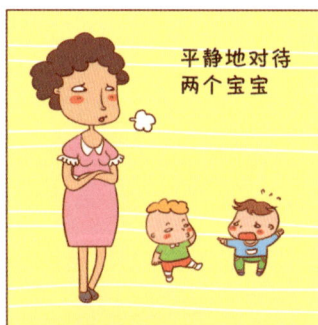

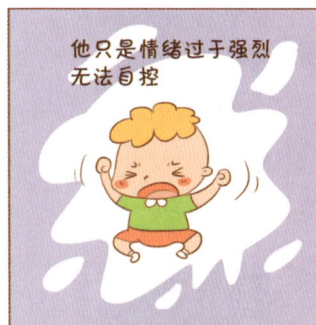

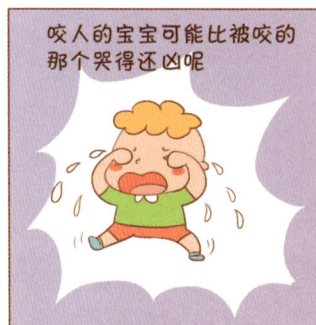

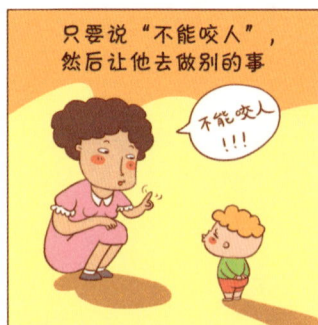

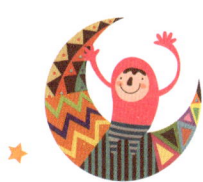

宝宝1岁5个月

1岁半~2岁宝宝的单句训练

1.为了培养宝宝学习单字的能力，家长给宝宝说的都是一些很短的句子。一般宝宝在1岁半到2岁期间，说话的积极性突然大增，词汇量也大量增加。宝宝此时已经会说一些简单的句子了，比如"妈妈抱宝宝"、"宝宝喝水"等，家长可以在此基础上，再加入一些新词汇来延伸联结出更长的句子，让宝宝练习比较复杂的句子。

2.家长可以不失时机地利用日常生活中的各个环节，进行随机教育。如与宝宝做游戏时，教宝宝说出玩具和动作的名称，并连成一个句子；也可以训练宝宝对物品功能的描述能力。家长经常对宝宝讲解家中常用物品的功能，在宝宝比较熟悉之后，家长可以尝试着问宝宝，让宝宝自己描述物品的功能。

3.要经常带着宝宝到公园游玩，或带宝宝外出散步。外出时，家长应随时结合所见到的事物，教宝宝说一些相关的词和句子。

4.这个年龄段的宝宝对大人的话可能还似懂非懂，而且宝宝自己对词汇的理解和掌握能力有限，往往造成宝宝表达不是很清楚，或说得非常慢。所以，家长一定要非常有耐心地等待宝宝把话说完，并尽量帮助或诱导宝宝自己讲明白。这样会给宝宝以很大鼓励，让宝宝获得更多的自信，宝宝的语言能力自然就会迅速提高。

5.虽然宝宝基本上能够用简单句表达自己的要求和愿望，但是绝大多数宝宝存在着发音不够正确的现象，家长要及时地给以耐心指导和纠正，宝宝的发音会逐渐正确。家长一定要注意，当宝宝发音不准时，千万不要故意地学宝宝，以免强化错误，使宝宝不易改正。

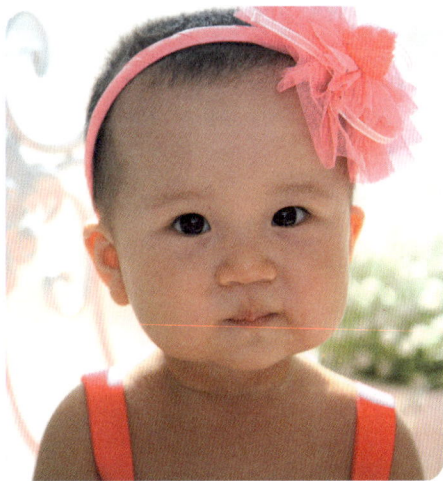

磕磕碰碰&测试你的底线

宝宝总是在不断的磕磕碰碰

宝宝的理解能力提高得非常快。举个例子，他不再把画笔看成是某种能吃的东西。他现在能抓着画笔为你创作令人瞠目的涂鸦作品了。他的记忆力也在发育，你可能会发现当你们再次去某一个地方时，他甚至会记得连你都忘了的事呢！不过，宝宝现在行动还是不太稳当，很容易低估了台阶的高度，或跑着让你抱时被自己的脚绊倒。当宝宝真的摔倒时，尽量不要反应过度。如果你每次都飞快跑到他身边，你会很累，宝宝也会谨慎过度。如果他很难过，要平静地安抚他，并鼓励他重新站起来。不过，一定要确保你的急救箱里备有足够对付划伤、磕伤和擦伤的药品。只要宝宝一直在大人的监护之下，玩的地方没有尖锐的边缘和其他危险的东西、楼梯都安装了护栏，大多数情况下不会导致严重的创伤。

测试你的底线

你可能不确定什么时候应该开始插手，管教宝宝的某些"恶行"。宝宝开始有点明白，哪些事情可以做，哪些事情不应该做了。他的很多"淘气"行为都不是故意惹恼你。他只是在测试你的容忍度，看看你的底线到底在哪里。

囟门清洗的注意事项

囟门是胎儿出生时头颅骨发育尚未完成而遗留的间隙。后囟一般在出生后三个月内闭合，前囟大约在出生后 1～1.5 岁时闭合。由于囟门处没有坚硬的颅骨覆盖，应注意保护，以防大脑遭受损伤。注意清洗：

1. 囟门的清洗可在洗澡时进行，可用宝宝专用洗发液而不宜用强碱肥皂，以免刺激头皮诱发湿疹或加重湿疹。

2. 清洗时手指应平置在囟门处轻轻地揉洗，不应强力按压或强力搔抓，更不能以硬物在囟门处刮划。

3. 如囟门处有污垢不易洗掉，可以先用麻油或精制油蒸熟后润湿浸透 2 小时，待这些污垢变软后再用无菌棉球按照头发的生长方向擦掉，并在洗净后扑以宝宝粉。

宝宝1岁6个月

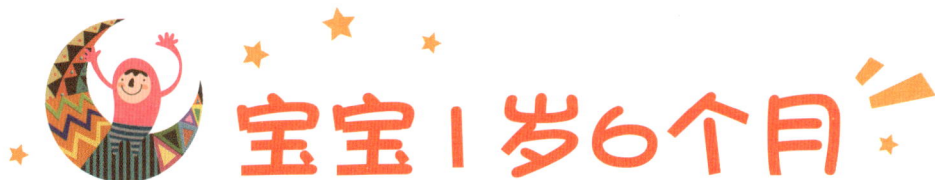

何时帮宝宝训练上厕所

参考以下训练步骤：

1. 正式训练孩子前，父母可与子女一起如厕，让他从旁模仿父母的大小便姿势。

2. 可以幼儿用坐厕开始进行训练。

3. 先让孩子穿着裤子坐上坐厕玩耍。

4. 待他愿意坐上坐厕后，可尝试除掉裤子和尿片，慢慢适应真实的如厕情况。

5. 最后教孩子双脚稳踏地上，才可大小便。

经过多次练习，他便会渐渐明白如厕是怎么一回事。父母要紧记，若孩子练习成功，便要赞赏他；纵使失败了，也不要责骂他。有些孩子在日间懂得自行如厕，但夜间如厕则需要较长时间练习。父母应要子女养成睡前及起床后如厕的习惯，或让孩子晚上改穿纸尿裤，如厕时较为方便。如果孩子间中失手，父母也不应责骂他，以免影响孩子的自信心。很多父母会担心子女没有大便，其实孩子三天才有一次大便也不是问题，只要排便时顺畅便行。若孩子四天也没大便或排便时表情辛苦，则可让他吃些天然食品，例如西梅汁有助排便。而咳药水或含高蛋白质成分的奶粉，都可能引致便秘，要格外留神。

宝宝不再尿湿裤

别家的小孩在这个年纪早就会自己上厕所了，为什么我家的宝贝却还常常尿湿裤子？难道他比较笨吗？每个宝宝学会控制大小便的时候都不同，约有半数以上的两岁宝宝，晚上已经不会尿床，到了五岁时，十个孩童中，还有一个会尿床。女孩和男孩比起来，通常都比较早学会控制大小便，这些都是正常的。任何人都无法强迫宝宝什么时候学会控制大、小便，除非宝宝已经做好准备了——脑、神经和肌肉已发展的很好，这些都是影响宝宝控制大、小便能力的因素。太早急于训练宝宝控制大、小便，不但达不到效果，甚至会造成宝宝日后学习上的障碍呢！

233

以鼓励代替责备

宝宝随着饮食习惯的改变，改吃固体食物后，排便的次数会递减，在1岁3个月左右开始，会在每次用餐后自然排便，这是因为胃部的反射作用。这个时候，您可以试着让他在餐后固定坐在小马桶上几分钟，（不要太久），如果他排便了，记得赞美他，让他知道他这样表现很好；如果他没有排便，而且表现得不耐烦时，就让他起来，轻松自然的看待这件事，让宝宝顺着自己的步调发展，不要给予太大的学习压力。等他再大一点，您还可以让他跟您一起去厕所，不只满足他的好奇心，让他模仿您，也是他学习排便的重要一课。

多喝开水和果汁

在宝宝坐在小马桶上时，您不妨给他一本书，或念书给他听，玩水也是可以促进宝宝排尿的活动，另外，多喝开水和果汁都是促进宝宝顺畅排便不可少的。如果您还有觉得宝宝在控制大便、小便的能力表现上有困难的话，不妨请教一下小儿科医生的意见，最怕的是宝宝因膀胱容量太小、尿道阻塞，或输尿管（女孩）不在正确的位置上，而造成不能自己控制大便、小便，这就需要立即做处理。

宝宝的如厕训练

1. 1岁6个月：

能储留小便至一小时左右，可以开始在白天将尿片换成裤子尝试。

诀窍：失败时不要责骂，成功时要鼓励。

2. 2岁左右：

自己会穿脱裤子，开始知道尿急，并会告诉大人要尿尿或便便。

诀窍：训练他独立如厕，提供宝宝安全干净的场所，让他可以轻易坐上马桶。

3. 2岁8个月：

开始会自己上厕所，白天如果情况顺利，晚上就可以开始不包尿片。

诀窍：教宝宝简单的如厕礼仪，男孩站着尿尿，女孩不要把裤子全部脱下，以及如厕后，自己擦屁股和洗手的习惯。

4. 3岁左右：

可以开始尝试在晚上不必为宝宝包尿布，并在就寝前带他去上厕所。

诀窍：将小马桶放在床边，以备不时之需。

挑对坐便器：轻松解决排泻大事

款式主要有三类

坐便器的款式主要有三大类，一种是单独使用的坐便器；一种是套在成人马桶上的小座便圈，另一种是组合式的，既可以单独使用又可以把某个部件套在抽水马桶上使用。

单独使用的坐便器是一般爸妈都会选购的款式，品种和造型比较多。主要有三种造型，矮凳型、卡通造型和座椅型。其中矮凳型是最简单的造型，也是最便宜的款式，卡通造型和座椅型都是由它发展而来。

卡通造型的坐便器，是在矮凳型的前端加上各种卡通形象，使坐不太稳的宝宝可以向前趴伏借力而不会东倒西歪。造型可爱，更吸引宝宝的注意力而乐意如厕。座椅型的则与卡通造型正好相反，把文章做在矮凳型的后端，在背后延伸出椅背的式样，让宝宝的后背有一个依靠。

注重使用的方便性

选择坐便器首先要考虑使用的方便性，其次是考虑坐便器与宝宝的坐便习惯是否符合，漂亮应该是最后才加以考虑的问题。

小座便圈容易清洗，宝宝用完爸妈单击冲水按钮就可以把嘘嘘嗯嗯冲走了。但是宝宝们通常非到十分紧急了是不会提出要上厕所的。等你把他带去卫生间，按上小座便圈，帮他脱好裤子，可能裤子已经湿了。等宝宝完成如厕训练以后，这种座便圈才大有用武之地。

单独使用的坐便器让宝宝在房间任何一个地方解决问题，晚上特别方便。缺点就是需要每次清洗，有些宝宝淘气，可能每次嗯嗯之前要搬着坐便器在家里找"最有吸引力"的那块"风水宝地"才肯坐定了拉。

如果你的宝宝是男孩，又喜欢深靠在坐便器里嘘嘘，那你就不能买椅背距离容器较远的那种。因为宝宝向后一靠，尿一定会向上射出，不是尿在坐便器外面就是弄湿自己的衣服。

卡通造型虽然漂亮，却易被宝宝当玩具，天冷裤子厚如厕非常不方便，许多妈妈采取冬天让宝宝反坐或是侧坐来解决。总体来说，这类坐便器缺点多于优点。

宝宝的新本领还有尖叫

数数宝宝的新本事

现在宝宝常常在用手指东西的同时也能说一两个词了，这就让你能更明白他的意思了。他正在提高的独立性也在通过许多方式显现出来，比如他会自己脱衣服（穿衣服则要晚得多）、开始自己梳头、给娃娃喂饭等，不过很长一段时间内你还需要继续给他刷牙。

宝宝现在也许能按颜色、形状、类型等给东西分类了，所以那些能促进这些技能的玩具特别受欢迎。即使"不"还没有成为他最喜欢说的词，现在他也会开始用这个词来反抗你了。

爱上尖叫

尖叫是宝宝可能会染上又一个不太讨人喜欢的习惯。就如同他目前生活的其他所有方面一样，他在不停地试验，而他的声音是个可以搞出很多乐趣的工具。

一些宝宝只有在爸爸妈妈屈服的条件下才会停止尖叫。要尽量避免这种情况的发生，你得告诉他，喊叫会伤害你的耳朵。告诉宝宝，直到他用正常声音说话的时候，你才会响应他的要求。但是你得注意，你告诉宝宝的时候，不能跟他喊。你还可以说："那是你在外面用的声音。在公园里玩的时候，你可以使用这种声音。"

给宝宝演示，如何用其他方式来玩他的声音，比如低语或唱歌。事实上，如果你真的想要吸引宝宝的注意，试试压低你的声音跟他耳语，这比提高音量甚至会更有效。耳语不仅声音听起来跟平时不一样，而且很特别，像说秘密一样，没准会成功阻止他呢。

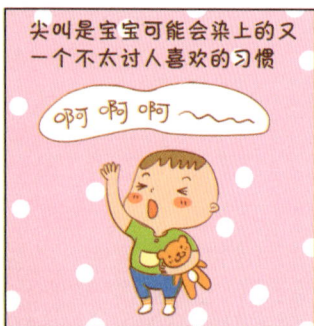

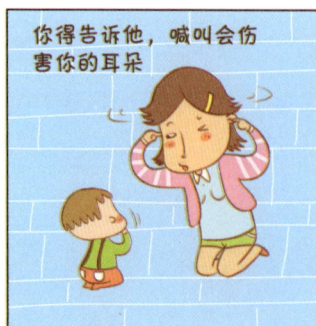

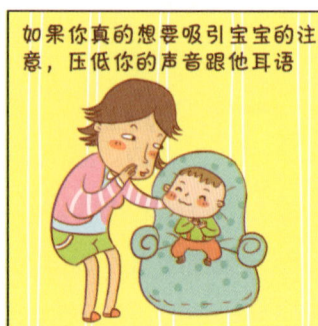

尖叫是宝宝可能会染上的又一个不太讨人喜欢的习惯

啊啊啊

你得告诉他，喊叫会伤害你的耳朵

如果你真的想要吸引宝宝的注意，压低你的声音跟他耳语

宝宝最爱的安抚物

如果你发现宝宝非常依恋某个小毯子或毛绒玩具，你不必采取什么措施，只要静静等待就行了。宝宝对安抚物的迷恋一般会在出生后第二年里逐步升级，这是有原因的。安抚物是爸爸妈妈的替代品。宝宝身体上和智力上的本事都越来越大，而且他每天的生活都非常充实、繁忙，他在经历新的体验、看到新的东西、听到新的声音、学习新的词汇。抱着一个安抚物会给他安全感，让他找到平衡。特别是在宝宝心情低落、生病或疲惫时。

感谢那个安抚物吧！它会帮助宝宝更加顺利地入睡，而且它表示宝宝正走向成熟，而不是小宝宝的标志。你们最好准备两个一模一样的安抚物，一个放在家里，一个带到托儿机构、医院、车上，以及其他你们要去的地方。

宝宝的最爱可能看上去开始有些脏兮兮的了，但是，你不要费大力气保持它的清洁和卫生。因为通常是它们独特的气味和外貌，决定了它们在宝宝眼里的特别性。如果你成功让宝宝接受了2个安抚物，可以定期互换一下，这样2个就会具有相同的作用。如果其中一个丢了，另一个就是及时补缺。

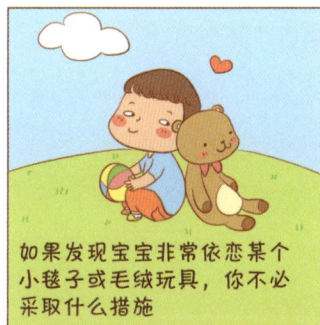

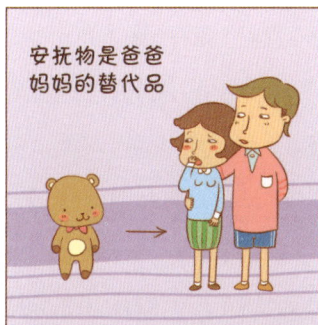

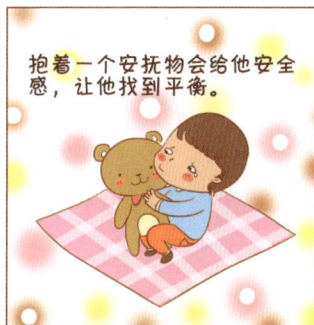

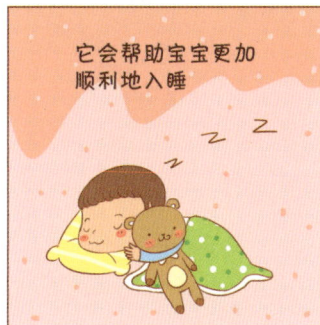

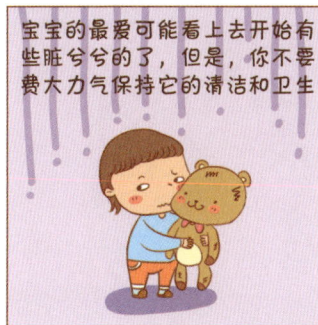

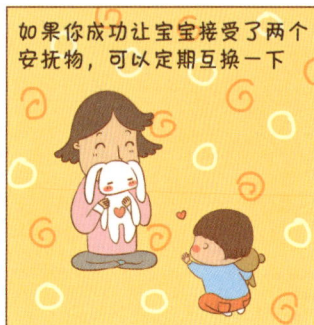

如果发现宝宝非常依恋某个小毯子或毛绒玩具，你不必采取什么措施

安抚物是爸爸妈妈的替代品

抱着一个安抚物会给他安全感，让他找到平衡。

它会帮助宝宝更加顺利地入睡

宝宝的最爱可能看上去开始有些脏兮兮的了，但是，你不要费大力气保持它的清洁和卫生

如果你成功让宝宝接受了两个安抚物，可以定期互换一下

防治痱子的方法

痱子，又名"汗疹"，原因是大量且持久地出汗，造成汗孔阻塞而引起。在颈、躯干部发生多数针尖至针头大浅表性小水疱。壁极薄、微亮，内容清，无红晕，轻擦之后易破，多于1～2天内吸收。

（1）预防措施

① 保证室内通风干燥，室内温度要保持在26～28℃最为理想，不要让宝宝对着空调吹冷风，避免着凉感冒。

② 勤洗澡，保持宝宝皮肤清洁干燥，天热时每天可洗2～3次。在洗澡水中可以滴几滴宝宝金水或花露水、藿香正气水、十滴水等，或用马齿苋、野菊花煮水给宝宝洗澡，都可以防痱子。

③ 衣服透气，给宝宝穿宽松的全棉质地的衣服。

④ 要让宝宝多喝水。

⑤ 凉爽时玩耍，不要在气温最高的时候带宝宝去室外。

（2）治疗方法

①局部用温水清洗，擦干后撒上痱子粉，亦可用炉甘石洗剂涂患处。

②洗澡之后，用纱布蘸点儿盐水轻涂长痱子的地方，然后用温水清洗干净，这样每天1次，很快就会痊愈。

③把鲜黄瓜切成片，轻轻涂患处，每日3～4次，几日便可见效。

④将西瓜洗净，削去内层残留瓜瓤，用来擦患处，浴后擦效果更佳，2分钟左右，就有凉爽舒适的感觉。每天3次，一般两天后即可见效。

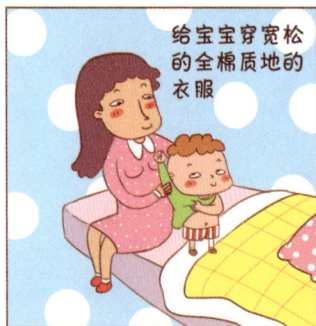

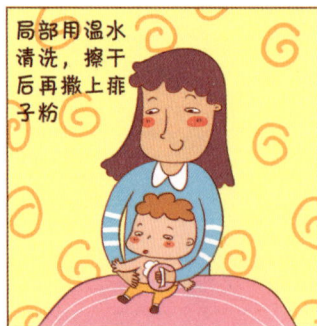

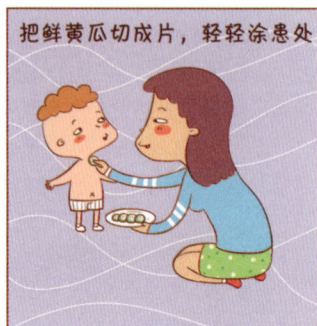

给宝宝穿宽松的全棉质地的衣服

局部用温水清洗，擦干后再撒上痱子粉

把鲜黄瓜切成片，轻轻涂患处

模仿大人的撕纸游戏

6个月以后的宝宝开始出现撕纸动作，宝宝拿起一张纸往往要端详半天，然后开始用手大把去抓，在抓纸的过程中，无意中撕开了纸，宝宝对撕纸时发出的声响感到非常快乐和惊奇。同时宝宝还会发现，通过自己手的动作，将面前的纸改变了形状，变得与先前不一样了，这是多么不可思议的事情啊！

1岁以后宝宝撕纸有了进步，他会用双手同时拿纸来撕，有时还会将书页直接撕下来，撕下来之后他会拿在手里注视一会儿，然后扔掉继续撕，如果家长不去理会，可能他会把一本书都撕开，撕得满床或满地。

1岁半的宝宝撕纸有了进步，他会把大张的纸撕成小纸块，再撕成小纸屑。宝宝这种撕纸行为实际是一种手部精细动作和灵巧性的训练，通过撕纸宝宝可以初步感受到自己的动作能够改变外界事物，从中得到乐趣，同时还可以训练手部的精细动作和手眼协调能力，刺激大脑的发育和成熟。因此，宝宝撕纸是对大脑发育非常有益的玩耍游戏，家长不仅不要阻止宝宝撕纸，相反还要鼓励宝宝多撕纸。

1岁半的宝宝手的精细动作更加灵巧和精确了，而且这个月龄的宝宝大多明白了各种各样的形状，因此家长可以有意识地教宝宝撕一些简单的物体形状，如方形、圆形、三角形等，或用彩笔画出太阳、月亮、五星红旗等形状，让宝宝按照形状一点一点撕开。以后逐渐教宝宝学一些复杂图形的撕纸游戏，如动物图形和食物图形等，由易到难，循序渐进，不仅增加了宝宝的娱乐生活，同时也有益于训练宝宝手部动作的精确性和感觉的灵敏度。

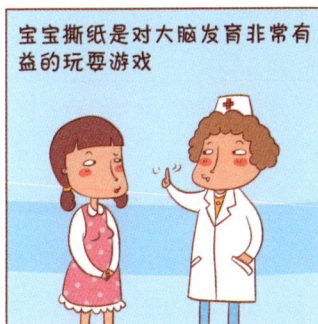

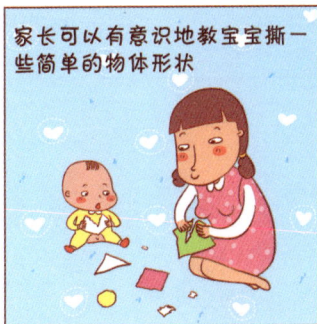

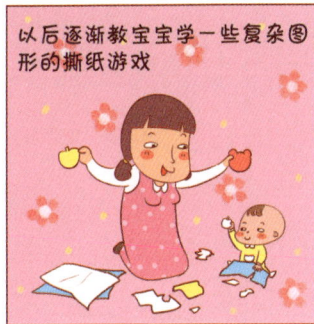

宝宝撕纸是对大脑发育非常有益的玩耍游戏

家长可以有意识地教宝宝撕一些简单的物体形状

以后逐渐教宝宝学一些复杂图形的撕纸游戏

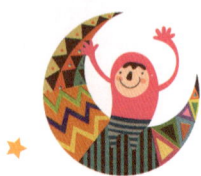

宝宝1岁7个月

19~21个月宝宝生长发育特点

运动发育

1. 开始会跑：1岁半以后的孩子平衡功能开始逐渐成熟，运动能力也越来越完善，孩子不仅仅满足于迈步和走路，他们需要以更快的速度前进，奔跑对于刚刚会跑的孩子来说是一种身心的良性刺激，在跑步的过程中，周围环境的摇动和变换，令他们感到心情愉悦，如果在游戏中奔跑，还可以使孩子产生竞争意识，刺激脑神经系统发育。

2. 脚尖行走和倒退行走：大人可以先进行示范动作，脚跟不着地，只用脚尖行走，或倒退着走几步。大部分的孩子看几遍之后就能够学会，但刚开始走的时候多半走不稳，可能还会经常摔倒，这正说明孩子的平衡功能尚不健全，应该反复练习，慢慢孩子适应了这种运动形式，掌握了平衡功能，就会很自如地用脚尖走路，并可以倒着走。

3. 利用扶手和扶墙上楼：孩子从这时起有了登高的愿望，看见楼梯就想模仿大人爬上去，可是孩子并不会单腿抬起来，必须要借助于扶手或楼梯旁边的墙壁才能登上楼梯，这也是孩子使用工具的一种能力。孩子最初爬楼梯的时候不会想到去扶墙，只会上下肢着地式的爬行，一个台阶一个台阶爬上楼梯，家长可以在旁边鼓励孩子往上爬，同时提示他用旁边的扶手或墙壁，让孩子感受到用扶手或扶墙登高更容易，这样孩子就会主动借助于扶手或墙壁爬上楼梯。

语言发育

1. 能够说出2～3个连贯的词或短句子：孩子从这时开始已经不仅仅使用一个字来表达意思了。他们的大脑更加灵活，语言更加丰富，表达形式也是多种多样。最重要的是孩子可以将名词和动词连接起来，形成一些简单的句子表达意思，如"妈妈抱抱、爸爸上班、奶奶走"等，同时还可以使用一些复合句子，如"宝宝要吃饭、阿姨抱抱我、妈妈不上班"等语句，孩子这个时期主要以简单句为主，复合句的比例占得很小，大部分的词都在5个字以内。知道并能够说出身体的2～3个部位，如"肚肚、屁股"等。

2. 会回答最简单的问题：孩子能够运用语言来表达他们的要求和愿望，对父母提出的问题能够表达愿意或不愿意。例如，妈妈问："宝宝想睡觉吗？"孩子可以回答"想"或"不想"。妈妈又问："宝宝的小车在哪里？"宝宝会指着地上或玩具盒子说："在那儿。"上午孩子吃完饭以后，爸爸问宝宝："我们一起出去玩好吗？"宝宝会很高兴地答应，有的宝宝还会把自己的衣服拿来，递给爸爸，示意让爸爸帮忙穿上。这个年龄段的孩子开始出现自我意识，因此无论做什么事情最好要用商量的口吻，征求孩子的意见。

🔹 认知、生活和交往能力

1. 主动模仿成人做事情：孩子的模仿动作已经从被动转为主动，如孩子与大人一起进餐时，他会看着大人如何用勺子盛饭和菜，然后他也用同样的动作来盛饭和菜，慢慢地只要孩子一上桌子就会主动拿起饭勺自己吃饭和吃菜。家长可以有意识地多让孩子自己拿勺吃饭，不要怕他把饭菜撒在地上或只吃进去一半，多练几次孩子就会熟练地使用勺子吃饭了。又如，大人拿一个玩具听诊器给娃娃听心脏，孩子也会模仿大人用听诊器听心脏；大人用小锤子敲打木板，孩子也会学着大人的样子敲打木板；大人用脚踢球，孩子也会试着用脚去踢球等，这些动作都是孩子在模仿大人做事情，有一些孩子在做这些事情的时候非常专注，非常认真，同时嘴里还在嘟囔些大人听不懂的话语，也许他是在学着大人的样子哄孩子，或许是在给自己鼓劲。每当这时，父母应尽力鼓励孩子去做，去实践，从中体会做事的乐趣和艰辛。

2. 记忆能力增强：1岁半以后的孩子记忆能力有了非常明显的进步，孩子能够记住大人做过的动作，能够记住自己的东西放在哪里，如自己的衣服、被褥，自己喝水的杯子等。一些发育比较早的孩子还能够记住奶奶、爷爷、小姨、大姑等亲人的称呼，问他："大姑在哪？"孩子会很迅速地用手指向大姑，而问他"那小姨呢？"孩子立即把手指向小姨。记忆能力的增强还表现在语言方面，本月龄的孩子能够记住30个以上的词汇，而且还能说出3～5个单词组成的句子。一些接受早期教育的孩子可能还会记住更多的句子，甚至能够辨认一些常见汉字。

是时候给宝宝换床了

如果不是必须，就不要太早给宝宝换床。记住，一旦宝宝换床了，他晚上可能会醒。因此，很多有经验的父母都建议尽量让宝宝睡宝宝床的时间长些。否则以前在宝宝床里睡得很好的宝宝，可能又会半夜吵醒你了。有些一岁多的宝宝从来不往宝宝床外爬，即便能爬也不爬。有的则一有能力就马上爬出来了。如果宝宝很善于往外爬，你就要注意安全问题了。下面的建议供你选择：

· 如果你现在还不想给宝宝换床，试试宝宝床用帐篷。上面的篷子能把宝宝拦在里面，把宠物拦在外面。

· 如果你不打算用或没有小帐篷，可以直接把宝宝床垫放在地上，让宝宝睡在上面。这样他就不会从高处摔落受伤了。但是，他晚上可能会到处游走。你可以考虑在卧室门口设置一个安全门。

· 让宝宝换到适合幼儿的儿童床上，它比常规的单人床小，而且更低。

· 让宝宝换到常规的床上。你可以用单人床代替宝宝床。如果你担心宝宝会掉下去，就安装个护栏。你还可以先把单人床垫放在地板上作为过渡，以后再加护栏。

如何保持宝宝良好的食欲

1. 食物品种多样化：单调的食品不仅影响食欲而且可造成某些营养素的缺乏，多样化的食品常能发挥蛋白质的互补作用，提高营养素的利用率。

2. 食物的烹调要注意色、香、味、形：同一种食物应尽量变换形式，如鸡蛋可制成炒蛋、蒸蛋、荷包蛋、蛋汤、蛋糕等多种形式，以引起宝宝的兴趣。

3. 让宝宝有选择食物的自由：宝宝已经有自己的择食倾向，所选择的食物也常常适合自己的生理需要，而且每日或每餐的食欲也会有所波动。这种"听其自然"的择食方法可在较长的一段时间里使膳食中各种营养索自行达到平衡，故应在较大范围内让宝宝自由选择。

4. 创造良好的进食环境：环境清洁整齐、安静舒适，对促进食欲有重要意义，进食前避免剧烈活动，尤其忌给予糖果类零食；桌椅高低要合适，餐具便于使用；食物的温度要适宜，一般以 60℃～ 80℃为宜。

1岁半～2岁宝宝的单句训练

1. 为了培养宝宝学习单字的能力，家长给宝宝说的都是一些很短的句子。一般宝宝在1岁半到2岁期间，说话的积极性会大增，词汇量也增加。宝宝此时已经会说一些简单的句子了，比如"妈妈抱宝宝"、"宝宝喝水"等，家长可以在此基础上，再加入一些新词汇来延伸联结出更长的句子，让宝宝练习比较复杂的句子。

2. 家长可以不失时机地利用日常生活中的各个环节，进行随机教育。如与宝宝做游戏时，教宝宝说出玩具和动作的名称，并连成一个句子；也可以训练宝宝对物品功能的描述能力。家长经常对宝宝讲解家中常用物品的功能，在宝宝比较熟悉之后，家长可以尝试着问宝宝，让宝宝自己描述物品的功能。

3. 要经常带着宝宝到公园游玩，或带宝宝外出散步。外出时，家长应随时结合所见到的事物，教宝宝说一些相关的词和句子。

4. 这个年龄段的宝宝对大人的话可能还似懂非懂，而且宝宝自己对词汇的理解和掌握能力有限，往往造成宝宝表达不是很清楚，或说得非常慢。所以，家长一定要非常有耐心地等待宝宝把话说完，并尽量帮助或诱导宝宝自己讲明白。这样会给宝宝以很大鼓励，让宝宝获得更多的自信，宝宝的语言能力自然就会迅速提高。

5. 虽然宝宝基本上能够用简单句表达自己的要求和愿望，但是绝大多数宝宝存在着发音不够正确的现象，家长要及时地给以耐心指导和纠正，宝宝的发音会逐渐正确。家长一定要注意，当宝宝发音不准时，千万不要故意地学宝宝，以免强化错误，使宝宝不易改正。

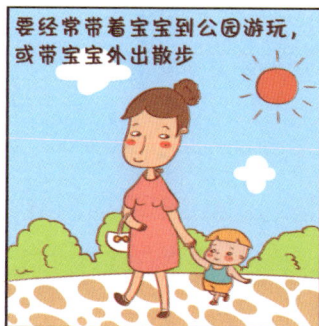

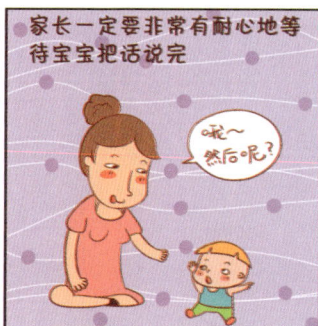

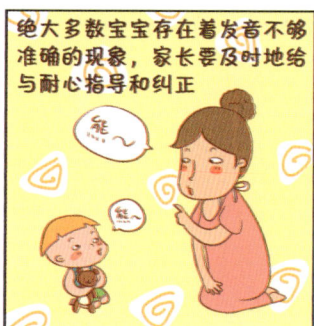

要经常带着宝宝到公园游玩，或带宝宝外出散步

家长一定要非常有耐心地等待宝宝把话说完

绝大多数宝宝存在着发音不够准确的现象，家长要及时地给与耐心指导和纠正

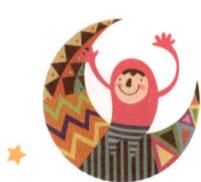

宝宝1岁8个月

如何纠正小孩"咬人、打人、推人和踢人"

婴儿为什么会咬人和打人

婴儿咬人和打人时，你千万不要为此而感到愤怒。婴儿们确实会咬大人给他们喂食的东西（以及妈妈的乳头）。每一样东西婴儿都会用嘴来咬一咬，用手来抓一抓，口和手是他们最原始的社交工具，他们在练习使用这些工具。一旦长出了牙齿，并且手掌能拍打之后，婴儿会用这些工具对不同的物体进行实验，看看会有什么样的感觉。对宝宝来说，难道还有比父母的肌肤更为熟识，更能到手的实验对象？宝宝的任务就是去使用他的那些工具；而你的任务是教会他如何使用。这些早期的抓咬和拍打，尽管看起来是令人不快的行为，但实际上是嬉戏式的交流，了不起也只不过是心理挫败的表达方式而已，并非是攻击性的、无礼的行为。

攻击性的抓咬和拍打是18个月～2岁的孩子最常见的行为，那时孩子还不会用口头上的语言来表达自己的各种需求，因此他们只能透过动作来进行交流。在孩子的口头表达能力形成后，抓咬行为通常就会终止，但打人却不会马上就停下来。

学步期的孩子为什么会咬人、打人、推人和踢人

如果不加以阻止，那么婴儿期的那些没什么大不了的举动就会演变童年时期的攻击性行为。学步期的孩子变得具有攻击性，目的在于释放被抑压的愤怒，控制住某个局面，展示自己的力量，或者为争夺玩具而发生的争吵中保护自己的领地。有些孩子甚至会做出令人讨厌的举动，借此来孤注一掷地接近关系疏远的父母。

该怎么办

一旦宝宝长大到能够用语言代替动作来很好地进行交流时，大部分学步期的攻击性行为都会逐渐地消退。父母们必须对攻击性行为坚决地纠正，下面给出了一些让你的孩子避免伤害别人的方法：

1. 考察根源

是什么触发了孩子的攻击性行为？你应该做一个日志（至少在心里做一系列的记录），从而确定孩子的行为与引发此行为的环境之间的相关性。举例来说，"小明在和小朋友们一起玩的时候咬了小豪。小豪抢了小明最喜欢的皮球。那时差不多到了午休时间，太多孩子挤在一个狭小的地方。小豪是十分专横的。"

2. 孩子伤害了父母

用手掌打别人的脸是婴儿尝试进行的一种举动。它在社交上是不正确的。你应该引导重重地拍打别人脸庞的孩子做出另外的、在社交上可接受的行为："我们一起来猜拳。"同样，对抓咬的行为也要加以引导不要咬人。"唉哟！好痛啊！你伤害了妈妈！"然后再引导孩子的行为："来！拥抱妈咪！这样就很好。"一旦孩子打别人耳光的行为成为表达内心挫败感的一种方式，你就必须向她展示她的这种举动会带来的自然后果。"你不可以打人"，并且放下她来。她会仍然为糖果生气，因此你应该好好地解释给她听为什么不能再吃糖。孩子对父母进行嘶咬、踢打、推挤，你应该用相同的办法对付她——让她停下来。千万不能允许你的孩子把你当成出气的沙包。你应该让她知道你不同允许她来伤害你。如果你在孩子很小的时候就不允许她来伤害你的话，那么她长大后她就不太可能允许别人来伤害她。你可以为她做出如何对别人打自己说"不"的榜样。比如，挡住别人的拳头，阻止别人对自己的殴打，但不要还手打别人。

3. 学步期的孩子动手打婴儿

如果你1岁半大的孩子用玩具锉子重重地敲打一起玩的婴儿的脑袋，那你就应该拿走所有他可以用来打人的东西。应该示范给他看不能打人，并且告诉他怎么做，可以为他提供另一种做法，同时你应该温和地引导孩子的小手轻轻地拍打。

4. 不要还嘴去咬孩子

你可能并不同意这么做。"孩子需要懂得咬人会造成伤害。"你会提出这样的理由。是的，你的想法有一定的道理，但是你还嘴去咬孩子的话，你的孩子就没办法明白他不应该去咬人。你可以尝试另一种"以牙还牙"的做法：把孩子带到你的身旁，把孩子的上臂压向他的上齿，就好像他咬自己一样，你这么做的时候千万不要采取一种愤怒的，报复性的方式，而应该像科学家那样指出问题的关键所在（看！咬人会做成伤害）在他咬了你或其他人之后，你应该立即就给他上这么一课。你应该要求孩子会体感受别人的感觉。

5. 当孩子伤害了另一个孩子

你注意到一个孩子为了玩具打了另一个孩子。你应该告诉孩子采用另一种办法来得到这件玩具，并且要做给他看。"我们不能打人。如果你想要得到那个玩具，应该等到别的小朋友玩好之后，或者告诉妈妈，我会订好时间让你们轮流玩。我要从你那儿得到一样东西的时候，我是不会打你的，我会好好向你提出请求。"如果打人的孩子不与你合作，应该要求挨打的孩子这么说："我不跟你玩了，除非你向我道歉并且停止打人。"2岁大的孩子还不能说出所有的这些词句，但他们懂得这话的意思，因此你可以替他们说出这些话，让打人的孩子去承受自己行为的后果。

6. 将侵害别人的孩子暂时罚出场外

"咬人会伤害了别人，伤害别人是错误的。你来坐在我的身边。"一般到2岁的时候，孩子就能够在侵害别人和由此带来的后果之间建立起联系。你应该鼓励孩子说"对不起。"如果他打别人时一点也不生气，那么他很可能本来就是想要亲吻或拥抱别人。

7. 为孩子做出不侵害别人的榜样

生活在好斗环境中的孩子会变得具有攻击性。你是怎样来表达失望情绪的？你又如何处理各种类的冲突，向别人传达你的观点？好斗的行为具有传染性，学步期的宝宝和年幼的孩童会从年长的兄弟姐妹那里学会好斗的行为。如果年幼小的孩子看到大人之间斗殴，那么他们就会得出以下的结论：殴打别人是你对待别人的方式。你应该要求年长的孩子起到榜样带头作用，向他指出他们是小宝宝们的榜样，并且告诉他们要净化自己的行为，一方面为了他们自己，另一方面也为了比他们年纪少的孩子们。

抢夺别人的东西是学步期的孩子以及学龄前儿童中常见的侵害性行为（请注意，你不要从孩子的小手中把东西夺过来，从而在无意之中给孩子做出了抢夺东西的榜样。）要平静地向孩子解释为什么他们不能拿那件被他抢过去的那件东西，并且要求他把抢到手的东西还给别的孩子或交给你。你可以用另一个东西来交换他交出来的东西。如果你的孩子即将损害某个珍贵东西，或者很可能会用某件东西伤害到他自己时，那你就应该采用严肃的口气和身体语言来告诉他你希望他立即放下那件东西。

8. 避免引发孩子的攻击性行为

在一次生日聚会上，一位妈妈向一群男孩发起了一场狩猎搜索活动——在她家里的所有地方进行搜寻。为了加强狂热的情绪，她还提供了一份优胜者的奖品。你可以想象到接下来发生了什么。不仅屋子里被搅得乱七八糟,孩子们也受到了伤害。他们互相打斗、推撞,把屋反转,就是要找出隐藏着的珍宝。结果他们的皮肤被伤着了,他们的感情也受到了伤害。

9. 使顽劣性格柔顺起来

对用力敲打玩具,猛击洋娃娃,踢打小猫,捶打墙壁的孩子,你要多加照顾。尽管孩子做出这样的行为在一定程度上是正常的,但这些行为也可能是心理紧张和愤怒的红色警示信号。做出这样行为的孩子很可能以这种方对待别人。你除了要深入深究问题的根源之外,还应鼓励孩子玩比较温和的游戏:"要拥抱小熊。""要轻轻地抚摸小猫。""要用心爱洋娃娃。"

10. 给予奖励

3 岁以上的孩子会对奖励做出很好的响应,比如你可以制作一张"没有打人"的图表:"每天你友好地对待小朋友的话,我们就在图表上贴一张笑脸。如果你有了 3 个笑脸,我们就去吃冰淇淋。"

11. 使孩子养成自我控制的习惯

有些冲动的孩子不用思考就会做出打人的举动。你应该向孩子提出一些建议,让他一出现打人的念头就马上想起另外一些代替行为,从而帮助 3 岁以上的孩子克服打人的冲动:"每当你感到自己快要打人的时候,就马上找个枕头来重重地捶打,或者绕着园子跑几个圈。"你可以为孩子示范如何控制冲动。比如,下次你想打人的时,让孩子看着你怎样摆脱打人的念头,抓着自己的手并对它说:"听着,我的手,你不应该打人。"他会认真听的,尤其是他就是你想打的人。

解读孩子的模仿行为

模仿是孩子的天性

模仿是孩子的天性,孩子几乎从刚出生起就懂得模仿。在宝宝刚出生的 6 小时左右,他就拥有一定的模仿能力了。如果这个时候爸爸对着宝宝的脸伸伸舌头,不一会儿,宝宝就会学爸爸的样子动动他的小舌头。这是种面向事物的模仿,也就是说,当你不再做这个动作的时候,小宝宝就不知该怎么做了。

到了 1 岁后期，即 11 ～ 12 个月左右时，宝宝的模仿动作提升到动作思考期的模仿，能够模仿简单的声音和动作。比如说，听见小狗汪汪叫，他也想要学小狗叫叫看；看见妈妈洗手，他也会想洗洗看。这一时期与他刚出生时相比，有了进步。这种进步很明显，即使他所要模仿的对象已经不在他面前做这样的动作，他还是能学会你刚才所做的。

1 岁半到 3 岁的孩子，他们的动作发展比较成熟，而且渐渐能灵活运用语言，所以模仿的能力开始形成。这时候，他们学习模仿的对象，多半是每天日常生活中常接触的人，如爸爸、妈妈等，都是他们最先模仿的对象。

模仿是儿童学习的泉源

模仿伴随着孩子的成长，模仿是儿童学习的泉源。模仿是一种初级的学习，是学习的必经之路，尤其是在儿童社会化的过程中。儿童学习社会行学（如怎样与人交往）的过程是依赖于在观察别人行为的过程中所做的模仿。

孩子们对别人的社会行为进行观察后，能够作出模仿。比如说在幼儿园中，当宝宝看见别的孩子帮助了小朋友以后得到了老师的表扬，那以后遇见小朋友需要帮助的时候，他也会像那位小朋友一样去帮助别人。当然，这种模仿大多数时候并不是立即就表现出来的,有的甚至要经过许多年后才在孩子的行为中表现出来。

正确引导孩子的模仿行为

模仿是孩子的天性，童年期的孩子具有很强的模仿周围环境与别人行为的倾向，尤其是他们亲近和崇拜的人更容易成为他们模仿的对象。他们无论看到什么都喜欢自己去试着做一做。如果仔细观察孩子，你将会发现，他们模仿的一些行为、动作、通常会是大人们在日常生活中，习惯性做的一些动作，因为这些动作常常出现在他们面前，使他们印象深刻。

正因为如此，专家特别强调父母身教的重要性，因为你不经意的一些不良行为、举动，会在不知不觉中成为孩子模仿、学习的来源。儿童判断是非、善恶、美丑的能力很低，怎样正确地引导孩子的模仿行为是父母一定要了解的观念。

父母做个好榜样

在家庭教育的各个具体环节中，父母要做出好的榜样，也在养成孩子良好的生活习惯和道德质量上具有很重要的作用。和孩子在一起的时间最多的就是父母了，父母自然就成为孩子最重要的模仿榜样，年幼的孩子会认为父母做的就是对的，而当某一个坏习惯养成以后，要改正就比较难了。不说谎话、爱清洁、懂礼貌，这些都是父母在生活中可以身教的内容。

说故事给孩子听

孩子都是喜欢模仿的，父母可以加以引导，潜移默化地影响孩子，比如说，你可以讲英雄人物的故事给孩子听，并帮助孩子逐渐理解他们为什么是英雄，哪些地方是值得宝宝去学习、模仿的。

设定角色扮演游戏

模仿是孩子成长的一部分，父母可为孩子设计角色扮演的游戏，让孩子在游戏中同时模仿不同的角色，并了解不同角色的特性及想法，满足孩子模仿的需求。

鼓励孩子找到自己的兴趣

当孩子有自己的兴趣及喜好的时候，他就不会再去模仿。父母应该鼓励孩子多各种不同的事情，进而找出自己的兴趣所在。孩子找到了自己的兴趣之后，父母要鼓励他们去做一些对他自己有意义的事情，为他培养一些属于自己的才能，这样才能发挥他的特质和创造力。如孩子喜欢表演，就让他按照自己的想象来表演，而不要让他特意去模仿某一个人。

当孩子模仿不良行为时

当孩子模仿不好的行为，父母千万不要觉得好玩，更不能夸他学得像，否则孩子会以为你在注意他、赞美他，反而模仿得更起劲。遇到这样的情形，家长不妨冷处理。当孩子模仿不良行为时，大家可以不理睬他，看不到别人的反应，孩子自然也觉得无趣，便不想再模仿。父母应该从生活的小事去留心，及时纠正孩子的不良行为，使他了解生活中哪些可做，哪些可不做，再深入地解释那些不好的行为有什么危害。让孩子知道为什么好的言行会受人尊重，不好的言行会招人厌恶、批评，慢慢学习如何判断是非。

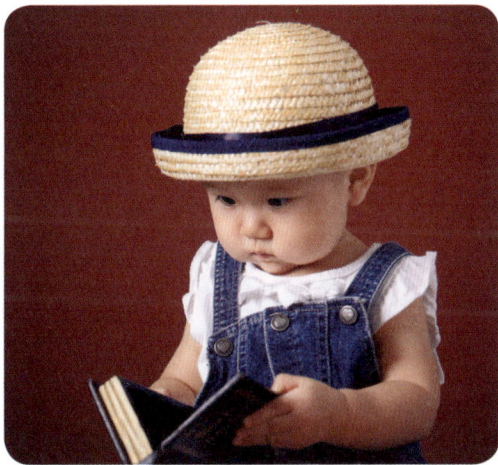

攀爬的乐趣

20个月大的宝宝现在手眼协调和平衡感都很好了，他的胳膊和腿部肌肉也很强壮。他可以通过攀爬来锻炼自己的大动作能力。怎样使用他的这些动作能力，取决于宝宝的个性。可能非常谨慎，也可能像个小山羊，急着翻跃遇到每个障碍，从椅子到小床，从安全防护门到厨房的灶台。

攀爬很有趣，但是安全却不能忽视。你要让宝宝明白，哪里可以爬，哪里不能。如果他打定主意要爬，这阻止不了他。20个月的宝宝总是按照一时的冲动去做事，几乎没有危险意识。但是，划清界限有助你决定，什么时候该干预，什么时候可以给他开绿灯。摔伤是最显而易见的危险，但是，攀爬还可能引发另一个危险，那就是家具倾倒带来的威胁。五斗橱可能会倒在爬上抽屉的宝宝身上，独立式书架或电视可能会压住正在往上爬的宝宝。现代的平板电视特别容易倾倒。最好把你家的平板电视挂在墙上，至少目前应该这样做。专家还推荐，想办法把可能倾倒的家具固定住，比如钉在墙上。一定要让宝宝有机会在游乐场玩攀爬游戏。冬天，你可以考虑在客厅里放一个小型的塑料攀爬架。如果天气允许，在户外玩耍还有助于消耗他那旺盛的精力。

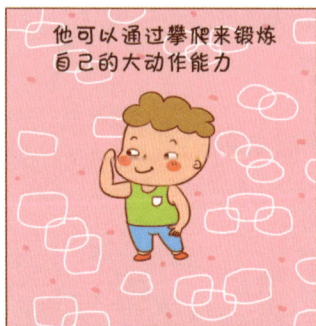

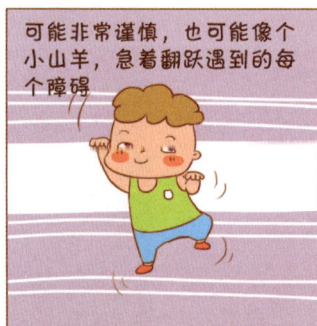

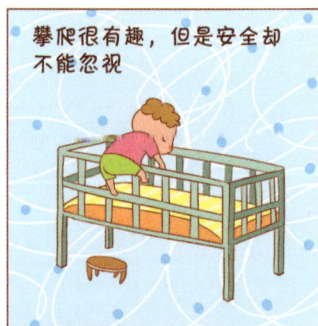

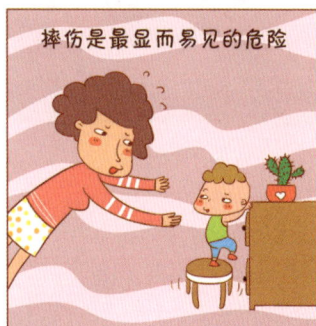

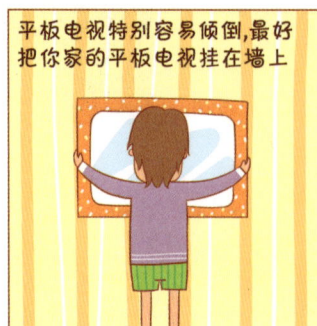

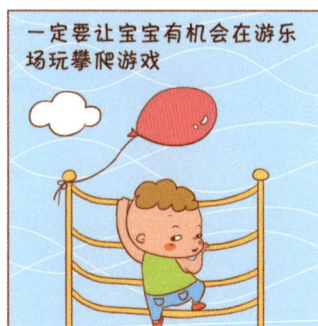

他可以通过攀爬来锻炼自己的大动作能力

可能非常谨慎，也可能像个小山羊，急着翻跃遇到的每个障碍

攀爬很有趣，但是安全却不能忽视

摔伤是最显而易见的危险

平板电视特别容易倾倒，最好把你家的平板电视挂在墙上

一定要让宝宝有机会在游乐场玩攀爬游戏

宝宝1岁9个月

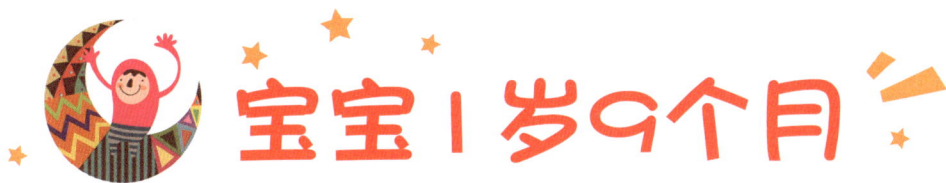

训练宝宝如厕不能急

宝宝开始进行排泄训练的时机、如何进行排泄训练，一直是新手爸妈十分关心的问题。许多爸妈甚至将这个训练当成是一项浩大的工程来进行，针对宝宝"嘘嘘与嗯嗯"的大事，本刊将以基础篇、进阶篇与实际训练篇分期报道，为新手爸妈解答疑惑，让您轻松完成宝宝的排泄训练。

要是宝宝学会了自己嘘嘘与嗯嗯，妈妈肯定会松下一大口气来。那么，应该让宝宝及早学会自己嘘嘘与嗯嗯吗？夏天就一定是训练宝宝排泄的最佳时间吗？我们特别汇总了与宝宝排泄训练有关的4大错误观念，让你轻松跨越，保持正确观念，顺利渡过宝宝排泄训练期。

宝宝排泄训练4大错误观念

错误1：排泄训练越早越好

许多家长认为训练宝宝如厕愈早愈好，其实1～2岁是宝宝开始分辨自己与他人、自己与妈妈并非一体、认识周围环境的时期。正因此，这个阶段宝宝会出现害怕与妈妈分离的不安全感，变得非常喜欢黏着妈妈，也会出现怕生情绪。这个时期的宝宝，如果接受排泄训练的话，一旦遇到他们觉得"不明白、不会做"的情况，就会产生被妈妈拒绝的失落感，对排泄训练也会强烈抵触。

正解：在国外，2～2岁6个月左右是训练排泄的最佳时机

2岁过后，宝宝的情绪逐渐稳定，也开始慢慢接受妈妈的各种要求。此时，宝宝对于外界的好奇心迅速增加，他们迫切地想爬离妈妈身边，感受外界各种新奇的东西。正是这种好奇心，成为宝宝顺利开展排泄训练的最大动力。

错误2：排泄训练就是让宝宝不穿尿布嘛

有些爸妈认为，只要宝宝身体发展到一定阶段，爸妈觉得他不再需要使用尿布时，就可以让他进行排泄训练了。这种想法是完全错误的。

宝宝的排泄行为，不仅受到身体排泄机能影响，还受到大脑神经机能的支配。

仅仅从身体发展情况，来断定是否可以开展排泄训练是非常片面的。我们对宝宝进行的排泄训练，实际上是为了让他了解社会规则，可以更快地融入社会生活，同时让宝宝从小养成良好的生活习惯。

因此排泄训练不仅是对身体机能的训练，也是心理上的一种教导。如果爸妈将排泄训练简单认同为不让宝宝穿尿布，就会忽视对于宝宝心理上的教育和指导，从而陷入教育误差。

正解：排泄训练需要关注宝宝身心双方面发展

作为爸妈，要仔细观察宝宝身体以及心理发展情况，尽量做到两者相配合，这样训练才有成效，才能事半功倍。

错误 3：夏天是开始排泄训练最佳时期

很多老人都说，夏天由于气候温暖，比较适合对宝宝进行排泄训练。有些家庭在宝宝即使已经到了身心非常适合进行训练的程度，也会因为这个原因，将训练开始时期退后。

正解：宝宝脱去尿布时间与季节无关

随着现代生活水平的提高，即使在冬季，家里也是非常温暖的。另外，爸妈也没有必要担心宝宝会由于在夏天尿量变多而放弃排泄训练。在宝宝没有准备好的时候开展排泄训练，对于宝宝身体和心理发展都不利，同样，在宝宝身心都准备好的情况下，不进行排泄训练，也是不对的!

错误 4：排泄训练是宝宝和妈妈两个人的事情

很多家庭会认为，宝宝的排泄训练仅仅是宝宝或者是妈妈的事情。

正解：宝宝的排泄训练是全家人的大事

对于如何规范地在厕所如厕，宝宝并不是天生就了解的。如果爸妈不教导的话，他们更不会知道随便尿尿或者便便是不对的事情。因此，爸妈必须负起教育宝宝正确如厕的责任。爸妈都要关心、鼓励宝宝，让他产生想和爸妈一起上厕所的愿望，这样宝宝才会更努力，更主动来进行排泄训练，效果也会更为显着。如果仅仅让妈妈一个人进行排泄训练，遇到困难，妈妈会产生焦急等情绪，从而影响宝宝的行为发展。此外，爷爷奶奶作为具备丰富育儿经验的过来人，对于宝宝排泄训练也要多加关心哦! 长辈们千万不要在宝宝面前，因为彼此的教育方式不同而发生争执。这样的争执容易让宝宝感到困惑与不知所措哦!

经常发生在宝宝身上的问题及处理的方法

初生的宝宝一般会十分乖，因为他们只会睡、玩、吃，但随着 BB 日渐长大，要求多了，便会百厌起来。当小宝宝百厌时，很多父母都显得手足无措，不知道应该怎样处理才好。其实，只要父母留意一下孩子为何会有这种行为，对症下药，便可把问题解决。以下是一些经常发生在宝宝身上的问题及处理的方法：

1. 自私：学行阶段的幼儿，仍未能了解别人的感受，所以当他见到别的小孩子手中的玩具，而又很想得到它时，便会不顾一切去抢走它。

解决方法：如果你的宝宝抢去别人的玩具，应该向小宝宝讨回那玩具，交回物主，又或将玩具放到小宝宝看不见的地方。小宝宝便明白强抢别人玩具的不当行为并不能使他得到想要的东西。

2. 发脾气：小宝宝在发觉事情进行未能如愿时，很容易便大发脾气；又假如他发觉不懂得如何玩弄手中的玩具时，他便可能在一怒之下将它扔掉。

解决方法：不要惩罚小宝宝，应该安慰他，并鼓励他继续挑战自己及反复再试。

3. 追求别人注意：小宝宝需要的注意是无穷无尽的，所以当你时常自顾讲电话时，亦同时发现小宝宝变得特别烦躁。

解决方法：当你与小宝宝一起时，尽量不要与朋友在电话中作详谈。如果这是必须且重要的，你可以给小宝宝一些玩具或其他东西使他忙于应付，以分散注意。

4. 疾病：与成年人一样，当小宝宝病倒的时候，心情及脾气亦会变得较差。

解决方法：你切勿表现出容忍小宝宝乱发脾气，因为这可能会导致宝宝以为自己不舒服而发脾气是理所当然的。

5. 对别人太过粗暴：有些幼儿特别是男孩子，会较具侵略性，他们会对玩伴做出推倒、拉扯头发、甚至咬人等动作，令玩伴大哭起来；有些则过分热情，在拥抱别的小朋友时太过粗鲁而令别人哭了。

解决方法：留意小宝宝有没有作突如其来的暴力行为的迹象，有的话便要实时加以制止，并以玩具或其他活动分散他的注意力。当小宝宝与别的小朋友分享玩具或一起玩耍时，要加以赞许鼓励，并尽量给小宝宝多些参与户外活动的机会。如果他平日表示交友的方式过分粗鲁，尝试教小宝宝在亲吻其他小朋友时要温柔些。

戒掉安抚奶嘴和奶瓶

很多宝宝过了1岁很久还在用安抚奶嘴和奶瓶。如果用得适量，哪个都不会对这个年龄的宝宝造成伤害。但是，如果他嘴里总是叼着其中一个，可能就是时候放弃这个习惯了。下面这些建议可以帮宝宝改变或戒掉这些消遣方式。

如果他还在用安抚奶嘴：尝试只在午睡和晚上入睡时用，并且在他能够成功不用的时候，夸奖他。找到最适合宝宝的有效方法。

如果宝宝还在用奶瓶：开始只用奶瓶喝水，喝奶和果汁只能用杯子。白天，只有当宝宝坐在餐桌旁或儿童餐椅里时，才让他用奶瓶，目的是不让宝宝整天随身带着它。鼓励宝宝使用其它安抚物，比如小毯子。

难以戒掉的睡前奶确实应该戒掉了，因为残留在牙齿的奶可能会导致严重的龋齿。如果你现在还想让宝宝睡前喝奶瓶，可以是可以，但是条件是里面装的是水。你只要在睡前给宝宝1奶瓶水就可以了，他也许会接受。或者，你也可以每次往奶里多加一点水，更平缓地过渡。

宝宝生病时如何喂养

宝宝生病时，常常不爱吃饭，尤其是常见的发热、腹泻等病，消化吸收功能较弱，如果是经常生病，就可能引起营养缺乏，影响宝宝的生长发育。

1. 鼓励患病的宝宝继续进食：每当宝宝患病时，专家的意见是必须鼓励宝宝继续进食，尤其是腹泻、发热时，宝宝可能会比较烦躁，甚至有呕吐的现象，这时家长要耐心细致。宝宝应当尽可能想方设法让宝宝多吃一些细软、口味适宜的容易消化的食物，尽可能是宝宝比较喜欢吃的食物，每次少吃一点，尽可能多喂几次，即必须坚持少量多次的原则。另外，必须鼓励多喝水，有利于疾病的治疗。

2. 必须鼓励患病的宝宝在恢复期多吃富含维生素的食物：宝宝腹泻，许多营养物质的吸收受到影响，尤其是维生素的缺乏，所以在恢复期应鼓励宝宝多吃一些富含维生素的水果，有利于早日康复。但是，不宜吃香蕉等水果。

3. 如果宝宝有严重的呕吐，可以暂时禁食4～6小时，但是不要禁水，待呕吐好转后继续饮食，要遵循由少到多，由稀到稠的原则。

10招应对宝宝挑食

1. 宝宝饮食量常常时多时少，爸爸妈妈不能将他吃得多的那次作为衡量宝宝食欲好坏的标准。而是要用几天的时间，仔细观察宝宝的日均进食量，只要宝宝的饮食在平均值附近，体重增加正常，就说明宝宝的生长发育没有问题。

2. 零食是造成宝宝食欲不佳的一大原因，所以两餐之间不要给宝宝零食，让他保持饥饿感，才会好好吃饭，更不会出现挑食的情况。但如果宝宝不吃饭的原因是感觉饭菜不对胃口，爸爸妈妈可以把饭菜拿走，等饿到下一顿，他就会"饥不择食"了。另外，在宝宝好好吃饭的时候，应多多鼓励他。

3. 全家一起吃饭的气氛是很有感染力的。当宝宝发现家人吃得有滋有味时，也会嘴馋。开始时餐桌上要有一两样他爱吃的菜，然后逐渐增加食物种类，宝宝会慢慢接受其他食物而不挑食了。

4. 再好的东西也会吃腻，宝宝更是这样。因此不要发现宝宝喜欢吃哪道菜，哪道菜就成了餐桌上的常客。可以在三餐中选一餐做他最喜欢的食物，而另外两餐则选其他食物。这样可以让宝宝有新的尝试。

5. 竞争的力量不可小看，尽管这些招数有些老套，但用它对付 3 岁以下的宝宝确实是管用的，一句"看谁吃得快"常常可以让宝宝大口吃下他平时不喜欢的食物。

6. 食物混搭也有效果，爸爸妈妈可以将宝宝喜欢和不喜欢的食物混在一起，如宝宝不爱吃菜，但爱吃饺子，那就做盘蔬菜猪肉的饺子；不爱吃水果，但爱喝酸奶，那就把水果拌到酸奶里。

7. 满满一盘子食物，在宝宝眼里犹如庞然大物，看着就饱了。所以给宝宝的食物应换成"儿童装"。

8. 厨房对宝宝具有巨大的吸引力，各种颜色和形状的食物，都能让他感觉新奇。让他帮爸爸妈妈侍弄他不喜欢的食物，吃的时候他也会格外卖力。

9. 宝宝天生就喜欢吃甜的食物，但甜食吃得多常导致宝宝肥胖、影响食欲、损害宝宝牙齿健康等。所以爸爸妈妈应做到：减少购买甜食；尽量购买高营养的甜食；规定宝宝吃甜食的量，但让他们自己选择在什么时间吃。

10. 吃饭的时候，还可以给他一把小勺，让他自己动手吃，这也是让宝宝爱上吃饭，不挑食的高招。

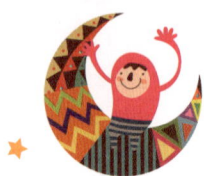

宝宝1岁10个月

22～24个月宝宝生长发育特点

孩子2岁了，他已经由一个一无所知的婴儿成长为一个活蹦乱跳、会说会唱而活泼可爱的小大人。孩子的跑跳能力又有了很大的进步。孩子可以连续跑出3～4米的距离。一些孩子会用双腿蹦（双脚同时离开地面）。上下楼梯时可以用一只手扶着。能够说出一些比较连贯的词语，如成语等。会念几首儿歌，能够回答一些生活上比较简单的问题。能数出简单的数，能够按照顺序一页一页地翻书，能在大人提示下做某件事情，知道生活中常见东西的用途，听大人讲故事以后能够理解大概意思，并能讲出人物和发生的事情。

运动发育

1. **跑步**：孩子2岁时已经能够跑出很长一段距离，这时孩子已经不满足于在屋子里跑，他非常愿意到外边去跑，愿意围着障碍物跑，愿意和小朋友互相追逐式奔跑。孩子好像不知道什么叫累，大人感觉孩子老在跑跳，如果不让他跑，他还不愿意。因此，大人认为孩子是否患有"多动症"。其实跑跳是孩子的天性，尤其一些喜欢运动的孩子更是喜欢跑跑跳跳，他觉得这是玩耍，这是娱乐。家长应该尽可能不要限制孩子的跑跳自由，可以让孩子在小花园中奔跑蹦跳，自由玩耍，充分发挥孩子的运动才能，培养他们各种各样的运动能力。

2. **双腿蹦**：某一天家长突然发现自己的宝宝能够用双腿同时离开地面蹦起来。这种动作是孩子经过很多天的行走和跑跳，双下肢反复练习逐渐发展的结果，如果出现了这种动作说明孩子已经掌握好了身体重心，具有非常好的平衡功能。双足抬起的能力对于每一个孩子来讲，发展速度是不一样的。有的孩子2岁就可以很好地完成双腿蹦的动作，而有的孩子到2岁半还不能很好地双足抬起。这只是运动发育的差异，千万不要着急。有一些孩子胆子比较小，害怕摔倒，因而不敢同时抬起双脚，可鼓励孩子多做跑跳运动，帮助孩子有目的的练习，如学习小兔蹦蹦等游戏。双腿蹦一定要以离开地面为准。

3. 一手扶护栏自己上下楼梯：如果家中有楼梯，孩子非常热衷于上下楼梯玩耍。这是因为孩子可以用一只手扶着自己上下楼梯了。上下楼梯不仅使孩子的高度感觉发生变化，还会使孩子的视觉产生变化。让孩子爬楼梯其实也是一种运动游戏，它可以训练孩子的胆量，培养他们的毅力和信心，当孩子站在楼梯的最高点时，他的心情是多么愉快，说不定孩子还会有一种成就感。爬楼梯对于刚刚满2岁的孩子来说还需要有一个训练的过程，开始时可以先少爬几层，待孩子熟练了自己爬楼梯之后，再让他多爬几层，逐渐爬完整层楼梯。

语言发育

孩子在语言方面有了很大的进步，会说比较连贯的词语。有的孩子甚至能说出几句成语，令大人惊讶万分。这个月龄的孩子能够说出很完整的简单句式。如看见妈妈上班，孩子会说"妈妈上班"，想要喝奶时，孩子会说"我要喝奶"，想要玩球时，孩子会说："我要玩球"等。但是，有一些孩子的发音不是很清楚，要随时注意纠正孩子的发音，尽量让孩子吐字清晰。

认知、生活和交往能力

1. 能数出简单的数：2岁左右的孩子开始能够知道"1"个苹果、"1"个足球，同时他们还能听懂和运用数词"1"和"2、3"。例如，他可以从自己脸上找出"1"个鼻子、"1"个嘴巴、"2"只耳朵、"2"只眼睛等。能数出1～5个数字。2岁的孩子对数字有了基本的概念，从这个年龄段开始对孩子进行数字教育是非常重要的。

2. 和大人一起做事：从这个年龄段开始，应该有意识地培养孩子与大人共同做事的能力。首先要告诉孩子自己的事情尽量自己去做，如吃水果时剩下的果皮或果核等物应该扔到垃圾桶里，摆在地上的玩具玩完之后应该收拾到玩具箱内。如果孩子在扔垃圾时将东西扔到垃圾桶外边时，千万不要训斥孩子，或干脆不让孩子去做，因为这个年龄的孩子很乐意帮助大人做事情，过分的训斥很可能会挫伤孩子的积极性，使孩子不再愿意为大人做事情，对孩子的身心教育是非常不利的。要千方百计地鼓励孩子参与家中的各种活动，让孩子享受到与家人共同劳动的愉快，这也是培养孩子积极参与社会交往，独立做事，努力为他人服务的意识。

3. 与同龄儿一起玩耍：家长要经常带孩子出去玩耍，有条件的地方还应该让孩子去参加一些托幼机构办的小小班，尽量创造孩子与同龄儿童玩耍的机会，可以让孩子带一些他认为是比较好的玩具，鼓励孩子给别的小朋友玩。

跳跃训练

几个月的小宝宝就会在妈妈的双腿上一蹿一蹿地跳跃,当宝宝 1 岁 10 个月～ 2 岁时,已经学会了奔跑,可以开始有意识地训练其双脚离地向上跳、向前跳,以及从一定高度的台阶上往下跳。

1. 原地双腿跳跃

开始训练时,家长要先做示范,双脚离地向上跳,并鼓励宝宝也跟着屈膝向上跳。也可以采用模仿青蛙跳、小白兔跳等游戏鼓励宝宝练习双脚跳,或在地上粘贴或画出小圆圈,让宝宝练习跳跃。

2. 台阶上下跳跃

当宝宝能够稳定地双脚跳离地面时,可以训练宝宝从一阶台阶上往下跳。开始训练时应当选择比较矮的台阶,待宝宝有了一定的胆量,并能稳定地跳下站稳后,再逐渐增加台阶的高度。开始学跳时,家长要先示范,如果宝宝不敢跳时,家长可以给予一定的帮助,拉着宝宝的手一起往下跳。另外,也可以用木板架起一定的高度,让宝宝练习双脚往下跳。

3. 行走跳跃

当宝宝学会了稳定地向上跳和向下跳后,可以开始训练宝宝在原地向前跳。家长先在一小块空地上并脚站立,做向前跳的示范,再让宝宝学着向前跳。为提高宝宝学跳的兴趣,家长可以在地上画一条线或放置一根绳子,鼓励宝宝跳过去;家长也可以和宝宝进行比赛,看看谁跳得远。

4. 跳跃训练应注意的问题

(1)跳跃训练应该选择在比较平坦、安全、卫生的地方,最好是在草地、土地、地板等有一定弹性的地方进行。

(2)宝宝在练习从高处向下跳时,家长一定要做好保护工作,并教他不断重复正确的动作。

(3)要教会宝宝正确的跳跃姿势,要双脚并拢屈膝轻轻地跳起,脚尖先着地,跳跃时双臂自然摆动。

(4)宝宝学会从高处向下跳跃后,家长更要加强对宝宝的看护,因为宝宝不知道危险,会到处乱蹦乱跳。

宝宝有不一样的表达方式

　　就连最听话、最阳光、最外向的宝宝有时也会哭哭唧唧的、粘人、哭闹。这些行为是宝宝的一种表达方式，他在告诉你，"求助！系统全面超负荷！"22个月大的宝宝正在以炫目的速度学习新的事物，提高各方面的技巧。有挫败感是不可避免的，但是不同的宝宝表达方式会不一样。你要识别这些信号，这是他寻求你的注意和关爱的方式。让宝宝知道，你能看出来他不高兴了，承认他的感觉，但是，不要拿他这些转瞬即逝的情感爆发小题大做。如果他哭闹、粘着你，就拥抱他几下，再转移他的注意力。如果他仍然哭哭唧唧的，你可以跟他解释："你用哭腔说话，我听不懂。你能指给我你需要什么吗？"过渡物品或是安抚物可能会让焦虑的宝宝高兴起来，比如一个小毯子或一个可爱的小熊玩偶。不是所有的宝宝都会爱上一个安抚物，但是如果宝宝有他的最爱，就鼓励他用它。在宝宝的每天生活中，都安排一段安静的时光，由你和他单独一起玩，特别是如果他白天不能跟你在一起的话。在接下来的几年里，随着宝宝情感自控能力的增强，随着他对这个令人眼花缭乱的大世界越来越了解，这些行为就会慢慢消退。

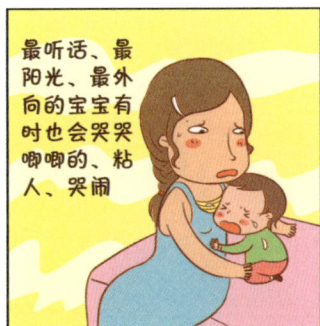

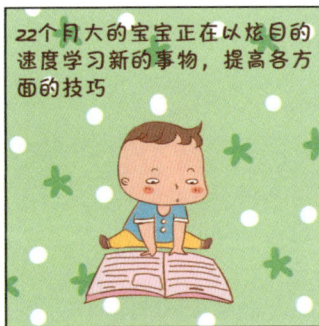

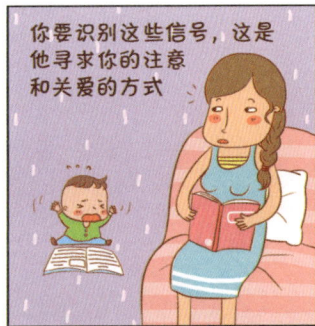

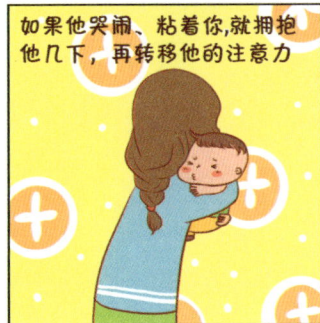

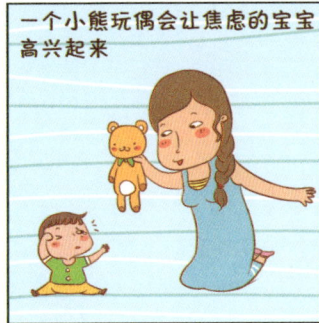

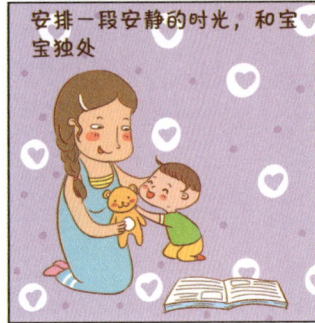

最听话、最阳光、最外向的宝宝有时也会哭哭唧唧的、粘人、哭闹

22个月大的宝宝正在以炫目的速度学习新的事物，提高各方面的技巧

你要识别这些信号，这是他寻求你的注意和关爱的方式

如果他哭闹、粘着你，就拥抱他几下，再转移他的注意力

一个小熊玩偶会让焦虑的宝宝高兴起来

安排一段安静的时光，和宝宝独处

宝宝的如厕训练

1 岁半到 2 岁之间，是培养宝宝大小便的最佳时期。爸爸妈妈要抓住这段时间，让宝宝早日养成自己大小便的好习惯。

1. 家长的带头作用。家长可以让宝宝看见自己大小便，这样他的记忆中就会有印象——家长都是在卫生间的马桶中解决问题。家长还可以让宝宝坐在便盆上，发出"嗯、嗯"的声音，告诉宝宝这是做什么用的。

2. 熟悉宝宝的排便规律。家长一定要熟悉自己宝宝大便的时间规律，当时间快到的时候，可以把宝宝放在便盆上，示意他可以开始排便了。如果宝宝不愿意排便也不要勉强，适应一阶段后，情况就会有所好转。在此期间，家长要不厌其烦地重复，以强化宝宝的记忆。

3. 对于小便，家长最好事先掌握宝宝分泌尿液的过程时间。当宝宝的膀胱开始充盈的时候，家长就要及时给宝宝把尿，可以用吹哨的方法使宝宝形成条件反射，不自己随意排尿。夜间入睡前让宝宝尿一次，把膀胱中积存的尿液排干净，以减少夜间起床排尿的次数。

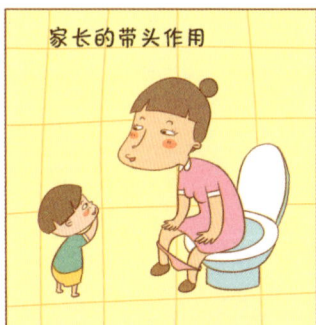

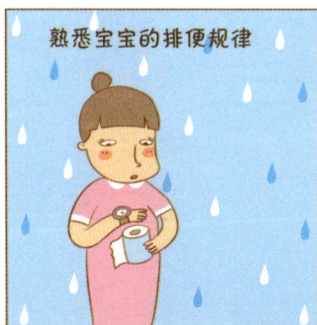

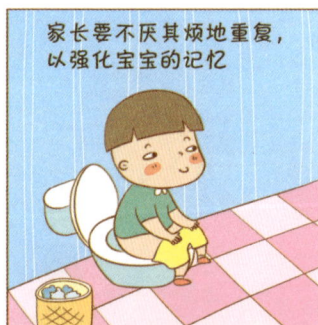

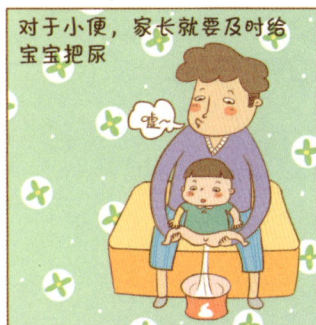

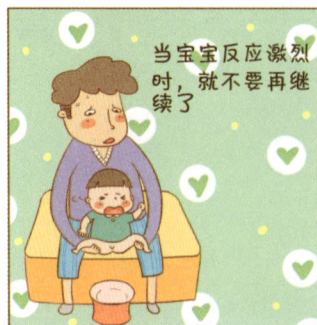

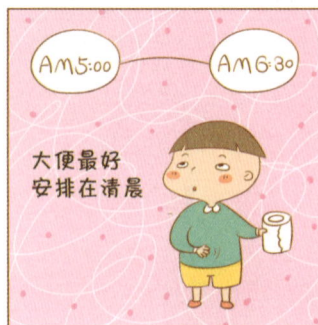

家长的带头作用

熟悉宝宝的排便规律

家长要不厌其烦地重复，以强化宝宝的记忆

对于小便，家长就要及时给宝宝把尿

当宝宝反应激烈时，就不要再继续了

AM5:00　AM6:30

大便最好安排在清晨

可以批评宝宝吗

所谓批评宝宝，其实就是因为宝宝犯了错误，或是不能按照家长的意图行事时，家长对宝宝语气尖锐地加以责备，据此来"劝导"宝宝按自己的要求去做的说话方式。

由于宝宝到了1周岁后，基本上都可以自己走路了，因此活动范围也扩大了。当宝宝做一些危险动作时，妈妈不得不加以斥责，比如，宝宝将餐具从餐桌上扔下去、用手去摸装有热水的水壶、将打火机拿在手里等。这时对宝宝斥责的目的在于使宝宝中止危险行为，并记住将来也不可以这样做。多次被妈妈斥责后，当宝宝再要做什么事情的时候，就会想起妈妈的斥责，这种不愉快的记忆可以让宝宝可知自己的某些错误行为。

但是，对于这一年龄的宝宝，斥责应仅限于宝宝的错误行为或宝宝的瞬间不良行为。当家长想让宝宝做某件事时，最好还是采用夸奖的方法。

其实批评宝宝也是有技巧的，可以用表扬伴随批评。在批评的同时伴随表扬，宝宝就会感到父母还是爱自己的，从而稳定情绪，坚定信心。所以，对宝宝的批评要注意：一是批评他的行为，肯定他本人；二是批评他此时的行为，肯定他一贯的表现；三是实事求是的批评。

不要简单地逼宝宝表态。宝宝犯了错误，往往慑于家长咄咄逼人的气势，会赶快说"下次不干了"。其实他并没有明白，下次还会再犯。这时可以用诱导提高的方式使宝宝自己分析自己的行为，效果会好得多。批评要心平气和，不要暴跳如雷，不要对宝宝大声吼叫。要正面批评，不要用反语讥讽。批评后，不要反复唠叨，以免宝宝产生逆反心理，降低批评的效果。

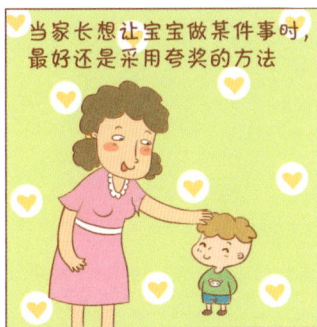

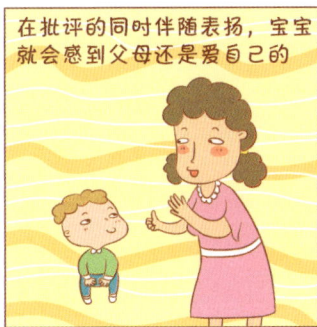

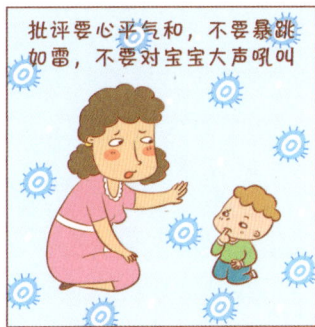

当家长想让宝宝做某件事时，最好还是采用夸奖的方法

在批评的同时伴随表扬，宝宝就会感到父母还是爱自己的

批评要心平气和，不要暴跳如雷，不要对宝宝大声吼叫

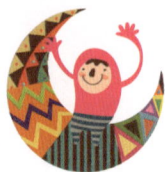

宝宝1岁11个月

宝宝语言与交流能力发育迟缓迹象

　　虽然宝宝们学语言的速度各有不同，但大部分都遵循一个基本规律（不过早产宝宝可能会慢几周或几个月）。如果你的宝宝好像在通常年龄的几周后都没有达到某些 语言发育的里程碑，一定要带他去看医生。也许其实并没有什么问题，但如果宝宝真的在某方面发育迟缓，早发现，早治疗，就不会让他以后的学习和交流技能受影响了。请记住，语言发育方面的时间范围非常宽泛，你的宝宝在成长过程中，也可能会遇到一些小障碍。比如，你也许会发现，宝宝一边在想接下来该说什么，一边考虑吸引你的注意力时，一句话中的某个词，他可能会重复说上好几遍。注意，这和口吃不是一回事。事实上，只要宝宝在该上一年级的时候，能够说话清楚，就说明他发育正常。不过，一般说来，你要相信自己的直觉。如果你觉得有什么不对头，一定要找医生咨询。毕竟，你最了解自己的宝宝。所以，你要密切观察宝宝是否有以下发育迟缓的迹象。如果你的宝宝有以下情况，建议你带他去看语言发育方面的儿科专家：

4～6个月

　　4 个月大时：不会模仿爸爸、妈妈发出的声音

　　6 个月大时：不会笑或大声叫

8～10个月

　　8 ～ 9 个月大时：不会用声音吸引你的注意力

　　9 个月大时：还没开始咿呀学

　　满 10 个月时：对别人叫自己的名字没有反应

　　9 ～ 10 个月大时：不懂怎么让你知道他是高兴还是烦躁

12～15个月

　　满 12 个月时：不会做挥手、摇头之类的肢体语言

12 个月大时：还不能发出一两个声母（比如 p、b 等）

12 个月大时：当他需要帮助的时候，不知道该怎么与你交流

满 15 个月时：不明白"不行"和"再见"之类的词，也不做反应

15 个月大时：会做的肢体语言（比如摆手、指东西等）还不到 6 种

15 个月大时：会说的词不足 1～3 个

18～24个月

满 18 个月时：连 6～10 个词都不会说

18～20 个月大时：还不会用手指感兴趣的东西，比如天空飞过的小鸟或飞机

20 个月大时：会说的声母还不足 6 个

满 21 个月时：不会响应简单的指令

21 个月大时：不会假装和娃娃或自己玩（比如给自己梳头、给娃娃喂饭等）

满 24 个月时：不会把两个词连在一起

满 24 个月时：不知道常见家庭用具（比如牙刷、电话、筷子等）的功能

24 个月大时：不会模仿别人的动作或学别人说话

满 2 岁时：不会按照要求指出身体部位

30～36个月

满 30 个月时：即使自己家里的人也没人能明白他

满 36 个月时：不会说简单的句子，不会问问题，也不能让陌生人明白自己

3～4岁

满 3 岁时：不会说短语

满 3 岁时：听不懂简短的指令

满 3 岁时：对和其他孩子交流不感兴趣

满 3 岁时：和爸爸或妈妈分开时特别困难

满 3 岁半时：经常不能把话说完整（比如不会说"回家"，只会说"回"）

满 4 岁时：说话还经常结巴

满 4 岁时：基本上还是不能让别人完全听懂他说的话

对宝宝进行跑步训练

通过跑步训练，不仅使宝宝的骨骼、肌肉系统得到锻炼，而且也增强了呼吸和循环系统的功能，增加肺活量。同时，提高宝宝运动的灵活性和稳定性。

训练方法

1. 走跑交替：这是宝宝刚开始学跑步时的最佳方式，要给宝宝适应的时间，逐渐增加跑步的距离。

2. 跑步游戏：家长可以用一些游戏来激发宝宝跑步的兴趣，而不要一味地单纯跑步，以免让宝宝觉得枯燥而丧失训练的兴趣。比如，可以让宝宝站起来，从一些玩具中拿一样玩具给家长，如果宝宝喜欢这样做，可以让宝宝反复练习去取拿东西，练习跑步；也可以让妈妈站在较远处，让宝宝找妈妈，当宝宝顺利跑到妈妈面前的时候，妈妈要亲亲或抱抱宝宝，以表示鼓励。

跑步训练应该注意的问题

1.在宝宝跑步前，家长一定要告诫宝宝务必注意安全。比如，不要在马路边或人多的地方跑步，以免互相碰撞；跑步时眼睛要向前看，避开土堆、碎石等障碍物，以免跌伤。

2.宝宝的平衡能力正在发育中，所以跑步时步子的幅度小，频率却较快，显得头重脚轻，容易摔倒，家长不要因此就限制宝宝练习跑步，而是应该教给宝宝一些自我保护的方法，让他在运动中掌握一定的跑步技能。

3.帮助宝宝控制跑步的速度和时间，由于宝宝的自控能力差，往往凭兴趣来决定运动时间。所以，开始时家长可以领着宝宝跑，运动一会儿后注意让宝宝休息。

4.慢跑前不要吃得过饱，进食后不要让宝宝马上跑步；当然，空腹时也不宜跑步，否则会给宝宝的身体带来消极影响。

5.某些宝宝在刚学跑步的时候，会出现只摆动一只胳膊的现象，如果没有发现宝宝的胳膊有其他不适，则可能是宝宝的习惯动作，家长要注意及时纠正，慢慢就会改过来的。

对宝宝进行跳跃训练

原地双腿跳跃

开始训练时，你要先做示范，双脚离地向上跳，并鼓励宝宝也跟着屈膝向上跳。也可以采用模仿青蛙跳、小白兔跳等游戏鼓励宝宝练习双脚跳，或在地上粘贴或画出小圆圈，让宝宝练习跳跃。

台阶上下跳跃

当宝宝能够稳定地双脚跳离地面时，可以训练宝宝从一阶台阶上往下跳。开始训练时应当选择比较矮的台阶，待宝宝有了一定的胆量，并能稳定地跳下站稳后，再逐渐增加台阶的高度。刚开始时，你可以拉着宝宝的手一起往下跳。另外，也可以用木板架起一定的高度，让宝宝练习双脚往下跳。

行走跳跃

当宝宝学会了稳定地向上跳和向下跳后，可以开始训练宝宝在原地向前跳。你先在一小块空地上并脚站立，做向前跳的示范，再让宝宝学着向前跳。要引起宝宝跳跃的兴趣。

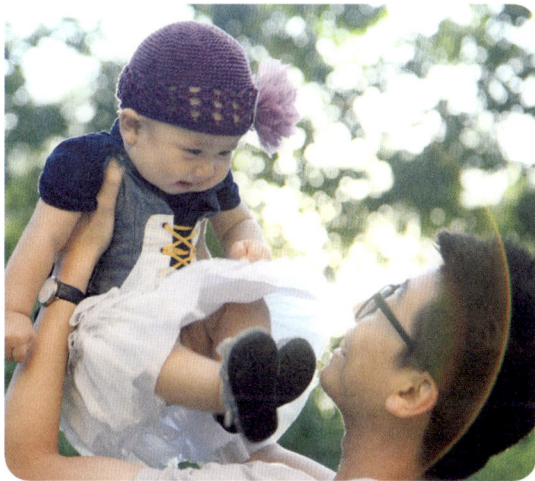

跳跃训练应注意的问题

1.跳跃训练应该选择在比较平坦、安全、卫生的地方，最好是在草地、土地、地板等有一定弹性的地方进行。

2.宝宝在练习从高处向下跳时，家长一定要做好保护工作，并教他不断重复正确的动作。

3.要教会宝宝正确的跳跃姿势，要双脚并拢屈膝轻轻地跳起，脚尖先着地，跳跃时双臂自然摆动。

4.宝宝学会从高处向下跳跃后，家长更要加强对宝宝的看护，因为宝宝不知道危险，会到处乱蹦乱跳。

为小脚丫选一双好鞋

拖鞋

说到拖鞋，顺带一提，市面上的宝宝拖鞋有很多不同的样子，妈妈可以帮宝宝选择在底部有防滑设计的鞋子，因为很多人家里的磁砖地板冰凉凉、滑溜溜的，穿鞋可以保暖同时也避免弄脏小脚，另一方面，这些鞋子上面都有很多装饰，什么星星啦、熊头啦，卡通人物造型等之类的，不要说小孩子看了喜欢，大人看着都忍不住想要多买一双。事实上，不少父母会留下几双宝宝的小鞋子当压箱宝，等宝宝长大了，再当作礼物送给他，也算是一份很特别的成长纪念品。

学步鞋

到了宝宝开始要学走路的时候，妈妈多半会帮宝宝准备一双学步鞋，这种鞋子一样是软软的，有布做的、塑料的以及真皮等不同质料。等宝宝已经会走路了，甚至学会了跑步，学步鞋就变成历史名词，爸妈心爱的小宝宝就正式进入穿鞋走路的时代，童鞋的选择也就更多。这时候，宝宝可以穿皮鞋、凉鞋和运动鞋，甚至是很炫的小马靴，细心的妈妈在为宝宝买鞋的时候，会让宝宝多试穿几次，看看宝宝穿上鞋子会不会不舒服？究竟好不好走？而不是光看表面的设计和价钱而已，因为设计不良的鞋子会限制宝宝双脚的活动。至于比较厚底的鞋子，可能要等宝宝长大一点再穿，比较适合。

宝宝该从什么时候开始穿鞋？

宝宝约从 6 个月起，开始坐学步车时，便可以开始穿鞋，除了保护脚，也比较保暖。到 10 个月大，开始学走路，就可以穿薄底学步鞋，到了 1 岁，大部分的宝宝已经学会走路，则建议改穿宝宝鞋。

鞋子对宝宝的成长发育有哪些贡献？

穿合脚的鞋子对宝宝十分重要，因为宝宝的骨骼还没有完全骨化，穿了太紧或是不合脚的鞋子，虽然宝宝并不会觉得痛，但事实上稚嫩的小脚已经受到伤害。再者，脚底有许多穴道，穿上对的鞋子可以刺激脚底的穴道、帮助成长。简单的说，宝宝鞋可以保护足部，支撑足部骨骼成长稳定。

为什么宝宝鞋必须分龄、分阶段做不同选择

宝宝在6个月到1岁半前，较适合柔软舒适的宝宝学步鞋，因为宝宝正在学站、学走的起跑点，容易重心不稳，这时候选择柔软、穿起来有赤足感的学步鞋，可以保护宝宝，而且有止滑功能设计的鞋子，让宝宝学习走路无负担，也更容易抓到重心与立足点，更快学会走路。

等宝宝走稳了，就要换穿硬底鞋，提供足部更完整的支撑。1岁半以后的小朋友，因为已经非常会走，也开始会跑，就要选择底部不太薄，大约1厘米左右，后跟有硬度支撑及人体工学设计的鞋子。

无论任何年龄的小朋友，最好都穿真皮的鞋子。真皮的亲肤性、透气性、塑形性（顺应脚形）远远优于布料和人造皮。由于真皮的成本是人造皮的五到十倍，所以市面上的童鞋大多是以廉价的人造皮制成。

选购宝宝鞋的重点

许多父母选购宝宝的鞋子时，大部分只注意到长度，而较忽略宽度，事实上，东方宝宝的脚较厚，选择鞋头较宽的鞋子比较不伤脚，如此一来，小朋友的脚趾头才能在鞋子里自由的活动、伸展。此外，鞋底和鞋垫的柔软度及弹性必须适中，太软或太硬都不好，当小朋友行走时，必须获得适当的吸震保护，因此脚前掌部位的弯折性也必须良好。爸妈要把握一个简单的原则，那就是：舒适、防滑、安定性好、穿脱容易的鞋子。至于尺寸的大小，以脚后跟可塞进一指为原则。

宝宝多久该换一次鞋

宝宝的脚长得快，通常5～8个月就需要换一双新鞋，因为鞋子的尺寸已经太小了。不过如果宝宝感觉到脚不舒服，也许是鞋底太坚硬，鞋体磨耗过度等，不管是什么原因，总之最好立刻换一双合适的鞋子。如果是小小孩，看宝宝的发育状况而定，要是长得很快的宝宝，也许3个月就可以考虑换新鞋了。

穿了不对的鞋子会有什么影响

万一宝宝穿到不合脚的鞋子，会造成骨骼压缩、影响发育，甚至无法正常成长。另一方面，足部承受的重量接近个人体重的2～3倍，一双适合的好鞋可以减轻足部的压力，反之则会影响骨骼发育及走路的姿势，如果足部变形将导致走路姿势不良，最后可能面临必须做矫正的后果，轻忽不得。

宝宝2岁

开始了真正的对话&生长速度放缓

真正对话的开始

到23个月大时，宝宝多半能哼调子、唱歌、说有三个词的句子了，比如"鸟飞高"。已经成了小艺术家的宝宝，很可能还会描圆圈画道道，所以要准备一大盒蜡笔和许多纸来鼓励他画。他还会开始理解反义词，譬如高个儿和矮个儿，大蛋糕和小蛋糕等。

现在你能和宝宝开始真正意义上的对话了，你会了解他讲话和听力是否正常。如果你有任何疑问，一定要带他去看医生，早点治疗语言方面的问题，效果会大有不同。

生长速度减慢

跟出生后第一年相比，小家伙生长速度好像大大减慢了。你的判断是对的。一般来说，宝宝满1岁时体重会是出生时的3倍，但是第二年里只能增重1.3～2.2千克。到了现在，宝宝看上去也不像宝宝的样子了。他能够直立站着，能自由活动，精力旺盛，而且宝宝肥也在慢慢消失。

你抱着他和带他出去的方式也会发生转变。宝宝刚开始走路时那种前后摇晃的步态，现在已经进化成为一种更加流畅、更加协调的步伐了。等到满2周岁时，大多数宝宝都能拉着玩具走了，走路的同时手拿东西，还会开始跑。

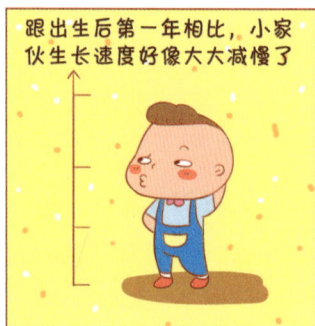

跟出生后第一年相比，小家伙生长速度好像大大减慢了

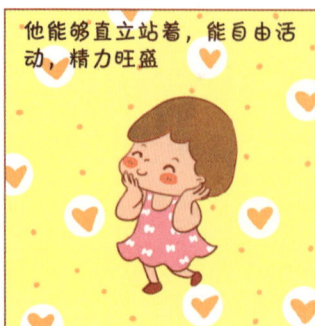

他能够直立站着，能自由活动，精力旺盛

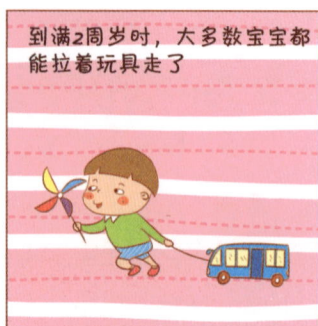

到满2周岁时，大多数宝宝都能拉着玩具走了

复查安全措施

宝宝就要过 2 岁生日了，是时候重新审查一下他的安全问题了。你以前一定也采取过儿童安全防护措施，但是随着宝宝不断长高，运动能力增强，以及探险欲望升级，每个阶段都会带来新的风险。你需要从他的角度来审视一下潜在的危险。

宝宝将会够到你以前做梦都没想过的地方，而且越来越频繁。他可能会爬上凳子、桌子和梯子；打开他以前从来都没表现出兴趣的箱子、盒子等；眨眼间进入危险区域，比如高高的架子、工作台等。

好消息是，宝宝现在能很好地理解"不"的含义了。在他还小的时候，要保证他的安全，完全要靠你，需要你把危险物品挪到他够不到的地方。现在你最好仍然这样做，但是你也应该用语言和语调来让他明白，他的哪些行为是不可以被接受的，比如打开 CD 盒或撕书等。但是，你仍然需要把有潜在威胁的东西尽量都放在他够不到的地方。把他可能打开的抽屉里的尖锐的刀具都收走，把药物和维生素补充剂放在带有儿童安全装置的容器内。

骑三轮车或自行车

没有什么比看着宝宝蹬三轮车或自行车，更能让你自豪了，你忍不住会想："他已经不是小宝宝了。"宝宝 2 岁，是你给他买车的好时候，特别是如果宝宝身体上非常活跃，已经完全掌握了跑的技巧，而且平衡感非常好的话。你可能没想到，虽然三轮车仍然有用，一旦他个头够高了，你也可以选择适合 2 岁宝宝的两轮儿童自行车。在你选购自行车时，一定要查看生产商推荐的儿童身高和内腿长。当你已经买好尺寸合适的三轮车或自行车后，最有挑战的部分就是教宝宝如何蹬车了。关于三轮车，初学者通常更喜欢车身低的车型，这样宝宝离地面近，而且不容易翻倒。在宝宝尝试骑车的头几次，你要守在他身旁，以防摔倒。有些三轮车还配备有长长的、可拆卸的推车柄，这样你不弯腰就可以控制车的运行了，免去了你腰酸背痛的苦恼。即使宝宝只是在小区广场上骑骑车，也最好给他戴上头盔。这样你就能帮他建立必要的安全习惯，而且一旦发生意外，能起到很好的保护作用。

PART 03
宝宝2~3岁

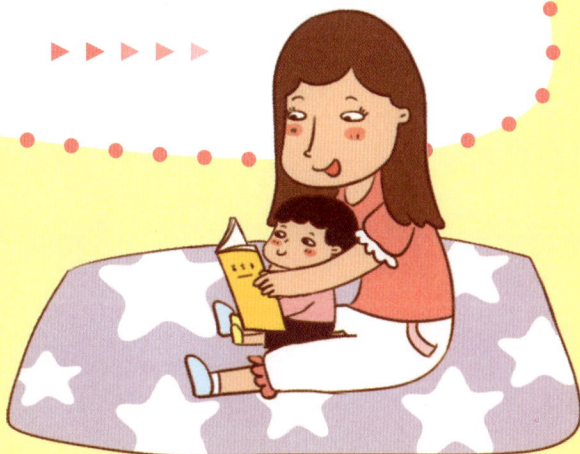

▶ ▶ ▶ ▶ ▶

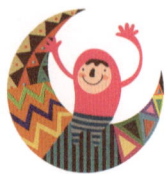

宝宝2岁1个月

25～27个月宝宝生长发育特点

运动发育

1. 独自上下楼：孩子由于胆怯往往总是用一只手先去扶墙，然后再上楼梯。先鼓励孩子不扶墙上楼，也可以稍加帮助，让孩子尽量不扶着墙上楼。一旦独自上楼成功，孩子胆子就大了，下一次孩子就敢自己上楼了。当孩子会自己上楼之后，开始帮助孩子自己下楼，开始大人先拉着孩子从楼梯上下来，到最下面一阶时，松开手，让孩子自己下，然后改为让孩子自己下最下面的第2阶、第3阶，直至第4阶等，可以训练让孩子交替使用两足下楼梯。

2. 单腿站立：大人与孩子面对面站着，大人先抬起一只脚，让孩子明白即使用一只脚也能站得住，然后鼓励孩子抬起一条腿，一只脚离开地面就可以了。单腿站立时孩子上身可能会摇晃，大人可以扶住孩子的身体，然后轻轻放开，让孩子自己独自单腿站立数秒钟，然后告诉孩子轻轻放下脚，反复做上述动作，如果孩子身体重心掌握得比较好，就会稳稳地单腿站立，如果身体重心掌握不好或平衡功能差，那么孩子往往不会用单腿站，因此反复训练此项运动对孩子的平衡功能是非常有好处的。

3. 自己迈过障碍物：这是培养孩子大脑判断能力和四肢协调能力的非常好的一项运动。可以在家中练习，也可以在户外练习。开始设置的障碍物高度要低一些，如在地上画一条线，放置一根绳，或一根棍等，让孩子迈过去，然后逐渐增加高度，可以放一只小板凳，或两只板凳中间放一块板，让孩子迈过去，比较高的障碍物可以用纸盒来代替，这样如果孩子迈不过去，也不至于有危险。练习时可以先协助孩子，如先拉孩子的一只手帮助孩子迈过障碍物，以后再让孩子自己迈。一般这个月龄的孩子都能迈过去，但也有一部分的孩子迈不过去，这并不能说孩子运动能力差，大多数原因是因为孩子胆小，个别是因为孩子的平衡功能不完善，或缺乏锻炼所致，只要多锻炼，多做，孩子最终都会按要求做到。

4. 会搭各种形状的积木：这个月龄的孩子不仅仅满足于只把积木叠搭起来，有的孩子能够凭借对多种物体的感观认识，搭出各式各样的东西，如小房子、小火车等。刚开始搭积木时需要大人协助，首先和孩子商量说："我们搭积木好吗？"孩子如果高兴或感兴趣是最好的时机，可以给孩子提个建议："我们搭一列火车可以吗？"，一边说一边让孩子搭，尽量让孩子自己搭建出一种他认为是火车样的东西，如果搭得不像，也不要打断他，让孩子自己搭完。当孩子停下来看大人的时候，大人可以问他："你搭的是火车吗？"如果搭得很像，他自己就会说："这是火车。"如果搭得不像，孩子往往犹豫不决，或干脆推倒重来，这时大人一定要鼓励孩子重新树立信心，让孩子按照自己的想象力搭出来，搭完之后，要用赞美的语言鼓励孩子。有时候孩子搭出的东西大人看不出来，这时可以问孩子："你搭的是什么呀？"孩子可能一时说不上来，帮助他想一个名称，让孩子凭借大脑的记忆和联想对号。这种游戏不仅训练孩子的双手动手能力，同时也培养了孩子的想象力。

●●● 语言发育

1. 会背诵儿歌：实际上大部分的孩子真正能够很完整的背诵儿歌基本都是在2～3岁之间的这个年龄段中。因此，家长可以有意识地教给孩子背诵一些好听、易懂、易学的儿歌，可以挑选一些健康、活泼、形象的儿歌让孩子反复背诵。有一些家长喜欢让孩子背诵唐诗，结果背了半天，孩子根本不知道是什么意思，而且2～3岁的孩子长期记忆能力差，好不容易记住的几首唐诗过一段时间再一问，大多数都忘记了。所以说，这个年龄应该背一些比较形象的顺口的儿歌更好。现举例如下："大公鸡，真美丽，红红（的）鸡冠花花衣，清早起，喔喔啼，告诉宝宝早早起。""我的小手绢，真呀真美丽，天天带着它，**擦嘴擦鼻涕**。"

2. 会用形容词：孩子的语言发育非常快，不仅能够正确使用名词和动词，而且开始使用形容词来表达自己对某件事情的看法，如看见妈妈换了一件新衣服，他会说："妈妈好漂亮。"到马路上看见小汽车，孩子会说："小车跑得真快。"看见红苹果时，他会说："我要吃大红苹果。"

●●● 认知、生活和交往能力

1. 知道"大"和"小"的概念：孩子能够分辨"大"和"小"，说明已经有了对应和比较的思维。孩子在日常生活中经常会碰到大小不同的食物、用品及玩具等，如对孩子说，"爸爸用大碗，宝宝用小碗""妈妈用大杯喝水，宝宝用小杯喝水"。坐车时告诉宝宝，"大卡车大，小汽车小"等，使宝宝对大和小有了一个初步的印象。有一些孩子对大和小的分辨能力比较模糊，可以这样练习，大人拿两个大小相差比较悬殊的红气球，先问孩子哪一只大，无论孩子回答正确与否，都要将两只红气球交换位置再问一次，看孩子如何回答。这样做的目的是因为孩子经常会把位置和大小混同一起，他可能会认为某一边是大的，某一边是小的。如果孩子回答正确，反复交换位置之后，孩子仍然能够准确回答，说明孩子能够分辨大小。如果孩子弄不清大小，不知道哪只是大的，可以反复告诉他这只球是大的，然后调换位置，再反复教孩子这只球是大的，直到孩子能够说出大红气球为止。用同样的方法教他认识小红气球。进一步的辨认可以找一些大圆形和小圆形的图案，反复教孩子辨认。当孩子对同类物品分辨清楚之后，可以找一些不同的大小相差比较悬殊的东西作比较，如大人和小孩，大象和老鼠等。

2. 准确辨认形状和颜色： 孩子到了这个年龄，一般可以辨认各种不同形状的物体了，如方形、圆形等。家长可以制作一些颜色比较鲜艳的圆形纸板和方形纸板，告诉孩子这是圆形的，或这是方形的，等孩子能够辨认圆形和方形之后，可以教孩子将两个方形纸板摞在一起，圆形纸板摞在一起，这样反复训练，直到孩子能够自己将同样形状的纸板摞在一起。孩子能说出两种不同形状的名称，并能正确匹配两种不同形状的纸板。

3. 有简单的是非观念： 孩子已经对日常生活中一些人或事物有了一个初步的了解，知道"好"与"不好"的事情，如知道"两个人吵架是不好的事情"，"打人是不对的"，"吃东西不洗手是不对的"等。这些是非观念对孩子今后的人生成长非常重要，一定要让孩子懂得正确和不正确的事情。父母教育孩子做事情时一定要用自己的行动去说明自己的态度，鼓励孩子去做正确的事情，制止孩子去做不正确的事情，如果孩子不明白时，应该耐心说服，千万不要训斥或打骂孩子。

4. 自己做事情： 一般这个年龄段的孩子大多会自己做很多事情了，如自己吃饭，自己穿外衣和鞋袜，自己解大小便等。但是孩子的动作往往很慢，吃饭时间用得较长，这时性急的家长就会拿起饭碗喂孩子。孩子穿衣很慢，家长怕孩子感冒，于是代替孩子穿衣裤和袜子。这些都影响了孩子自己动手的能力，孩子这些生活自理能力的培养是一个循序渐进的过程，需要一个磨炼的过程，应该尽量让孩子自己做自己的事情，从小培养孩子独立生活能力，这对于孩子将来的学习和工作是很有帮助的。

正面迎接宝宝反抗期

宝宝的第一个反抗期

出现时间：通常在2岁左右会出现反抗期，但是1岁半～3岁之间皆有可能出现。

为什么会有反抗期

每一个宝宝都具有与生俱来的独特性格，在遇到反抗期时其个性的鲜明度将会更为突出。原本很容易相处、不固执的宝宝会因为他的坚持或情绪无法获得化解而使得反抗期表现更为明显，时间也会比较长。

虽然每位宝宝都会遇到情绪发展的阶段，但并不是每位宝宝都会出现反抗期的表现，某些情绪掌控能力较佳的宝宝就不容易被察觉他的反抗期。

宝在反抗期时的心态、反应转变，都会让他们更深刻的感受自我存在，也能学习"不"字的用法，同时也了解"拒绝"的权力，他们便能够对于自我权力有好的感觉并奠定信心的基础，反之，若他们在学习的过程受挫，可能就会对自我的感觉不佳，造成往后较为自卑、不愿表达的性格。

反抗期宝宝的特征

（1）喜欢独立完成某件事情；（2）开始设立自我规则；（3）固执；（4）较难受约束；（5）与他人争吵次数增加；（6）坐不住（心情浮躁）；（7）（严重时）出现具有破坏性与攻击行为，例如会去拍打他人、抢夺物品等。

虽然看起来，经历反抗期的宝宝好像不甚讨喜，但是其实这些行为、情绪的背后都代表这是宝宝发展独立意识的信号，因此他们会喜欢依照自己的喜好、意志行事。此外，宝宝也将因为他们的整体官能接触了许多种物品、环境、他人的情绪等。而更有能力去接触各类事物，使得他们学习的速度更快也更为成熟。

反抗期会消失吗？

宝宝的反抗期也是他们展现独立意识的开端，往后仍旧会持续地潜伏在脑部，影响情绪、个性的表现。因此当宝宝出现反抗期之后，问题便不在于反抗期是否会消失，而在于宝宝将来情绪表现的强弱。

耐心面对宝宝的不忍耐！不妥协！

家长们应在宝宝出现反抗期之前便先为双方建立良好的沟通管道，而非等到反抗期出现了才开始遇到状况得想办法逐一击破。除了平时便建立良好的亲子互动外，家长也应把握原则并拿捏分际。

当宝宝开始有较无法忍耐、不愿妥协的情况时，家长应避免直接予以责难或处罚，除了因为过于严格的管教方式会让亲子关系较紧绷外，父母的情绪也会容易失控，不论是对亲子双方或是整个家庭环境的正面帮助都很有限。建议家长应从旁观察宝宝的坚持或需要的部分，假如宝宝是因为衣服的颜色、想要吃零食等原因，家长便可以照当时的情形或是家中的规范来调整，若是无伤大雅的小小坚持，家长可以顺从宝宝的想法也无妨；当宝宝的坚持太过无理或是纯粹情绪发泄，家长则可运用玩具、游戏等方式来转移宝宝的注意力。

在初次面对宝宝的拒绝、反抗时，家长可能会认为这是少见的情形，而且"船到桥头自然直"，过阵子情况就会好转。对此家长应清楚正面思考与乐观的差别，若是单纯乐观的认为，宝宝现在的反抗表现能够自然而然的回归以往，忽略宝宝的需求需要被看见与照顾，亲子关系、宝宝的心理状态较难改变。

但正向思考的态度则应能够对于宝宝不论好坏的表现都有预期，并且准备接受各种可能，这些持正向态度的家长也将对于宝宝的教养、教育更为有信心，因为有了预期，调整了自我心态，家长也更有能力去面对未来在亲子关系上可能出现的状况。

帮助宝宝建立正确的自我意识

宝宝在1～3岁之间会通过肢体、感官的碰触来了解世界，但是探索的过程却不可避免的存在着危险性，该如何帮助宝宝建立正确的自我意识且能让宝宝不致暴露在危险中。对此，家长应该要随时注意家中的危险物品，譬如尖锐的刀器、易碎物品、桌（椅）角、清洁剂等，都应放在宝宝不易取得的地方仔细收好，尽量让宝宝待在你的视线范围之内。

宝宝在成长的阶段喜欢探索、学习，如果家长总是制止，即使宝宝因为担心让家长不喜欢而停止摸索，却也同时限制了宝宝的发展。建议家长在孩子成长的过程中，家长要做的不是限制，而是从旁协助、辅导的姿态，告知宝宝过程中可能会受的伤害，别害怕宝宝受伤，因为在学习的过程中不论是得或失，都非常可贵。

喜形于色的宝宝

这个年龄段的宝宝，就像玻璃一样透明，你不用猜就能知道他在想什么，因为你从他的声音、他挥舞的小拳头、猛跺地板的小脚以及他的"鳄鱼眼泪"中很容易就能看出他的小心思。把感情表达出来是一种健康的行为，即便这些感情有时候不怎么让人愉快。因此，别一看到宝宝撅嘴或者抽泣，就赶快跑去安慰他。

要让宝宝明白，有时候感到不高兴是很正常的，生活就是这样，有喜有忧。如果你大动干戈，一定要让伤心的宝宝高兴起来，那可能会让他错误地认为，不高兴或者生气都是不好的。此外，每个问题都替宝宝解决，总是想办法逗他开心，也会让他没有机会独立去调整自己的情绪。

在宝宝感到不高兴的时候，你要做的是替他把他的心情说出来："你对妈妈这么生气，是因为妈妈说今天没有带你去公园玩吧？"让宝宝知道你有时候也会有他这样的情绪："你不愿意离开姥姥家，妈妈其实也不愿意，和你的感觉是一样的，妈妈也觉得难过。"如果宝宝生气或者伤心的时候出现尖叫、打人等状况，告诉他应该采用哪种合适的方法把情绪释放出来，比如说让他打枕头或者跺脚等。

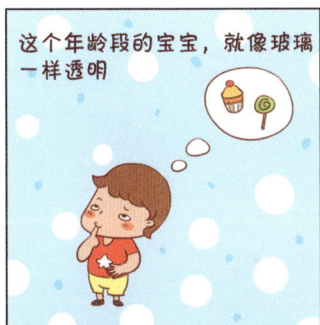

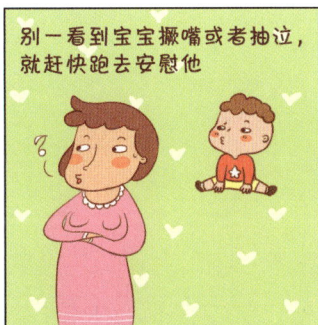

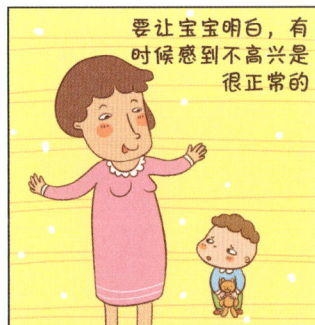

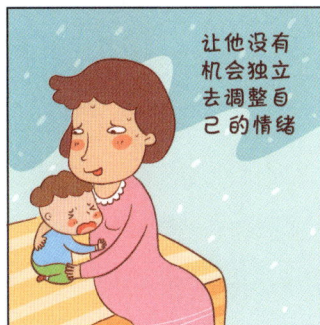

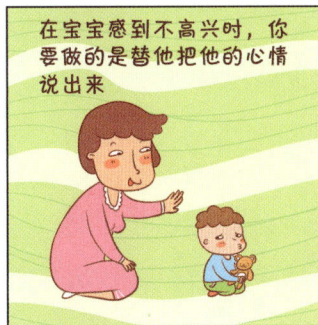

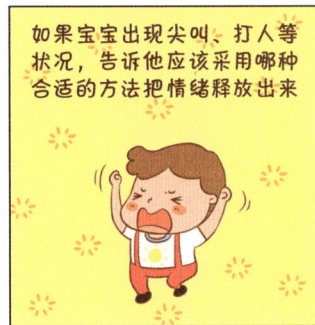

这个年龄段的宝宝，就像玻璃一样透明

别一看到宝宝撅嘴或者抽泣，就赶快跑去安慰他

要让宝宝明白，有时候感到不高兴是很正常的

让他没有机会独立去调整自己的情绪

在宝宝感到不高兴时，你要做的是替他把他的心情说出来

如果宝宝出现尖叫、打人等状况，告诉他应该采用哪种合适的方法把情绪释放出来

宝宝有了时空概念

宝宝在1岁的时候还只能明白马上发生或者就在眼前的事物,可等他到了2岁,他就已经能明白物品之间的相关位置了。在2岁~2岁半之间,他对空间概念的意识会越来越好。不过,这里的"空间"并不是指太空哦,而是他周围环境中人与物的位置问题。此外,宝宝对大小、数量和其他空间关系的理解也变得越来越好了。你可以从他对空间词汇的理解以及对指令的理解力看出他的这种新本领,比如他能明白你说的"宝宝把自己用过的纸尿裤扔到垃圾箱里面"或者"宝宝把远处的小球球给妈妈捡过来"等。**以下方法也有助于加强宝宝对时空的理解能力:**

·跟他聊聊不在他身边的家人,比如"爸爸早上去上班了"或者"姥姥、姥爷家住得很远"等。

·让他做一些需要他在不同方位完成的事情,比如先让他把玩具放在椅子上,接着再放到椅子下面,然后再让他把球给你。

·问他一些需要他考虑位置的问题,比如"小鸟的家在哪里?""飞机朝哪里飞?""门在哪里?"不过,别指望宝宝每次都能回答正确,或者搞得像快速抢答一样,只要在日常生活中多问问这样的问题就行了。

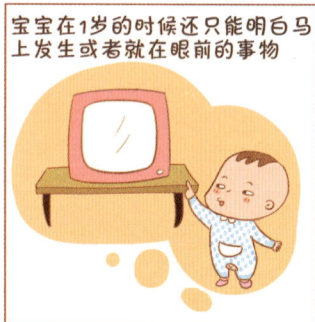

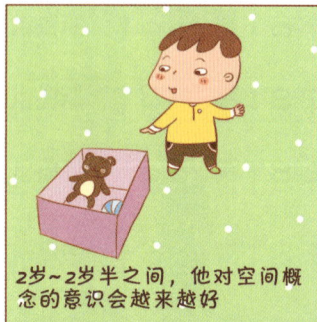

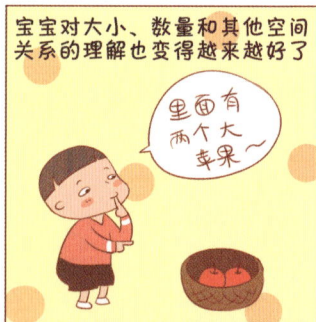

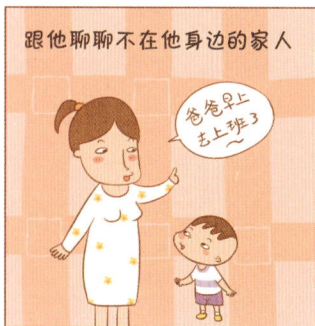

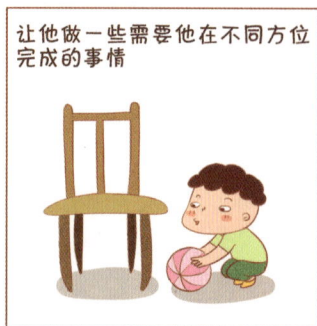

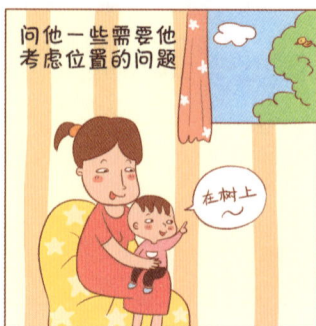

宝宝在1岁的时候还只能明白马上发生或者就在眼前的事物

2岁~2岁半之间,他对空间概念的意识会越来越好

宝宝对大小、数量和其他空间关系的理解也变得越来越好了

里面有两个大苹果~

跟他聊聊不在他身边的家人

爸爸早上去上班了~

让他做一些需要他在不同方位完成的事情

问他一些需要他考虑位置的问题

在树上~

宝宝的词汇量在不断丰富

宝宝的词汇量越来越丰富了，通常来说，2 岁的宝宝知道大约 50 ～ 75 个词汇，下一步他会慢慢学习将这些词汇组成句子和短语。"宝宝该睡觉啦""宝宝该吃奶啦"等是非常典型的 2 岁宝宝说的话。在这一年里，宝宝多半还会开始用更长一些的句子来表达自己的意愿。另一方面，如果宝宝日常使用的词不足 20 个，你就应该带他去医院检查一下，看看他是不是听力有问题。当然，如果确定宝宝的听力没问题，那么语言发育每个宝宝也不同，家长也不用着急，只要每天多和宝宝说说话就好了，突然有一天，宝宝一定会给你惊喜的！

宝宝刚开始说的句子一般都很短，只有两三个词，但都是最关键的，比如"妈妈帮"或者"玩球爸爸"等。此外，这么大的宝宝可能也会重复他经常听到的一串词，比如"跟妈妈再见"或者"下楼玩"等。

以下是帮助 2 岁宝宝学习说句子的有效方法：

·回答宝宝的时候，将他说的句子加以扩充，比如"你想让妈妈帮你把袜子穿上"或者"好的，爸爸去和宝宝去玩球"。

·不要纠正宝宝的人称和用词错误。你可以偶尔用正确的词来重复宝宝说的话，但用不着这么早就明白地指出他哪说错了。

·不要坚持让宝宝用正确、恰当的句子重复说一遍。别催他，重复他的话："妈妈，帮我把袜子穿上，好吗？"，因为这么做只会打断宝宝的思路，并且让他有受挫感。

·经常用互动的方式给宝宝读书，根据他看到的内容问他些问题，或者让他想想接下来会发生什么。

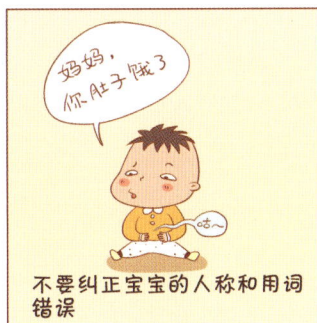

不要纠正宝宝的人称和用词错误

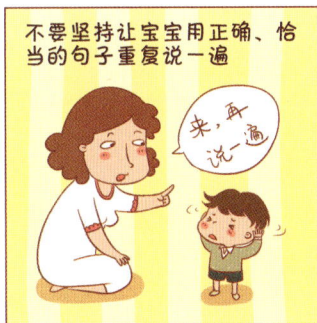

不要坚持让宝宝用正确、恰当的句子重复说一遍

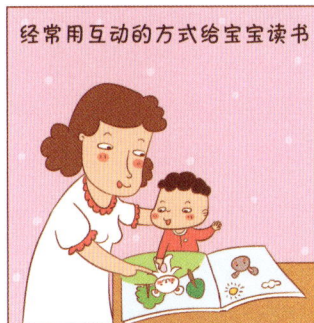

经常用互动的方式给宝宝读书

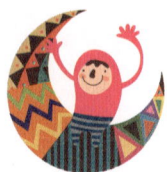

宝宝2岁2个月

2岁：抓住语言发展关键

影响宝宝语言发育3大因素

1. 语言环境

2岁左右的宝宝，脑发育速度十分快，摄取的信息越来越多，他们急于用语言表达自己的思想，又不知道该怎么说，于是语言发育与脑发育出现相对不平衡。如果这时没有一个良好的语言环境和正确的语言信息输入，会对宝宝的语言发育造成很大影响，他们会表现出口吃、语言贫乏、交流障碍等现象。

解决方法：给孩子一个良好的语言环境。爸爸妈妈和家庭成员是宝宝学习语言的最好老师，多鼓励宝宝开口说话，并且在家庭中营造很好的语言交流的环境，让宝宝能够得到充足的语言信息，并储存在小脑袋里，一旦他们能够开口说话，这些信息将作为软件源源不断给孩子以支持。

（1）尽量统一语言。在孩子最初学说话的阶段，存在多口音的家庭，应在家庭内部统一语音，让孩子对一个物品只接受一种读音，这样孩子不容易出现意识上的混乱，可以顺利地掌握语言沟通。等到他们能熟练掌握语言的时候，再丰富他们的语言环境，对他们进行第二种、甚至第三种语言的多语言教育。

（2）不使用儿化音。从一开始，就要尽量给孩子正常的、易于交流的语言信息，不提倡用儿话音教孩子说话，比如：把小狗叫成"狗狗"。

（3）不把孩子交给电视。还有很重要的一点，在孩子开始学说话的时候，不要把孩子交给电视。虽然电视节目中的语言丰富，但却是没有交流的，被动灌输的语言模式，不利于孩子语言能力的发展。

（4）让老人与孩子多对话。如是老人带孩子，要让老人多与孩子沟通，很多老年人喜静，不愿意多讲话，但是无声的环境是最不利于孩子语言智力的发展的。

2. 语言智力

专家指出，语言智力是对语言发育的一种综合性的评定。宝宝语言的发育可分为 4 个阶段。针对每个阶段不同特点，应该对孩子进行不同的语言训练。

0～1 岁：是咿呀学语和语言词汇的储备阶段。到孩子 8 个月时这种发声练习达到高峰，并会改变音量和音词以模仿真正的语言，比如：BABA，MAMA……

如何帮助宝宝：爸爸妈妈可以读书给宝宝听，平时做事的时候也可以告诉他，如"妈妈在给你洗衣服"，给他储备多多的语言信息，宝宝会逐渐理解每句话的含义。

1～2 岁：这时期的语言特色是说单字句，能用手势、表情辅助语言来表达需要；会学小羊"咩咩"叫，还喜欢问："这叫什么？那是什么？"

如何帮助宝宝：爸爸妈妈要满足宝宝的好奇心，多和他交流，和他做一些语言游戏，比如：向宝宝提问卡片上图画的名字是什么。

2～3 岁：由能说短句逐渐变为会使用复杂句，喜欢提问。

如何帮助宝宝：这时应该给孩子一个交流的语言环境，鼓励孩子用长句表达自己。当他想要饼干时，你可以放慢语速问他："你要吃饼干吗？"宝宝也会模仿爸爸妈妈，逐渐使用完整的句子。但不要经常打断孩子，或者使用"你是想说……"来抢孩子的话头。

3～6 岁：说话流利，会用非常丰富的词类，并能从成人的言谈中发现语法关系，修正自己错误的暂时性的语法，逐渐形成真正的语言。

如何帮助宝宝：这时可以丰富宝宝的语言环境，让宝宝学习外语或方言，扩展他的语言能力。

(1) 按部就班地添加辅食对宝宝语言能力的发展很重要。为宝宝发育提供营养物质的同时，咀嚼使宝宝的口腔得到锻炼，使表达语言的硬件设备趋于成熟。有些宝宝因为没有咀嚼锻炼，在学习语言时，咽喉和口腔肌肉不知道如何配合，出现不知如何发声现象，所以改到添加哪一类辅食的时候，都不要忽视。

(2) 不要操之过急。每个孩子的先天发育不同，他们的语言智力也不同，也许今天还不会说，明天就能说会道。因此在帮助宝宝学习语言的时候要结合孩子的情况，和他们的兴趣。

(3) 遗传因素：宝宝的语言发育和宝宝的听力、智力和发声器官的发育有很密切的关系，这其中一部分受遗传因素影响。很多宝宝都会出现说话晚的现象，这时候爸爸妈妈要保证为宝宝提供充足的营养，给孩子良好的语言环境，让孩子慢慢锻炼说话。有的宝宝存在先天听力或大脑发育问题，直接影响孩子对于语言的学习。爸爸妈妈要时时关注孩子，发现不妥及时到医院做听力筛查和智力测评。

2~3岁宝宝的单句训练

（1）**看图说话**：看图的内容不要过多，最好以单篇幅为好。孩子的观察和理解能力比较差，因此应讲一些比较简单的内容，如"这是什么？""小熊在跳舞"等。当孩子已经能够理解上述内容之后，还可以进一步讲解稍微多的内容，如："小熊在和谁跳舞，旁边有什么人在伴奏"、"小朋友唱的是什么歌，复述歌中的内容"等。

（2）**说儿歌**：2岁孩子说的儿歌应该是非常短小顺口，内容活泼有趣，而且一定要形象和个性鲜明。经常给孩子讲一些他比较熟悉的人物和动物的故事。可以以小熊、小兔等为例，同时还有一些鲜艳的图画和丰富的表情、手势。

（3）**唱歌**：2岁时发出的语音语调还不是很清楚，尚不能识别各种音调，因此孩子唱起歌来往往都是跑调，唱出的歌词也是基本听不懂，但这没有关系，只要孩子想唱就让他唱，千万不要笑话孩子，扼杀孩子学习音乐的兴趣，经常同时和他一起唱一些比较简单的儿歌，训练孩子的语音语调。

（4）**叙述和表达**：从这个年龄段开始应该注意培养孩子的语言表达和叙述能力。可以买一些简单的图画书，结合书中的图画给孩子讲一些情节比较简单的小故事，一方面让孩子理解图画的意思，另一方面有意识地让孩子复述故事的人名、事件和结果等。这种能力的培养对孩子以后语言的表达极为重要，家长一定要耐心。

宝宝开始害怕医生

宝宝都会很害怕医生。以下方法也许可以帮助宝宝减轻对医生的恐惧感：

· 带宝宝去医院的时候，带上他的玩具药箱，在里面放上玩具听诊器、体温表、针管等，让宝宝扮演医生。同时别忘了戴上一个玩具娃娃来当他的"病人"。

· 跟宝宝说说到医院的流程，比如先去哪儿挂号，然后再到哪儿候诊，接着再去见医生等。

· 如果医生允许，你可以抱着宝宝接受检查和打针，让他坐在你的膝盖上。

· 不要撒谎。永远也别对宝宝说"打针一点儿都不疼。"

· 不要给宝宝空口许诺，如果宝宝可能会打针，那你就绝对不要提前告诉他"医生肯定不会给你打针。"

继续进行强化如厕训练

宝宝现在知道自己用便盆了吗？虽然有些宝宝的确能有意识，但大多数 2 岁宝宝都还不能一天 24 小时不尿裤子。耐心点，要知道罗马城不是一天建成的，只要宝宝有以下表现，就说明他在不断进步：

· 宝宝愿意在你要求时甚至有时自己主动使用便盆，即便他只是干坐着，什么也便不出来。

· 当自己有使用便盆的需要时，他能告诉你。只是不幸的是，宝宝有时候非得等到快尿裤子了，才知道找便盆。

· 宝宝能在一天里较长的时间段内不尿裤子，午睡的时候也不尿床。

如厕训练最难、最重要的就是要千万别强迫宝宝，因为强迫只会带来反作用。宝宝不尿裤子时要记得夸奖他，而当他尿湿裤子后，则要提醒自己别大发雷霆。另外，只有当宝宝白天一整天都不尿裤子时，你才能开始训练他晚上不尿裤子。

宝宝是个问题狂人

即便你还是谈话的主导者，你也会发现宝宝现在越来越爱说了。他开始问很多问题，这个特点可以满足他的两种需要，一是让他发现更多的未知事物，二是让他跟你不断地交流。要知道，他跟你交流的时间越长，学到的词就越多。宝宝最早喜欢问的问题包括"为什么？"和"这是什么？"随着他语言技能的提高，他还会问："这声音是什么发出来的？""汽车怎么会跑的？""鸟怎么不会掉下来？"等。你要尽可能及时回答宝宝的问题，注意使用简单、完整的句子回答他。比如，"小鸟有翅膀，所以不会从天上掉下来。"及时回答宝宝提出的问题，会促动宝宝未来想出更多的问题来问你。此外，你的回答也能帮助宝宝学会如何把句子组织在一起。同时，也别不敢说"不知道"。找一本相关的书和宝宝一起看一看，或者你也可以从网上寻找可信的答案，然后打印下来和宝宝一起看。和喜欢问问题一样，宝宝也喜欢回答问题。在你给宝宝读书时，别忘了就书上的图片或故事问问宝宝："棕色的小狗在哪？""你觉得他喜欢吃什么？""接下来会发生什么情况呢？"和宝宝的互动非常有利于宝宝的成长。

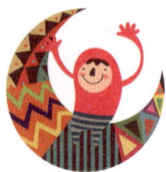

宝宝2岁3个月

想象能力的培养

想象力是创造力的开端，想象力远比知识更重要，培养宝宝丰富的想象力，是一件值得父母高度关注的事情。宝宝天生就富于想象，热衷于想象，但是父母不合适的教育常常在无形中扼杀了宝宝的想象力，让宝宝变成了只会被动接受知识的小机器。宝宝想象力的发展受到其周围环境的严重影响，只有给宝宝提供一个有利的环境，宝宝想象的欲望才会更加强烈，想象的能力才会得到大幅度的提高。家长应当从以下几个方面给以重视。

宝宝的想象力首先是通过游戏表现出来的，假装游戏是宝宝想象力发展的萌芽，当宝宝的想象力发展到一定程度，他就可以完全靠想象来开始他的无物模仿游戏，这些游戏是培养宝宝想象力的最佳途径。如果家长能尊重宝宝的无物模仿游戏或假装游戏，并积极参与进去，不仅能给宝宝带来喜悦，还会进一步促进他更多的模仿与想象行为。家长可以在宝宝做这样的游戏时，有意模仿宝宝的声音和动作，或通过自己的动作和声音与宝宝相呼应，进一步刺激他们模仿与想象的兴趣。

宝宝的思考方式与成人有着很大的差异，其中可能含有更多想象的成分。家长千万不要把宝宝的各种想象简单地给以否定，认为是无稽之谈，而是应该给以鼓励，并因势利导给以更多的知识启发。

绘画是培养宝宝想象力的一种非常好的方式，家长可以给宝宝一支笔，鼓励宝宝尽可能多地涂鸦。可以让宝宝随意画，然后鼓励宝宝将他的画描述出来；也可以让宝宝把刚刚观察到的事物画出来，其中可能夹杂有宝宝自己想象的成分。如果宝宝年龄比较小，不知道从何人手，家长可以给宝宝一些提示。

家长要经常带宝宝到户外活动，认真观察生活中的各种事物，对于宝宝比较感兴趣的地方，家长可以让宝宝反复观察，回家后可以给宝宝提出一些问题，让宝宝思考，促进宝宝想象能力的发展。

2~3岁宝宝的心理特点

头脑中的心理活动——表象、想象和思维

2～3岁出现了高级认识活动的萌芽，使他们的认识能力发生了质的变化，并导致了整个心理发展的转折。2岁左右是儿童表象出现的时期。所谓表象，是指在人的头脑中所保持的客观事物的形象，比如1岁左右的宝宝在他的玩具被拿开时会发出哭声，如果爸妈转移他的注意力，他一会儿就忘记了。但2岁左右的宝宝就不同了，他会在头脑中回忆起这件玩具，看到与玩具有关的人事物就会联想起来，因此又会再次发出哭声，这也表明宝宝的表象和思维开始有规律地发展了。

儿童模仿的新发展——延迟模仿

延迟模仿是2岁左右开始出现的，它的水平高于直接模仿，就是模仿的对象不在身边或眼前时也能通过回忆模仿出来，所以爸妈有时会奇怪2岁左右的宝宝所做出的一些不可思议的行为。随着思维的进一步发展，宝宝会出现探索和求知的萌芽，常常会讲出许多"不着边际"的言语，这也是宝宝随着年龄的长大，生活经验的丰富和思维的发展,在头脑中逐步形成的自己判断事物的独特标准和规则。

儿童心理的进一步成长——自我意识的萌芽

自我意识是指对自己的认识，自己认识自己的能力，换句话说，就是使自己既成为主体，又成为客体。要把自己和外界区分开，意识到自己和外界的关系，特别是自己和别人的关系，这也是人类比较高级的心理活动，而2岁左右儿童的自我意识还处在萌芽阶段，最主要的特点是能够运用"我"这个词。自我意识主要表现在以下几个方面：

·开始"明白"自己的力量大小，会运用语言向别人提要求。

·产生了强烈的独立需求，出现了自己独立行动的意愿，常常会这样表达自己的想法："我自己吃"、"我自己拿"等，他们独自行动的意愿会表现为坚持自己的主张，不听从或反抗爸妈的要求和意见，逐步形成自己的意见。

·随着自我意识的萌芽，宝宝也会出现新的情感萌芽：如同情心、自尊心、羞愧感、自豪感等。

爱咬人的宝宝

这么大的宝宝感到生气或者感觉受到威胁时，可能就会咬人，这通常是因为他还不知道怎么用其他方式来表达自己的感受。由于动嘴咬比动嘴说的效果快，所以，他就"吭赤"一口咬下去啦！不过，你当然不能因为咬人可以理解，就放纵他。你要清楚地告诉宝宝不能有这种行为，但注意你说话的语气要坚定而平静："不能咬人，咬人让人疼。"然后再领他去安慰那个被他咬了的宝宝。如果你对他这个咬人者喋喋不休，可能只会让他下一次再故技重施，好让你更关注他。等你们安慰过那个被咬的宝宝后，你再跟他一起说说这件事，再次告诉他你制定的规则："你生气，是因为卡卡拿走了你的小足球。但生气的时候也不能咬人。你可以告诉他你还想玩或者过来告诉妈妈。"有时候，可能跟宝宝一块玩的小朋友都爱咬人，因为这么大的宝宝都爱模仿，当他们发现咬人能让大人跑来忙做一团，他们就会总这么做。正因如此，你更要学着坚定而冷静地处理。

宝宝发育正常吗

怎么才能知道宝宝是否发育正常呢？虽然宝宝到 2 岁后学习新本领的速度就会开始发生很大的差别，但大多数宝宝到 2 岁生日后达到的发育水平还是有一个标准。总的来看，宝宝在 2 岁时应该能够：

· 听到你说某个物体时，能准确地指出。

· 知道熟悉的家人、物品和身体各部位的名称。

· 能使用短语和三四个词组成的句子。

· 能跟上简单的指令。

· 能重复无意中听到的话。

· 能找到你藏在两三个毯子下面的东西。

· 能根据形状或颜色给物品分类。

如果你觉得宝宝的发育状况比其他宝宝落后，一定要带他咨询医生。最好是能让医生通过专业评估以及持续观察诊断出问题所在。当然了，这还需要你的投入，因为没有人能像你那样了解宝宝。

宝宝语言发育问题

在 2～3 岁期间，宝宝的口语词汇能增长到 300 个词语，而他能听懂的词则能达到 900 个左右。不过,不是所有的宝宝都能在 2 岁时开始说清楚而完整的句子。有些宝宝可能连续几个月都得借助手势和单个的词来表达自己的意思，有些宝宝虽然能叽叽喳喳，但他说的话只有自己的妈妈或爸爸才能听懂。不管是哪种情况，宝宝都可能相当正常，在掌握说话技巧的这个复杂过程中，他正在按照自己的节奏，慢慢前进。

宝宝发错音或者说不清楚的情况是很常见的，比如把姥姥叫成"yao yao"或者把自己说成"ji、ji"。这些问题都不用着急，更不用上医院，通常都会慢慢自行纠正的。然而，如果宝宝有以下情况，你也许需要带他去找专科医生检查一下：

· 几乎不能说什么话。

· 不模仿别人说的话。

· 到 3 岁时还不能说包含三四个词的句子。

· 从来不问问题，或者他说的话似乎很难让人听懂。

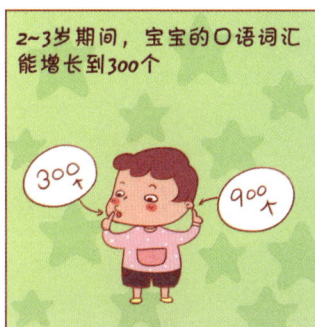

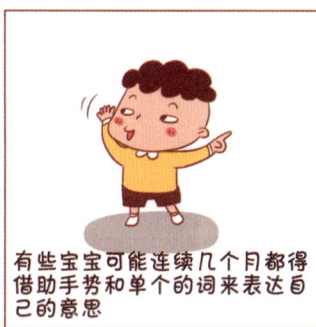

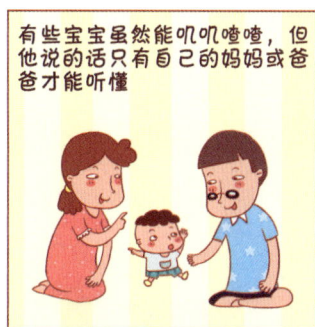

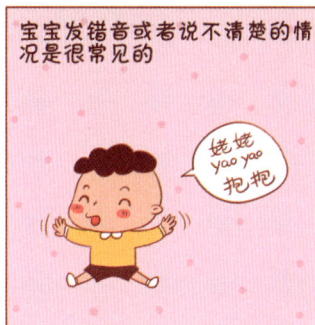

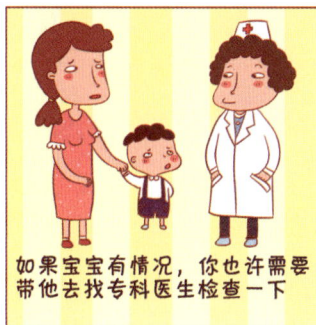

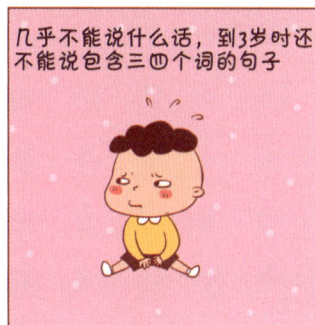

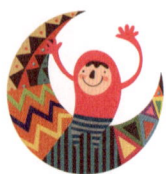

宝宝2岁4个月

28~30个月宝宝生长发育特点

运动发育

1. 踢球和投球：大部分的孩子从婴儿期就开始对球感兴趣，因为球是可以滚动的，看着满地滚的球，孩子会觉得新鲜和不可思议，看着大人拿球抛来抛去，或球在脚下滚来滚去的样子，孩子的脑海中充满了刺激和乐趣。利用孩子的好奇心和新鲜感，通过玩球促进孩子的运动发育是再好不过的活动了。踢球是一项孩子比较易于接受的玩耍形式。刚开始孩子踢球时并不要求必须有方向，只要能踢出去就行，大人与孩子面对面站着，先示范踢球动作，然后让孩子伸出脚，慢慢做踢球动作，当孩子能踢出去以后，再告诉他把球踢到某一个方向。训练投球动作也可以这样，与孩子面对面站着，把球扔给孩子，再让孩子把球扔回来，来回多次，孩子就会有目的、有方向地投球了。

2. 立定跳远：这项运动是孩子必须会双腿离地蹦起来之后才能学会的运动项目。家长先在原地画一条直线，在直线位置给孩子做示范动作，让孩子原地蹦跳几次，准备好了之后再用力向前蹦跳，将向前蹦跳的位置与原地的位置进行比较，看看孩子蹦出多远，其实蹦出多远并无多大意义，目的主要是训练孩子双腿协调的能力。

3. 从楼梯末层跳下：某一天家长看见孩子下楼梯到末层时，突然跳了下去，令大人吓了一跳，许多家长怕孩子出现危险，于是大声训斥孩子，这是不对的。这个年龄段的孩子已经不能满足于仅仅登楼梯了，他要寻找新鲜感，寻找与平时不同的感觉，而用双腿向下蹦跳正是孩子运动功能进步的表现，如果家长惧怕孩子出危险而阻止，就会扼杀孩子运动的欲望，影响孩子运动能力的发挥。

语言发育

1. 学用代名词：孩子已经能够区别自己和其他人的关系。也许孩子会想"我是谁？我如何知道我是我自己呢？"这个问题可能许多人都会反复思考，甚至思考终生。那么，作为这个年龄段的孩子来讲，准确理解"我、你、他"，"我们、你们、他们"这些概念是非常重要的。2 岁多的孩子常常把这些代名词弄混，日常生活中家长应该多注意训练。

2. 会问"这是什么？""这是什么"是提问题中最为简单地问法。孩子的好奇心很强，想象力也极为丰富，遇到不明白的问题他们总是想问一问，因此教会孩子提问题是帮助孩子满足好奇心的首要方法。家长可以指着某一件常用的东西或某一张图片问他："这是什么？"如果孩子回答准确，就可以再问下一件东西或下一张图片，如果孩子回答不出来，就对他说："宝宝问妈妈吧，好吗？"当宝宝问妈妈时，妈妈要认真回答，告诉宝宝这是干什么用的，使孩子理解"这是什么？"这句问话可以帮助他回答很多他不明白的问题，以后当孩子有不明白的问题时就会使用这句话了。

认知、生活和交往能力

1. 知道"多少"，"长短"，"上下"等概念：在平时日常生活中可以设置一些有对应关系的事物或环境，如吃饭时，给爸爸多盛一些，给妈妈少盛一些，然后对孩子说："你看，爸爸的碗里饭多，妈妈的碗里饭少。"吃花生时，分成两堆，一堆多一些，一堆少一些，让孩子指出哪一堆多，哪一堆少；和宝宝比手指长短，比下肢的长短，告诉宝宝大人的手指比宝宝的手指要长，妈妈的腿比宝宝的腿要长；上下楼梯时可以告诉孩子："上楼梯是由低处向高处走，下楼梯是由高处向低处走"，家中摆放东西时告诉孩子，妈妈的东西放上边，宝宝的玩具放下边，睡觉时告诉孩子，宝宝的衣服放凳子上面，宝宝的小鞋放凳子下面。日常生活中有很多类似的对应实例，只要细心，稍加留意，多说几句，孩子就会收益许多。

2. 懂得"1"和"许多"：在日常生活的环境中，所有事物都有一定的数和量的关系，如宝宝有 1 个玩具娃娃，2 只手枪，过节时妈妈给宝宝买了很多大气球等。这些带有数字概念的人或事对孩子理解数字，获得感性认识是非常有好处的。宝宝一般对多的概念比较容易接受，而对于许多中的"1"个概念是不容易理解的，因此教会宝宝理解各种事物都是由一个一个组成的是非常重要的。要反复告诉孩子任何数都是由很多个"1"组成的，如摆积木，一堆有 1 块，一堆有 5 块，先让孩子数一数各堆的积木，数完之后再问孩子哪边的积木多，如果孩子回答正确，让孩子数一数多的那堆积木中有几块，刚开始孩子可能不会数，要反复教他，直到孩子答对为止。在这里需要说明的是，只要孩子懂得"1"和"许多"是不一样的就可以了。

3. 能数 1 ～ 10：孩子对数字的概念不是很清楚，但是在大人的反复发音中，孩子会很顺畅地从 1 数到 10，也许孩子对数字还不理解，不过没有关系，反复让他数，利用生活中一切机会告诉他这些数字代表的意思，还可以用一些表示数字的图片等加深孩子对数字的印象，为孩子今后的数字计算打基础。

4. 懂得表扬和批评：孩子到了这个年龄已经能够清楚地表达自己的意愿了，特别是一些家长认为比较"倔头"的孩子更是喜欢自己做事，做完事情之后，如果得到大人的表扬，他会表现得兴高采烈，如果事情没有做好，可能还损坏了一些东西，这时如果大人不高兴或批评了几句，孩子顿时情绪低落，甚至哭闹不安。作者在医院就医治了这样一位 2 岁半的男孩，因头部外伤需要康复而收到内科病房，孩子虽然不会说话，但大人说的话他全都明白，每当大人表扬他时，他就会高兴得手舞足蹈，满脸笑容，如果批评他，他就会立即大哭起来，甚至不吃饭。住院几天，医生护士都知道了这名患儿的特点，每天大家都会找出各种理由来表扬他，结果孩子康复得非常快。通过对这名患儿的诊治，我充分认识到孩子是多么需要鼓励，对孩子的表扬胜过灵丹妙药。孩子愿意自己做事情，千万不要制止他，让他自己去做，从中体会乐趣和愉快，这对孩子的身心发育是至关重要的。

5. 与小伙伴争夺玩具：当孩子自我意识开始萌芽时，他首先表现为自己玩的玩具不愿意给别人，和别人一块玩时，也不愿意让别人拿着，只能自己拿着。其实这并不是一件坏事，这说明孩子已经知道自己和别人是有区别的，自己的东西应该自己拿着。当发生这种情况时，家长不要过于着急，可以用一些孩子能接受的动作和语言来告诉孩子说："宝宝的玩具可以借给 ×× 吗？他是妈妈的好朋友，也是你的好朋友嘛"，"把积木借给 ×× 玩，好吗？他会帮你搭一列长长的火车，你们一块玩"等，一旦孩子与别人玩了几次感到很愉快，下一次他就会主动找别的小朋友去玩耍了。值得注意的是，有一些孩子当他的个人欲望开始发展时，他会去抢别的小朋友的玩具，甚至打别人，要及时教育孩子应该与别人友好相处，可以把自己的玩具拿来与别人交换，或把自己的玩具混到别人的玩具中间一起玩耍，目的就是要培养孩子与他人友好合作的精神，避免自我为中心，自私自利的倾向性。

宝宝还处于"各玩各的"阶段

你可能已经有过这样的经历了，不想让宝宝孤单，给他呼朋结伴，但宝宝们却各玩各的，完全无视对方的存在。是不是组织工作做得不好？不是的。相反，这正是这个年龄段宝宝的玩耍特点，叫做"平行玩耍"。虽然看起来很奇怪，但却完全正常，而且对宝宝们的发育也很有好处。

宝宝的社交技巧正在慢慢取得重大进步。他正逐渐从0～1岁那会总是一个人玩的状态慢慢过渡。现在他变得对其他宝宝感兴趣了。要知道即便宝宝们在玩耍时没有互动，他们也是互相留意的。在一个吵吵闹闹的屋子里单独玩耍，和一个人坐在家里看电视，是有很大区别的。

对宝宝2～3岁这一年来说，和其他宝宝玩耍，哪怕现在还只能是各玩各的，会变得越来越重要。小宝宝通常都是用这种方式慢慢加入到一项已经开始的活动中。内向的宝宝可能要等更长的时间才能融入其中，这也没关系。你可以减少小朋友的数量，专找宝宝熟悉的宝宝，以便逐渐增强他的信心。最好是形成习惯，隔三差五就邀请一两个宝宝认识的宝宝来玩。等宝宝能放开后，你会逐渐发现随着他的语言技能以及想象力的提高，他越来越会跟别人玩了。

可以教给宝宝第二种语言了

既然宝宝学中文学得那么快，你可能会想要教他再学一门语言，特别是如果你打算送他上双语幼儿园或者你们要去的幼儿园里有英语课的话。的确有证据表明，宝宝越早学外语越容易学，因为他的大脑非常活跃，新的神经连接可以在头脑中不断形成。此外，他现在对外语的辨音能力也强过十几岁的宝宝或者成年人。

虽然目前发现与单一语言的宝宝相比，双语环境中长大的宝宝说出来的每种语言的词汇量都会少一些，但他知道的词汇总量却一点儿也不少，而且在认知方面，双语宝宝也表现出了长期的优势。

让宝宝学第二种语言的最好方式，是让他跟以这种语言为母语的人直接对话。听磁带或者一周上一次辅导班的效果要差一些，因为面对面的交流和不断的重复对大脑的帮助最大。

冷饮无益宝宝健康

冷饮是孩子们喜爱的食品，特别是在夏天。3 岁左右的宝宝，即使家长不让宝宝看见，他自己也知道和家长要着吃。但是冷饮绝对不是健康的食物之选。

1. 冷饮并不解渴当人体的血浆渗透压提高时，人就会感到口渴。而宝宝喜欢的冷饮中含有较多糖分，同时还含有脂肪等物质，其渗透压要远远高于人体，因此，食用冷饮当时虽觉凉爽，但几分钟过后，便会感到口渴，而且会越吃越渴。

2. 胃肠不适宝宝食用冷饮后，胃肠道局部温度骤降，胃肠道黏膜小血管收缩，**局部血流减少。**久而久之，消化液的分泌就会减弱，影响胃肠道的消化吸收功能。不明原因的经常腹痛、腹泻是许多宝宝夏天易得的病，这大多与过量食用冷饮有关。冷饮市场的卫生状况并不尽如人意，宝宝贪食冷饮明显增加了消化道感染的机会。

3. 营养不良冷饮中的营养物质常以糖类（碳水化合物）为主，而人体所需要**的蛋白质、矿物质、微量元素和各种维生素含量都极少。**冷饮中的营养素严重失衡，如果长期嗜食冷饮，影响正餐，势必会导致宝宝营养不良。

4. 肥胖对食欲旺盛的宝宝，冷饮并不会影响他们的食量，反而又增加了许多糖、**脂肪和能量的摄入，从而导致肥胖。**

总之，多食冷饮对宝宝的健康无利。但是小宝宝爱吃冷饮，也无法做到一点都不给。所以爸爸妈妈要学会让宝宝科学食用冷饮：

1. 不应大量食用冷饮，即一天不能食用太多，一次不能食用太多。

2. 饭前不宜大量食用冷饮。

3. 选择质量可靠的产品，不食用街头卫生无保证的冷饮食品。

4. 家中冰柜中保存的冰棍或冰淇淋，最好不超过 3 天，饮料也应注意食用期。

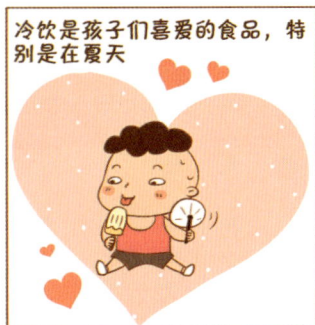

冷饮是孩子们喜爱的食品，特别是在夏天

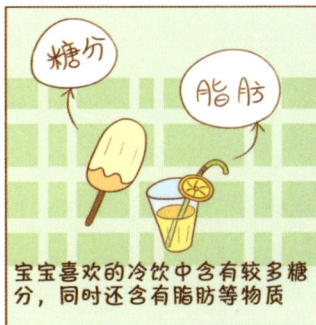

糖分　脂肪

宝宝喜欢的冷饮中含有较多糖分，同时还含有脂肪等物质

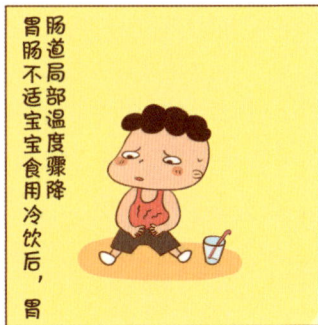

胃肠道局部温度骤降宝宝食用冷饮后，胃

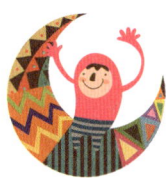

宝宝2岁5个月

瘦宝宝增肥计划

孩子变瘦，暗藏危机

宝宝不会无缘无故的变瘦，因此细心的妈妈应该会发现宝宝变瘦过程中的一些征兆，不过除了发现之外，更重要的是进一步的解决瘦宝宝的隐藏危机。

怎么吃都吃不胖

有一种宝宝，不但不挑食、还吃得相当多，但就是吃不胖。有的妈妈也许会认为孩子就是长不胖吧！但是，这种说法并不能为专家所认同。一般来说，当孩子吃得食物多，摄入的营养素也应该多，所以孩子哪有长不胖的道理？但如果孩子真的吃不胖，下面有几种可能，都是孩子吃不胖的原因，爸妈可以参考看看。

当孩子吃得多却又长不胖时，最有可能的原因就是孩子的消化道功能太差，所以吃得多、拉得也多，因此食物的营养素未被充分的吸收、利用。另外，如果妈妈准备的食物中，主要的蛋白质、脂肪等营养素含量过低，宝宝也会瘦。或者是当宝宝所消耗的能量大于其所摄入的能量，因此摄入的营养素不能满足身体生长需要，孩子当然也长不胖。倘若宝宝总是处于饥饿状态，也有可能是肠胃中有了寄生虫；而若宝宝的表现是吃得多、但是体重下降、体质虚弱，这时候要怀疑孩子患有某种内分泌系统疾病，最好带孩子去医院彻底检查。

宝宝就是不吃饭

有的宝宝一见到妈妈端来饭菜就跑得远远的，好像跟饭有仇似的，这样的宝宝怎能不瘦？这是典型的厌食症，可能是缺锌、铁、钙、贫血、胃病、消化不良等引起的。当孩子有这样的行为表现时，妈妈要自我检讨一下，是不是平日里为孩子准备的食物太单调且无规律，或者放纵孩子胡乱吃零食，因为不当的喂养方式造成孩子的厌食反应。

长肉计划，刻不容缓

要让瘦宝宝长肉，妈妈将是这个计划的主要实施者，因此需要妈妈拿出全部的耐心来进行。当然，当务之急是先给孩子做全面检查，然后再从调整饮食结构、改善喂养办法，纠正不良习惯入手。

保养宝宝的肝脾胃

通过完善的身体检查，可以帮助妈妈了解宝宝的消化系统及脾、胃等健康状况，如果有严重的病症则需要按照医嘱让孩子吃些如健脾健胃、助消化的儿童专用药，如果孩子是缺乏锌、铁、钙或贫血等症状的话，则依症状进行药补或是食补。

变换菜色唤起食欲

大部分的瘦宝宝与营养结构不合理、喂养方式不当及饮食习惯不好等因素有关。因此建议妈妈赶快改变过去单调的饮食，尽量变化每天的食物，并把谷类，肉类，豆类和蔬菜等各种营养合理搭配，让餐桌热闹起来，让宝宝对餐桌产生期待。

在搭配合理的营养饮食前，妈妈首先要了解各类食物的营养含量：

· 牛奶（包括豆浆）含丰富钙质，每天至少 2 杯；

· 蛋中含铁质，每天要有一到两颗；

· 动物肝脏含铁质、维生素 A 及维生素 B_{12}，可与肉类交替搭配；

· 蔬菜类一天需要 2 碟，其中至少一半来自深绿色及深黄、深红色蔬菜，因为它们所含的维生素 A、维生素 C 及铁质都比浅色蔬菜高些；

· 五谷类每天需要 1～1 碗半，可用稀饭、馒头、面条、玉米粒或麦片等加以替代；

· 水果类每天不可少。

习惯养成不能妥协

纠正宝宝的不良饮食习惯，全看妈妈的耐心与花招。在纠正的过程中妈妈一定要坚持到底，不能轻言向孩子妥协，否则只会助长宝宝的坏习惯。固定宝宝每天的进食时间，并且固定下来，让孩子逐渐养成规律的习惯。例如：每天的早餐不能超过 7 点半，晚点时间不能超过晚 8 点半，最重的是妈妈不能随意更改孩子的进食时间。

带着宝宝交朋友

不管宝宝是外向还是内向，他对其他宝宝的兴趣都会越来越大。虽然宝宝和其他小朋友在一起时，要么看起来各玩各的，要么互相争执，但这种人生之初的友谊对宝宝而言是非常真实的，它也有助于宝宝练习社交技能，让他的游戏更加多样化。如果宝宝去了早教班或者亲子班，他可能已经有比较喜欢的伙伴了。如果他还没有去这些地方，整天都在家里，那么楼下的小区或者小朋友之间的聚会则是他与其他宝宝互动的绝佳场所。

以下方法有助于帮宝宝培养早期的友谊：

· 尽量控制一起玩的小朋友人数。注意宁少勿多，因为宝宝多了，不但空间可能显得局促，而且还容易引起争执。小朋友一起玩的总人数通常和他们的年龄一致，所以2岁的宝宝最好是两两玩耍。

· 宝宝们一起玩的时间不能长，特别是新朋友一起玩耍的时候。千万别指望这么大的宝宝和平相处的时间能超过半个到1个小时。

· 宝宝可以和比他大或小的宝宝一起玩耍。2岁的宝宝既可以从大一些的宝宝那里学到很多东西，也可以从小一点的宝宝那里有所收获。

· 如果可能，尽量别带玩具。让宝宝们到户外玩耍，或者就玩简单的东西，比如一个纸盒子。要知道，你的目的是鼓励互相交流，而不是让他们为了"玩具是我的"而引起争执。枕头、被子、床单等都可以用来给宝宝创造好玩的东西，比如障碍、城堡或者秘密山洞等。

· 多多使用"朋友"这个词。跟宝宝谈谈你的朋友和他的朋友："午睡醒来后，你的朋友明明要过来跟你玩。"

Tips

多给宝宝读一些韵律强的书和儿歌吧，另外你也可以找一些经典的手指谣或者绕口令。如果有条件，不妨也买一些配套的CD。要是没有的话，你完全可以自己唱给他听。别担心，你不用非得是个歌唱家才能给宝宝唱，只要是那些词，至于调子，宝宝不会介意的。

让宝宝学会自理

1. 不要凡事都包办此期的宝宝都有自己动手的愿望，如果爸爸妈妈对宝宝过分娇惯，宝宝总是衣来伸手、饭来张口，就会养成宝宝处处依赖家长的坏习惯。而且，爸爸妈妈对宝宝的事情总是包办的话，也会打击宝宝自己动手的积极性，久而久之，就会什么也不愿意做了。所以，尽管宝宝做事还显得笨手笨脚，甚至给爸爸妈妈带来麻烦，但是家长一定要有耐心反复示范，让宝宝慢慢学会。

2. 多加鼓励宝宝做事最需要家长的鼓励，所以要及时指出宝宝的进步。比如，当他把被子叠上时（不要求很好），爸爸妈妈可以点头微笑、拍手表示赞赏，或者夸上几句。爸爸妈妈的一个小举动都可以让宝宝得到莫大的鼓励，从而更愿意做事。

3. 适当协助这一阶段的宝宝虽然已经能够做很多事了，但宝宝的能力毕竟还是有限的，所以在宝宝无论如何也做不好的时候，或者有可能会伤到自己的时候，家长一定要出手相助。比如，在冬季，天气寒冷，如果一味强调要宝宝自己穿衣服，可能 30 分钟还没有穿上内衣，这样就可能冻着宝宝，这时，爸爸妈妈可以帮宝宝穿好必要的保暖衣服，再让宝宝穿其他的衣服，这样既锻炼了宝宝，又不会使宝宝生病。另外，如果宝宝总是做不好，就不会有成就感，甚至会产生挫败感，而对做这些事情失去兴趣、失去信心。因此，培养宝宝独立性时，适当的帮助还是必要的。

4. 培养兴趣对于宝宝喜欢的事情，要尽可能满足他。比如，宝宝对洗手绢时的肥皂泡感兴趣，那就让他去洗，虽然宝宝通常是带着"玩"的感觉来做事，但时间久了，就会形成习惯。

5. 善始善终由于这个时候，宝宝的注意力很容易分散，因此，做事情常常会半途而废，这时家长要要求宝宝坚持做完，不迁就，要培养宝宝"善始善终"的良好习惯。

6. 帮他不如教他给宝宝学习的机会与时间，教宝宝学习自己穿脱衣物、刷牙、洗手、上厕所以及收拾玩具等，只要不苛求，不仅能让宝宝养成自动自发、负责任的习惯，还会帮自己省下许多力气。

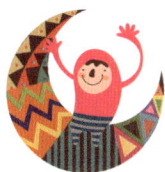

宝宝2岁6个月

宝宝发烧时如何处理

发烧会损伤脑子吗?

发高烧本身,是不会使"脑筋变坏,智能变差"的,以往有这样的误解,是因为医疗知识尚未普及,发高烧背后的原因没有区分清楚。事实上,只有脑炎、脑膜炎等脑质本身受疾病破坏才会伤及智能或感官机能,而非发烧把人烧笨,烧聋了。婴幼儿体温控制中枢稳定性不如成人,轻度的病毒感染也可能高烧40℃,发烧时家长只要知道如何处理,诊断病因应该交给专业的医生,不必过分忧心。

根据统计,不论是什么原因引起的发烧,体温很少超过41℃,如果超过这个温度,罹患细菌性脑膜炎或败血症的可能性比较高,应特别警觉。至于脑细胞所能耐受的高温极限,可能必须到41.7℃,细胞蛋白质才会因高温变质,造成不可回复的损伤,这种极端的高温,很少伴随疾病发生,临床上惟有对麻醉过敏,引起恶性发烧才可能达到如此高温。

就因为发烧本身不至于伤害孩子,所以退烧是否必要,长久以来一直有争议。主张不必退烧的学者认为,发烧是一种正常的免疫反应,可以帮助白血球抵抗细菌。发烧的型态可以帮助诊断病因,一味退烧反而误导。

但是有更多的医生和学者赞成适度的退烧。因为发烧会增加新陈代谢,造成内在的消耗,病人头痛,倦怠,心跳加速,非常不舒服。婴幼儿容易脱水,发烧造成水分蒸发,更是恶性循环。八岁以下的孩子,热性痉挛的比例较高,放任发烧,引起次发的伤害是不必要的。

如何正确使用退烧药?

每位儿童家里都必须常备退烧药以因应不时之需,免得临时半夜发烧束手无策。退烧药的使用也有技巧和原则,何时用、怎样用,平时宜有正确观念,才不会效果不佳或甚至退烧失控。

退烧药有水剂、锭剂、栓剂和针剂。一般以水剂较温和，最普遍使用的是普拿疼糖浆，阿司匹林锭剂退烧效果也好，但某些特定的病毒感染，例如：水痘或流感，阿司匹林可能引发雷氏症候群，不宜使用。

栓剂用来塞肛门，由直肠吸收，效果快速，小孩拒绝吃药时也能退烧，非常方便，但用量宁取少量，密集使用容易退烧过度，体温陡降，或是反复刺激肛门，造成腹泻。打退烧针，是最不安全的，有的孩子甚至过敏休克。退烧的方法很多，一定可以降温，不必一时心急，因小失大。

婴幼儿体表面积大，从皮肤散热效果最好。发烧时不宜穿多衣服，强迫出汗，反而应用冰枕，温水拍澡等物理性的退烧方式，辅助退烧药剂的化学性退烧，效果最好。简而言之，当婴幼儿中心温度（肛温或耳温）超过 38.5℃，就可以使用退烧药水或栓剂，每次只用一种，剂量以体重计算。使用同时，配合冰枕，观察半小时，再量一次体温，如果未降，加上温水（约 30℃～ 33℃）擦洗。通常使用退烧药一小时后，可以评估药效。体温不必降到正常，只要孩子舒服一些，不再烦躁不安就算有效。

退烧效果不彰常因剂量计算错误，孩子体重不断增长，剂量也需不断调整，应个别请教医生。退烧药也可以交替不同种类使用，也就是说，这次用普拿疼，下次用肛门栓剂，可以避免同类药物累积过量。每次使用退烧药，不论是否为同一种，应相隔四小时以上。

若不慎重叠使用过多退烧药，有可能使体温下降过速，造成四肢冰冷或发抖，此时改用毛毯保温或热水袋保暖，体温自然回升，不必再用其他药物，这种失控的退烧，基本上不会对孩子造成危险。

如何面对发烧？

发烧不是病，只是一种现象，代表体温控制中枢失调了。当人体感染病原时，大量喝水是最好的预防发烧的方法。婴幼儿平时喝奶完，就应习惯喝一些开水，一则漱口有清洁作用，避免蛀牙和口腔念珠菌滋生，一则养成喝水的好习惯，在生病的时后才不容易脱水和发烧。

每个幼儿的家庭都应常备体温计和退烧药。肛温表和耳温计测得的是中心温度，比较准确，耳温枪使用快速且方便，但品牌良莠不齐，或者测量方法不正确都可能有误差，适合用来筛检，高烧的情况仍应用肛温表确认。

音乐欣赏能力的培养

1. 宝宝天生就喜欢音乐，而且对音乐有着自己的喜好，给新生的宝宝播放不同类型的音乐，宝宝会有不同的反应。比如，当新生儿听到自己喜欢的音乐时，会表现手舞足蹈，甚至发出欢快的声音；宝宝对妈妈的声音最为喜欢，在宝宝哭闹、入睡之前，妈妈为他哼唱歌曲，不仅有助于宝宝情绪的安定，而且也增强了宝宝对音乐的反应能力。

2. 感知觉的发展是培养宝宝音乐欣赏能力的基础，因此家长在对宝宝进行音乐教育时要及早重视宝宝的感官训练。如让宝宝闭上眼睛用耳朵听听周围的声音，说出哪个声音高，哪个声音低，哪个声音长，哪个声音短；也可让宝宝模仿其熟悉的声音节奏，如小猫的叫声、汽车的鸣笛声等。

3. 给宝宝提供更多听和看的机会，可以带宝宝欣赏音乐会，从环境着手，扩大视野，让其感受音乐的氛围；家长也可以选择一些富有感染力的幼儿歌曲或乐曲，把宝宝带人音乐的意境，感受乐曲的情绪。对宝宝非常喜欢的儿童歌曲，可以反复让宝宝听，待宝宝熟悉内容后，可以让宝宝边听、边唱、边欣赏。

4. 家长可以通过让宝宝欣赏多种性质的音乐来发展思维能力，比如，宝宝临睡前，家长可以让其听温柔、优美的摇篮曲；宝宝情绪比较高时，可以让他听欢快的歌舞曲，欣赏歌舞曲的欢快、热烈，逐步训练宝宝的分辨力和想象力。

5. 宝宝喜欢以动作来表达所理解的内容，所以，教宝宝欣赏音乐时，不妨将音乐与游戏结合到一起，让他边听音乐边唱唱、跳跳、玩玩，把音乐和玩耍融于一体，慢慢地，宝宝就会对音乐产生浓厚兴趣，并学会欣赏了。在听音乐时，家长可以启发宝宝根据音乐的不同性质，用动作表达自己的不同感受，如在听行进的音乐时，可以让宝宝敲着乐器跟着走路；听舞蹈类的音乐时，家长可以和宝宝一起抬脚、踢腿、舞动手臂，跟着跳舞。

6. 家庭中也要为宝宝配备性质优良的音响设备，让宝宝感知音乐艺术，内容是重要的，播放设备也同样重要，否则再好的音乐艺术，也无法展现在宝宝的面前。家长还要注意，在家里给宝宝听的音乐不要太响、太重、速度太快，这对宝宝的听力、情绪和身体发育都不利，要尽量在家庭里创设一个温馨、愉快的音乐环境。

让宝宝学会分享

· 当宝宝的榜样，经常使用"分享"这个词，比如，妈妈经常对宝宝说："宝宝，你愿意分享我的饼干吗？"

· 如果两个宝宝为了某件东西发生了争吵，要赶快阻止他们，同时转移他们的注意力去关注其他东西："好啦好啦，小汽车现在需要休息了。谁想去外面吹泡泡？"

· 每次当你看到大宝宝在一起分享东西时，都要赶快指给宝宝看。

· 当其他宝宝来家里玩耍时，要注意把宝宝特别喜欢的玩具藏起来。2岁的宝宝通常不会愿意让别人玩他特别喜欢的东西。

· 让宝宝们玩需要分享的游戏，比如玩泥巴或者画画等。

· 当宝宝跟别人分享时，你要及时表扬。正面鼓励宝宝的好行为，有助于他继续发扬这一优点。

宝宝会不断模仿

这个时期宝宝的大脑开始快速发育，对一切不明白的问题都感到好奇，最喜欢问为什么。而且他们还开始学着模仿，试图用这种方式来增加自己的"经验"。因此家长一定要把握好这一阶段，给宝宝提供好的生活环境。尽量不要让他接触到阴暗的事物，因为宝宝在这个时候模仿能力非常强，容易染上不良的习惯。

爸爸妈妈是宝宝最好的榜样

如果家长出门时换好鞋后，有把拖鞋放回鞋架的习惯，那宝宝也会有这样的好习惯。宝宝天天围绕在爸爸妈妈、亲人身边，长辈就是他们的第一任老师。他的小眼睛会紧盯着家长的一举一动，然后"照单全收"。倘若家长有什么不好的习惯，宝宝也会有同样的不良习惯。因此家长一定要做好榜样。

朋友也是宝宝的模仿对象

当宝宝喜欢上到室外和同龄的小朋友玩耍，他的朋友就成了他的模仿对象。当宝宝喜欢上了看电视，电视中的人物就成了他的模仿对象。当宝宝到了幼儿园，老师也会变成他的模仿对象。

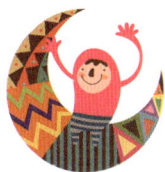

宝宝2岁7个月

31~36个月宝宝生长发育特点

·····运动发育

1. 双脚交替上下楼：接近3岁的孩子双下肢的协调能力还不是特别完善，因此应该注意锻炼孩子的双脚交替动作，可以先拉着孩子的一只手，让孩子轮流抬起左脚或右脚，然后让孩子先用一只脚登上第一层阶梯，拉着孩子的手再让孩子用另一只脚登上第二层阶梯，轮流反复多次，让孩子体会到用双脚交替上楼既快又轻松。下楼时也用同样的方法训练孩子。当孩子可以很灵活地用双脚交替上下楼时，说明孩子四肢已经具有很好的协调能力。

2. 按口令做操：主要让孩子模仿大人的动作，如两胳膊向上伸展、向下伸展、水平抬起，下肢踢腿、伸展，全身转动及蹦跳运动等都是非常好的身体活动项目，让孩子跟着模仿，不仅培养孩子迅速的反应能力，同时还能培养孩子的身体和四肢的协调功能，而且还能锻炼身体，因此每天带孩子做一做操还是很有好处的一项运动方式。

3. 跟着学"跳舞"：有一些孩子很会模仿大人的动作，特别是孩子可以从电视中看到许多带有音乐的舞蹈动作，非常优美，他们都会自觉不自觉地模仿一些动作，家长看到时，一定要给予鼓励，最好拍手鼓掌。有一些儿童形象舞蹈，如学马儿跑、兔子跳及小熊蹦等都是非常有趣的舞蹈。可以播放一些带有动作语言的儿歌系列或歌曲，让孩子跟着学习和蹦跳，动作好坏没关系，让孩子凭借想象力，做出各种动作，一些孩子可以根据自己的想象编出有趣的动作，说明跟学"跳舞"不仅可以锻炼孩子身体，还可以培养孩子的想象力和创造力，使孩子受到良好的音乐启蒙教育。

4. 自己插（搭）积木：孩子到了3岁的年龄，几乎都能自己玩一些能插和能搭出各种形状的积木了，如市场上卖的各种塑料插积木，能够插出许多各类小房子、各种小汽车的形状。

语言发育

1. 会说复杂语句：孩子接近 3 岁时词汇量大增，已经初步掌握了日常生活中的口头用语，词汇近 1000 个。除了常用的名词、动词以外，还有副词、形容词、数词、代名词、连词等各类词汇。孩子说的句子一般比较短小，以 5 ～ 10 个词为多，如"妈妈带我上公园"、"我要玩积木"、"妈妈为什么还不回来"等语句，口语化比较强，可以同成人进行最基本的语言交往，一般以对话语言为主。

2. 会背多首儿歌：这个年龄段的儿歌一般多以四句为多，每句的字数通常在 4 ～ 8 个，孩子背诵的能力比前几个月有明显的进步，经常练习背诵的孩子甚至能背诵十几首唐诗。在这里要提醒家长的是：孩子背诵多少儿歌是不重要的，重要的是孩子背诵时一定要发音清楚，有一些孩子语言能力相对差一些，发音比较含糊，节奏感也不强，勉强让孩子背下来的儿歌很快就会忘掉。如果遇到这种情况，家长可以找一些短小简单的儿歌让孩子学习跟读，重点要纠正发音，同时还要告诉孩子这些句子的意思，让孩子既学习了发音，又学习了知识，一举两得，背诵一首儿歌就应该让孩子有所收获。这样做比盲目追求孩子背诵儿歌数量所取得的效果要好得多。有时候在与孩子做游戏时，边玩边教孩子说儿歌也常常会有较好的效果。

3. 教孩子提问题：开始提问题是孩子智力进步的又一表现，这说明孩子已经能够开始用大脑思考问题，需要具有一定的逻辑思维能力。家长可以利用日常生活中的一些习惯提问题，如"为什么早上起来要刷牙"，"为什么饭前、便后要洗手"等；利用与孩子到户外玩耍的机会给孩子提问题，如"为什么有的动物会飞，有的动物不会飞"，"为什么春天小树会发芽"等。给孩子讲解图画中的内容启发孩子提问题，如讲解老狼和小兔的故事时，启发孩子思考"为什么小兔妈妈不让小兔给老狼开门"，"夜里兔妈妈不在时小兔们应该怎么办"等。告诉孩子如果有不明白的问题时就可以问"为什么"或"怎么办"，逐渐培养孩子爱提问题的习惯，这对孩子今后学习是非常有帮助的。

4. 复述简单故事：在生活中、在幼儿园、户外等地方孩子遇到了一些事，想把这件事告诉大人，如白天在家和小姨玩什么了，到外边干什么了，在幼儿园谁和谁打仗了，谁有病了等。这时大人一定要耐心听孩子把事情说清楚，对孩子说："慢慢说，不要着急，妈妈听着呢。"如果孩子只会用几个不连贯的词来表达，大人可以帮助他把这些词整理成两三个完整的句子，让孩子跟着说，或让孩子自己说，说完之后要及时表扬，然后大人再用几个完整的句子把事情叙述给孩子听。

认知、生活和交往能力

1. 辨认性别：孩子对性别的认识是很朦胧的，家长可以通过妈妈、爸爸以及奶奶、爷爷等不同的性别特征来告诉孩子他是男孩还是女孩，也可以与邻居家的小孩作对比，从外部的特征来了解男孩和女孩的不同，3 岁左右的孩子大多能了解性别的不同，这对于孩子今后的身心发育是非常重要的。

2. 语言交往意识：孩子已经会说很多话了，这时要注意和其他人的交往，遇见和妈妈爸爸说话的大人时一定要告诉孩子喊"阿姨、叔叔、奶奶、爷爷"等，打招呼时要说："你好"，离开时要说："再见"，养成习惯以后孩子遇到认识的大人就会主动打招呼，和小朋友见面时也要互相称呼问好等，使孩子从小养成文明和礼貌待人的良好习惯。

3. 小群体交往活动：接近 3 岁时，孩子语言开始丰富，活动范围也日趋广泛，这时孩子往往不会满足于自己玩耍了，需要和其他人共同进行活动，丰富玩耍内容。小群体活动通常以两三个人在一起玩耍为主。这种交往活动在游戏活动中尤为明显，如当医生给病人看病，当司机开车拉乘客等，均为一对一的交往活动，或是两、三个人的交往。尽管人数不多，但却是群体活动的萌芽状态，它是孩子以后参加多群体活动的基础，因此家长要尽量创造一些让孩子与其他小朋友交往玩游戏的机会，培养孩子的群体适应性，为今后孩子的社会交往打下良好的基础。

4. 具备生活自理能力：2～3 岁是孩子独立性开始形成和发展的时期。如果孩子发育正常，3 岁的孩子应该能自己用勺子吃饭不撒，用杯子喝水不洒到外面；在大人的帮助下自己穿衣服、裤子和鞋袜；有一些孩子还可以解开扣子，或系按扣；自己会在流水的水龙头下用肥皂洗手，并用毛巾擦干，用水洗脸；能自己上厕所；能自己盖被睡觉，夜里基本不遗尿。

5. 对数字的理解：3 岁左右的孩子可以从 1 数到 10,但不理解这些数字的概念。他们还不能手口一致地点数物品，往往嘴里数的数和手的动作不一致，有时往往会重数或漏数。让孩子点数物体以后，他们说不出总数，不知道最后一个数代表物体的总数。但是，如果家长从 2 岁左右开始注意教育辅导的话，有一些孩子可以用实物数 1～5 个数字，手口一致，并能说出最后的总和。

为什么宝宝退步了

如果宝宝的发育过程永远都是直线上升该有多好啊！可惜，在所有宝宝的成长过程中，都有时不时退步的现象。比方说，有的宝宝终于能睡整夜觉了，而且已经平安无事地睡了几个月啦，但突然，他又开始半夜三更起来找你。或者也有宝宝本来已经不尿裤子了，但忽然他又开始让你不停地洗裤子。宝宝之所以退步，有很多原因。有时候可能是因为他学一样本领太努力了，结果造成另一样他已经会的事情退步了。压力或者害怕可能也会是造成他退步的原因。

如果宝宝真的出现了退步，一定要给他更多的鼓励和安慰，别对他的退步大做文章。有时候，在一定的界限内稍微屈服一下也是可以的，"好吧，今天晚上你跟妈妈睡，但明天你还是要自己睡啊。"要知道，宝宝们都愿意越来越进步，很快他就不会再有这些"小宝宝"才有的行为了。

继续学习说话&涂涂画画

学习说话

2岁宝宝有时候会说一些自己意识不到的非常可爱、非常有趣的话。他还经常会因为听错话、发错音或者记错词，而创造出一些新词。这种词，可能会让你和家人记上很多年呢！比如把"妇女节"当成"父女节"；听到你说把时间补回来，他就赶快给你找"针"。每逢这种时候，你一定要忍住，千万别笑出来，因为这些话都是宝宝学习说话的美妙见证。你不要急于纠正宝宝的错话，更不要对这种错误加以评论，只要用正确的方式把宝宝说的话再重复一遍就可以了。

涂涂画画

你很快就会发现宝宝涂鸦发生了变化。宝宝在大约 12 ～ 15 个月大刚开始在纸上涂涂画画的时候，只知道用整个拳头攥住笔。后来慢慢地，他能够画直线了，偶尔还能画曲线，这个时候，他手部的大部分动作是从手腕用力的。到宝宝大约 2 岁半时，他的手指会更加灵巧，能用大拇指和其他手指一起抓住笔，并更好地控制住笔，画出一些能够辨认出来的形状，比如小人、圆圈或者彩虹等。

消灭生活隐患

楼梯

2岁多的宝宝已经能够自己爬楼梯了，但是没有家长在身边，也很容易造成滚落。因此，宝宝爬楼梯时，家长一定要在身边，不要以为远远地看着就可以了。

家中玄关

家中有玄关的爸爸妈妈要特别注意，有时宝宝会从那一格小小的楼梯上摔下而撞到头部，因此，玄关部位最好用围栏挡住，使宝宝无法进入。

电源插座

如果把手指或物品插入插座，就有触电或短路的危险。现在市场上有安全插座和插座挡板，爸爸妈妈可以考虑更换。

门

手指被门夹住是婴幼儿常见的意外之一。2岁多的宝宝自己也可以将门打开或者关上，有时就会将自己的手指夹住。所以，为保险起见家里应安装安全挡门器。

厨房

宝宝的好奇心很容易在厨房里得到满足，但厨房里的器具样样都危险，而此时的宝宝安全意识还很弱，所以应尽量避免让宝宝进厨房，并注意将厨房用具放置在宝宝够不到的地方。

阳台

没有护栏的阳台，坚决不能让宝宝单独玩耍，最好在阳台门口加围栏，使宝宝无法通过。绝对不可在阳台上有垫脚的东西，以防宝宝踏上去，翻出窗外发生危险。

玻璃柜子

宝宝很容易被玻璃装饰柜子里的东西所吸引，其实，有宝宝的家庭建议不要使用玻璃柜子，如果有玻璃柜子，也要将玻璃边角都用东西护住，以免割伤宝宝。另外，柜门要紧锁，不让宝宝轻松打开，否则很容易被玻璃门夹住手。

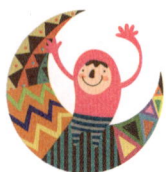

宝宝2岁8个月

解析宝宝的破坏行为

破坏行为原因探究

1. 动作发展的需要

婴幼儿的动作发展通常遵循着三个规律，即从头到脚、由内而外、由粗到细。幼儿对周围环境和外界事物的理解和感知，多半是伴随着动作而进行的，从七八个月开始，幼儿就会对抓、握、松开、用手撕等动作产生兴趣，等孩子长到1岁左右的时候，他的动作还会变得更明显，而且也更精细，例如反复的抓、握、松开都是精细动作的最佳练习。幼儿对手的控制及使用程度，并非我们想象的那么简单，每一个动作的开始都会比较困难。

1岁左右的幼儿，心智发展也在同步进行着，不但开始学说话，也可以走路了，所以一岁时会出现第一个反抗，二三岁之后则会更明显。由于幼儿的心理发展愈见成熟，因此他必然会产生掌控的欲望，最明显的表现就是，孩子开始喜欢对大人说"我不要"（2岁时最明显），老是想要独立行使他的权力；在动作方面也表现出对动作的掌控，希望藉此体验到独立和控制的成就感。这时，爸爸妈妈要协助孩子体验这种掌控周围事物的感受，如此将有益于孩子自信心的初步建立。

2. 强烈的探索欲

其实，破坏行为是孩子表现强烈探索欲的一种方式。好奇心和探索欲是人类天生的一种心理现象，幼儿由于智力和语言表达受限，只好采取另一种方式去探索与认识事物，这是感知动作思维的具体表现，也是幼儿破坏行为的原因之一。

幼儿对物体进行撕、摔、砸等破坏行为的心理动机，主要是想用自己的小手去揭开事物的谜底，以探究周围的事物和环境，或是想检验一下自己的能力。这时，爸爸妈妈应该尽量理解幼儿的心理活动，主动帮助宝宝满足他的探索欲，比如，买回一个闹钟，可先拆开让孩子看看，同时进行讲解闹钟的原理，这样不仅能够满足孩子的好奇心，减少破坏行为的发生，也可让孩子体会到被满足的快乐。

3. 创造欲望萌芽出现

幼儿天性活跃，所以他们对周围的规律会有一种想打破的欲望，因为只有打破规律，才能看到事物的变化，进而认识规律。因此，幼儿在探索四周环境时，破坏的成分肯定要比建设的成分多；然而，探究、好奇和破坏是创造的基础，对原本有序的世界进行探索，其行为本身就意味着破坏。其实，幼儿爱破坏是天性使然，也是其创造萌芽的一种体现。适当地利用孩子的此一天性，多方加以引导和鼓励，就能使孩子的创造萌芽得到进一步的深化，有利于其大脑发育及提高日后处理问题的能力，更重要的是，从小培养出了一种浓厚的求知欲望。反之，如果孩子老实听话，是个乖宝宝，家里虽然少了破坏气氛，孩子的天性却被抹杀了。

探究行为之5种表现形式

1. 尝试行为

孩子的尝试行为，其目的在于了解事物的本来面貌，体验尝试的过程；因而，大多带有大胆冒险、反常态的特点，由此也就多少带有某种不合理性和不安全性。家长不能只是轻率地训斥与禁止，而应进一步了解他们尝试的动机为何。

2. 搜集行为

孩子从 3 岁起就开始对搜集东西感兴趣，而对此行径，家长不应草率地认定它是无聊的行为，更不能轻率、粗暴地加以阻止，因为这不仅会影响亲子关系，而且还会压抑他们探索未知世界的好奇心。

3. 操作行为

操作行为是指借助某种物品、材料与玩、教具所进行和探究的活动。家长应充分重视孩子的操作行为，并为他们提供各种操作活动所必需的材料或工具，以利于他们在操作活动中充分地发挥想象力，并展现其重组思维与再造能力。

4. 提问行为

孩子的提问过程通常隐含着极其强烈的求知欲与探究精神，家长应该认真倾听他们的提问，并尽量满足他们的要求，参与他们的讨论，然后透过问题解答之间的互动，不断提高他们的提问水平，使他们学会用已知问题去解决未知问题。

5. 破坏行为

孩子的探究行为有时会以破坏的形式表现出来，例如拆卸和打破规范等行为；此时家长要慎重对待他们的破坏行为，及时解答他们的疑惑和问题。

走进反抗期的宝宝

2 岁后宝宝变得特别叛逆，无论叫他做什么，他都说"不"；即便是自己喜欢的事物，只要别人先说或先做了，他就不高兴。这种"反抗情绪"大约要持续半年至一年的时间，心理学将这一时期称为"第一反抗期"。这一段时间里，并非宝宝故意反抗，他的反抗是有理由的。1 ～ 2 岁时宝宝的体力渐进，3 岁前后，自己能做很多事了，宝宝就希望充分发挥自己的能力。

但由于种种原因，他们的这种能力却总是被家长压制着，所以才会发生反抗。心理学家认为，不要对宝宝管教过于严厉，平时只要明确规定几项生活中不应犯的规则要他"遵守"就可以了。例如：不洗手前绝不能拿东西吃，别人的玩具一定要还给人家等。

如果能够正确诱导宝宝安度反抗期，让宝宝较快确立"自我"，使"自我服务"不偏于"唯我独尊"的意识，其反抗便会逐渐消失。相反，如果强压其反抗，将会形成"内攻"心理，会长久压抑在心里，甚至使宝宝一生成为"反抗儿"或懦弱孩子。**介绍 3 个诱导方法：**

1. 让宝宝帮做简单的事。如擦桌子，虽然他不能擦干净，但家长要注意，宝宝自己做的事，常不愿意家长再做一次。宝宝在体验到自己可同家长做同样的事之后会产生很大的满足感。

2. 让宝宝能完成一件事。"自我"心理使宝宝什么都想自己做，只要情况许可，尽量满足他，并鼓励他把一件事从头到尾做完，即使做得不好，也要夸几句，日常穿鞋着衣等均可作为训练项目。

3. 凡事都让宝宝"体验一下"。不管宝宝做什么事，都尽可能不要过分干涉他。有些事情明知宝宝不可能做得好，也得让他去"体验一次"。不用多久，宝宝就会有很大的进步。

Tips

平常和宝宝说话的时候，你要多注意使用时间用语，比如"5 分钟后，我们就走"；"吃完晚饭，我们到楼下去"以及"再过两天，我们就要去奶奶家了"等。虽然宝宝对这些时间的感知方式和你还不是一回事，但你可以慢慢帮他习惯这些概念。

宝宝力所能及的事情

2～3岁宝宝身体的各个方面都有了很大的进步，当宝宝长到两岁半的时候，身体基本上已经很灵活了。他可以双脚向前跳，在家长的帮助下可以上下楼梯，会骑三个轮子的童车。小手灵活到可以学习一些简单的折纸；可以自己扣扣子；不仅可以画出线条，还会画圆圈或方形，可以自己把玩完的玩具收拾好。

2岁半的儿童能掌握200～300个单词，可以用简单的语句说明一件事情，还可以涉及曾经的事，并且变得喜欢说话，喜欢听别人讲故事。3岁的宝宝可以唱出一首完整的儿歌，能说出自己及爸爸妈妈的姓名，知道见到熟人要问好，能够很礼貌地与他人问好、道别。能认识几种基本颜色，能够说出简单的几种形状，能有一点时间概念，可以想起物体存在的位置。

此时宝宝已经能很好地听家长讲故事、念儿歌和说话。睡前讲故事、念歌谣应是宝宝每天"必修课"。每个故事至少要讲1～2周，儿歌也要固定几首，短小易记，朗朗上口。经过多次重复，宝宝的大脑就会建立起一个加工系统，使故事和儿歌变成他的内部语言，他虽然还不太会说，但如果家长故意念错时，他会表示不满。然后家长应当尝试让他"接话"，或者接儿歌中最后一个押韵的字。

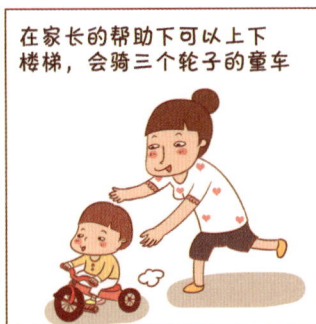

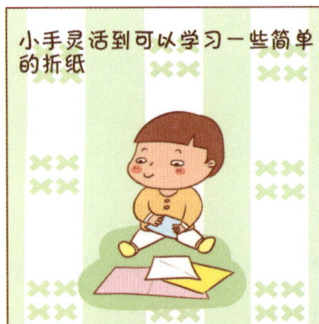

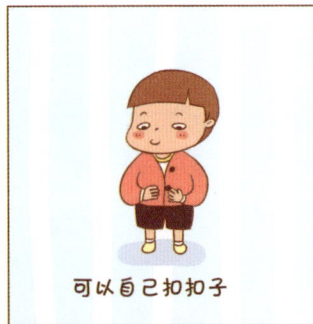

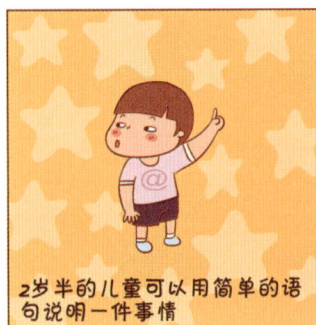

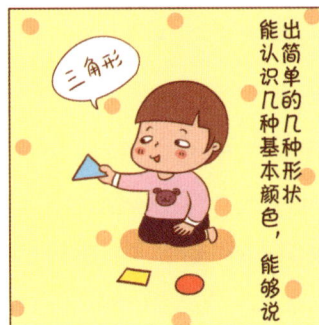

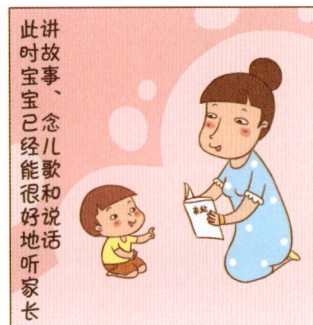

在家长的帮助下可以上下楼梯，会骑三个轮子的童车

小手灵活到可以学习一些简单的折纸

可以自己扣扣子

2岁半的儿童可以用简单的语句说明一件事情

三角形

能认识简单的几种基本形状，能够说出几种基本颜色

此时宝宝讲故事、念儿歌能很好地说话听家长

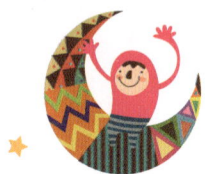

宝宝2岁9个月

宝宝喜欢吃零食怎么办

1.逐渐减少零食。除了饭后吃点水果、下午吃一点点心外，最好是什么零食都不要吃。特别是在饭前不能吃，更不要在马路上看到什么或孩子要什么就买给他吃，即使让他饿一点也不要紧。

2.一日三餐饭菜要可口，讲究色、香、味，以便引起孩子的食欲。

3.吃点心的时间要固定，最好吃家庭自制的新鲜食品，花样要不断翻新。

改掉不良习惯不可能一下子就成功，如果孩子因此在吃饭时不吃，家长千万不要在孩子面前表现得很着急。为了纠正孩子吃零食的习惯，家长首先不要吃零食，要求孩子做到的，父母首先自己要做到，同时父母要采取一致的行动，不要"各自为政"。特别要请爷爷、奶奶一起配合，纠正孩子吃零食的坏习惯。

怎样给孩子选购零食

1.给孩子选购糖果点心时，要注意营养。偏瘦的孩子可选蛋卷、牛奶饼干、奶糖等，以补充蛋白质和热量；缺钙的孩子可选购钙质酥糖、蛋黄酥、鱼干、油饼干等。其他的可根据缺什么补什么的原则，为孩子买一些强化食品。

2.不要给孩子买果冻类食品，虽然这些食品色彩艳丽，非常吸引孩子，但果冻中主要成分是果胶、糖、色素，没有营养价值，况且色素对小儿的健康更是无益。

3.由于点心中添加物质较多，特别是方便面中添加剂不利于孩子正常发育，要少买、少吃为好。

4.买食品时注意不要买颜色过于鲜艳的食品，因为越是这样的食品，色素成分越多。还是应该买无添加剂、无色素的本色食

5.少给孩子买油炸食品及烘烤食品，如麻花、烤地瓜、烤羊肉串等，既不利于消化，也容易因食物污染而影响健康。

6.给孩子买罐头食品时一定要注意出厂日期，现吃现买，不宜久放。

让宝宝午睡的策略

午睡对 2 岁的小家伙还是很重要，因为它可以为好动的宝宝补充体力，让他一直心情愉快地坚持到晚上的睡觉时间。所以，千万别急着让宝宝放弃午睡。如果宝宝哪天没有睡午觉，而那天到晚上睡觉的时候或者在此之前，宝宝开始烦躁，那就说明他白天还是需要睡觉。以下午睡策略有助于让宝宝顺利午睡：

· 为了不与晚上的睡前程序有冲突，你可以使用晚上那套程序让宝宝入睡，只是时间可以短一些。

· 如果宝宝不愿意在自己房间待着，你可以把门反锁上，或者安一个门闩，告诉他睡觉时间到了，不能再出去玩了。

· 如果你也有条件午睡，不妨跟宝宝一起躺下来。

· 如果小家伙还是抗拒午睡，那就让他在自己房间里"安静一会儿"。宝宝有可能会因此睡着，即使没有睡着，这段时间也能让他稍微休息一下。

宝宝是有礼貌的好孩子

· 从"请"和"谢谢"开始教。如果宝宝还不能自然地说这些话，你至少要保证他经常听到你使用这些词。"请你到这里来，好吗？"你也可以经常鼓励他："说'谢谢'。"只要不断重复，宝宝早晚会养成说这些词的习惯。

· 你要做到为人和蔼。经常表现出你对他人的关心和考虑，给宝宝树立良好的榜样。让他听到你说"您好"、"对不起"、"麻烦您"等这些话。

· 给宝宝指明个人行为带来的直接后果。让他看到给人送鲜花能够让人高兴，而打人或者说难听的话会让人伤心难过。

· 有张有弛。宝宝生病或者累了的时候，在礼仪方面，就不要跟他太较真了。

· 期望值别太高。宝宝拿勺的动作对吗？他刚才是不是很大方？别太计较吧，宝宝会越做越好的!

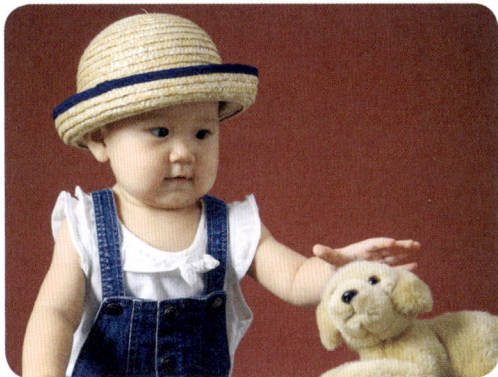

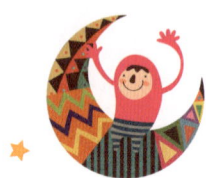

宝宝2岁10个月

宝宝偏食怎么办

矫治偏食并不难，既然偏食是受环境心理因素的影响，是由后天观察、学习中得来的，那么仍可通过重新学习、积极进行心理治疗来矫正偏食行为。心理治疗方法有以下几种。

说教法

父母或老师向儿童说明偏食的害处，告诉孩子各种食物中含有人体最需要的营养成分，如缺少就会影响身体的正常发育和健康。说教要实事求是，要有科学性，举例要生动，这样对学龄儿童或学龄前儿童才会取得较满意的矫正效果。

奖励法

凡对孩子不吃的食物，经过劝导能少量进食时，应予奖励。这首先必须对孩子的需求心理有充分的了解，以便采取针对性的奖励，如有个孩子不吃鸡蛋，经过劝导并说明如果改正就带他到动物园看珍奇动物。孩子为了满足这种要求，吃了鸡蛋以后感到很高兴，味道也很好，以后逐渐就消除了偏食的坏习惯。

脱敏法

即事前不让小儿知道，在他最喜欢吃的食物中掺入不吃的食物成分。如有的孩子不吃牛肉、羊肉、虾、姜、芹菜等，可切成碎末，拌在菜里或拌在饺子馅中，开始少量，以后再逐渐增加，当增加到一定程度后，就自然而然地养成习惯了，此法对较顽固的偏食孩子，常收到良好的改正效果。但施行时需要耐心，不可急躁，一旦获得改正，尚需不断强化巩固效果，否则如放弃约束，其偏食行为往往容易反复。

惩罚法

父母要了解孩子的需求心理，对他不吃某种食物时，可以取消他认为最有兴趣的活动，时间一长，就会达到克服偏食的习惯。

常见的小儿扁桃腺炎

扁桃腺是人体的守门将军，第一道防线。它丰富的血管和淋巴组织，抵抗着各种细菌和病毒的感染，把侵入咽部的病原体挡在门口。当扁桃腺受到感染，就可能发生炎症，这就是宝宝很容易发生的扁桃腺炎。扁桃腺从宝宝 1 岁左右开始发育，4 ～ 10 岁是发育高峰。随着宝宝逐渐长大，抵抗力渐渐增强，扁桃腺发炎也会减少。

急性扁桃腺炎

发生急性扁桃腺炎时宝宝会发高烧，持续好几天，大的宝宝会诉说喉咙痛，有吞咽困难或呕吐。医生检查可发现扁桃腺又红又肿，上面还有白色脓点、脓斑或布满血丝。医生会开给症状缓解药物，并要求卧床休息，摄取适当水分，大部份患者症状约在 7~10 天消退，如果发烧及全身不适现象超过 3 天或确认是链球菌引起时，则需要抗生素治疗，约需治疗 10 天。

慢性扁桃腺炎

急性扁桃腺炎反复发作，如一年中发作 4 次以上可诊断为慢性扁桃腺炎。急性发作时依照急性扁桃腺炎的治疗方法。非急性发作时可能无不适或仅咽部有异物感，检查发现扁桃腺增大，咽部有轻度充血，则视情况给予药物治疗。居家生活中要注意保持口腔清洁，多饮水，注意休息，吃易消化、营养丰富的食物。

要不要切除扁桃腺？

许多爸妈觉得宝宝反复发作扁桃腺发炎很麻烦，想了解什么情况下可以进行切除手术？一般来说，医生不主张切除宝宝的扁桃腺，因为失去了扁桃腺的阻挡，病原体就有可能长驱直入，引起全身感染。而且摘除了扁桃腺后，咽喉部还是会因感染引起发烧、喉咙痛。除非宝宝扁桃腺几乎每个月都要发生化脓性感染，而且高烧不退，并因扁桃腺肥大造成呼吸阻塞等，才考虑切除手术，不过，5 岁前通常不会建议进行手术切除。

超常儿童

2岁宝宝学起东西似乎又快又多。那么你知道在这个年龄段，如何判断自己的宝宝是不是超常儿童或者天才儿童吗？专家认为，有时候，有些宝宝从宝宝期就很明显比其他宝宝学东西快。但对大多数宝宝来说，超常，或者说"天才"（通常是指宝宝的某一个领域比同龄宝宝发育得强、快）的迹象，要等到上小学之后才会变得明显。

超常有很多不同的种类，其中，宝宝在某些领域有才能的现象更为常见。比如说，有些宝宝可能空间或者音乐能力上非常强，而另一些宝宝则擅长体育活动或者语言方面比较强。尽量不要总盯着"超常"这个标签。其实，这么大的超常儿童的需要和他的同龄人别无二致，他也需要来自各方面（包括谈话、图书、户外新鲜空气、不同的游戏等）的刺激，需要接触新的环境和人，同时还要有充分的自由玩耍以及休息的时间。

在这个年龄段，家庭或者能够满足宝宝需要的幼儿园比较适合超常儿童的进一步发展。儿童发育专家认为学习氛围较浓的环境最不适合宝宝，即使那是一个最聪明的宝宝。因为这样的地方会让宝宝去学一些以后很容易就能学会的技能。而对这个年龄段的宝宝来说，为了让大脑功能今后达到最佳状态，创造性、重复游戏以及安全感是大脑发育最需要的三种因素。

未满3岁幼儿不宜吃巧克力

巧克力是一种高热量食品，但其中蛋白质含量偏低，脂肪含量偏高，营养成分的比例不符合儿童生长发育的需要，在饭前过量吃巧克力会产生饱腹感，因而影响食欲，但饭后很快又感到肚子饿，这使正常的生活规律和进餐习惯被打乱，影响儿童的身体健康。巧克力含脂肪多，不含能刺激胃肠正常蠕动的纤维素，因而影响胃肠道的消化吸收功能。再者，巧克力中含有使神经系统兴奋的物质，会使儿童不易入睡和哭闹不安。此外，多吃巧克力还会发生蛀牙，并使肠道气体增多而导致腹痛。因此，3岁以下儿小不宜吃巧克力，稍大一点的孩子吃巧克力要适量，另外牛奶与巧克力不宜同食，有的家长为给孩子增加营养，常常在牛奶中放些溶化的巧克力或吃奶后再给孩子巧克力吃，这是不科学的，因为牛奶中的钙与巧克力中的草酸结合以后，可形成草酸钙，草酸钙不溶于水，如果长期食用，容易使孩子的头发干燥而没有光泽，还经济腹泻，并出现缺钙和发育缓慢的现象。

帮助宝宝克服恐惧感

生动的想象力经常会催生出一些吓人的东西，比如妖怪、巨龙、鬼以及其他夜晚出没的怪物。所以，当宝宝到了可以自己编故事的阶段，他们一般都会怕黑。不过另一方面，你也可以把宝宝怕黑看作是他的认知能力发育得更高级、更复杂的一种象征。怕黑其实就是想象力过于活跃的结果。

以下方式有助于宝宝克服恐惧感：

· 认真对待宝宝的恐惧感。别不当回事或者嘲笑宝宝的想象力。

· 别用太过逻辑的观点看问题。跟宝宝耐心地解释晚上衣橱里不可能有怪物，不会起到任何安慰他的作用。

· 从宝宝的角度观察房间。可能屋里的确有一个像蜘蛛网似的阴影。

· 给宝宝来点亮光。安一个夜灯或者把门廊的灯打开，会让很多吓人怪物消失。

· 给宝宝多一点爱抚。恐惧感通常反映了宝宝日常生活中的某种焦虑感，他可能只是想让你抱抱他。另外，给宝宝安排一套令他开心、有安全感的睡前程序也是很重要的。

帮助宝宝理解数字

"1、2、3！"——宝宝快3岁时，就会开始数数了，尽管可能还数得比较初级。不过，也有些宝宝数数的时间可能会比这个早。宝宝最开始是辨认1和1个以上，他不知道2或6这些概念。到他2岁时，他就能数到2（"1、2"），3岁时，则能说到3。这个时候，如果他能一直数到10，那多半是靠背诵而不是真的明白。这么大的宝宝还不能理解和辨认他所说的数量。

如果你想现在为宝宝以后的数学技能打基础，最好不要教他数数和加法，而要慢慢地让他意识到自己日常生活中的数字概念。

给宝宝多读书，有助于培养他的前阅读能力，让他理解书上的某些符号代表了某样东西。什么是前阅读能力呢？比如，让宝宝看到麦当劳门前的"麦"，能知道那是汉堡店，这就是一个前阅读的例子。你们走路时可以数步子，玩积木时可以数积木的个数。给宝宝买一些有各种图形（比如圆形、正方形、三角形等）的拼图，让宝宝认识这些形状，也是一种前阅读。

宝宝语言发育里程碑

要想知道宝宝的语言发育是否正常，你可以通过观察他的行为以及倾听他说的话来判断。以下是 24～36 个月期间的宝宝应该达到的语言发育里程碑：

· 能听带图画的故事，你讲的时候，他表现得很专注。

· 喜欢看图画书、翻书、给自己看见的东西起名。

· 能够用"是"或者"不是"来回答问题。

· 能够听懂简单的要求。

· 学新词的速度很快。

· 能模仿爸妈说的话。

· 知道他经常吃的食物和用的物品的名称。

· 知道身体各部位的名称。

· 会用自己的名字称呼自己，也知道自己的姓。

· 24 个月的时候知道大约 200 个词，30 个月时知道的词有 450 个左右。

· 24 个月的时候能一起说两个词，36 个月大时能说三四个词的句子。

· 会唱歌，知道一两首儿歌。

如果你觉得宝宝的语言发育不正常，或者突然停滞不前，甚至后退，你就要带他去看专科医生。医生可能会给他做听力筛查和评估，以判断是否有问题，比如听力损失之类的。如果真的有问题，早干预早治疗，会很有帮助。

Tips

有的宝宝喜欢用左手，有的宝宝喜欢用右手，尽量别去干涉宝宝这种天生的偏好，强迫宝宝使用那只他不擅长的手，只会给他带来挫折感，白白消耗他本可以用来提高技巧和学习的能量。

宝宝2岁11个月

宝宝该如何看电视

电视看太多影响注意力

建议宝宝在3岁以前最好不要看电视，最新的研究指出，学步期宝宝如果经常看电视会在未来导致注意力方面的问题，这种影响约在宝宝7岁时显现出来。

电视的情节和现实生活情节是不同的，电视无论是画面还是内容，它们进行、发展、转换的速度都非常快速且刺激。经常看电视的宝宝，久而久之就会把电视中非常态的速度当作现实生活中正常速度，事实上，这种速度却是不自然的。当宝宝习惯快速刺激后，上学后正常的教学情景和进度，会让宝宝觉得太慢、太无聊、太不刺激而无法集中注意力学习，甚至变得好动，进一步导致学习方面的障碍。

宝宝爱看广告

宝宝喜欢看电视的原因就是镜头画面转换的速度够快、够刺激，特别是广告对许多宝宝都很有吸引力，因为广告的画面跳跃快、新鲜、很有视觉冲击力。

0~3岁大脑发育关键期

0~3岁是宝宝大脑发展的关键期。如果此阶段经常看电视，是一种过度刺激，会导致宝宝正在发展中的神经系统发生永久性改变。因此，即使宝宝只是自顾自的玩自己的手指，大脑神经系统也有一定的发展，可是当宝宝长时间专注盯着电视，对于大脑神经系统的发展却是很少的。0~3岁宝宝最需要的是和爸妈或其他照顾者之间直接的互动来发展他在社会、情感、认知方面的技能，而非是靠一台电视保姆。

令人担忧的电视宝宝

许多宝宝会一直盯着电视看，你和他说话，他也像听不到一样，如果换台他还会有意见哇哇叫呢！宝宝看电视非常投入，总是目不转睛地盯着屏幕，如果遮住了他的视线，他会用小手把你推开或大呼小叫。而有些爸妈却觉得反正宝宝看电视的时候可以有时间做自己的事情，只要宝宝不吵不闹就好了，日子一久，就培养出一个反应慢半拍的电视宝宝。

看儿童类节目没问题？

很多爸妈以为可以让宝宝通过观看所谓的儿童类电视节目，来取代宝宝须从生活中实际学习的知识，这也会在以后形成不小的问题。研究发现，学步期宝宝如果每天观看 3 小时所谓的儿童类电视，当 7 岁进入小学时，出现注意力困扰的机率要比一般宝宝高出近 30%。另外，越来越多的家庭，把电视机的声音作为居家生活的背景音乐，家庭中长时间充斥着的电视声音，这也会干扰宝宝正在形成、发展的大脑内部速度，抑制宝宝对问题的反应速度。

看电视和语言发展

很多爸妈认为看电视似乎能发展宝宝在语言方面的能力，其实不然，看电视只会延迟宝宝在语言能力方面的发展。学说话最好的方式是通过和爸妈的双向交流，而不是看电视这种没有互动的单向方式。

宝宝需要直接经验

宝宝通过操作、品尝、扔掷等动作玩玩具，从中学到有关空间、声音等知识，并且发展理解能力，看电视并不能提供同样的感官体验。如果宝宝太热衷于看电视，爸妈就需要发掘宝宝的其他兴趣了。陪伴宝宝一起做他喜欢的游戏，例如多带宝宝参加户外活动、陪他看书、一起玩球等等都很好。

大宝宝每天能看多久电视？

宝宝在 2 岁以前不应该看电视，特别是电视中的暴力情节会让宝宝变得越来越有攻击性，它还是导致婴儿肥胖的原因之一，还会引发宝宝在注意力方面的问题。对年龄大一点的宝宝来说，每天看电视的时间最好限制在 2 小时之内。

而且宝宝的心灵是纯净的，他们的眼睛看到什么，都会留下深刻的印象，如果让他看到不应看到的，他提出的问题也许会让大人尴尬得无言以对！而有些事情，对这么小的宝宝来说，是无法给他一个合理的解释，最好的办法就是把关宝宝看的节目内容。宝宝慢慢长大了，不可能不接触电视，针对节目内容，以及看的时间做出一定限制，这样也不容易产生视觉疲劳，以及不良影响。

吃饭训练大成功

乳牙长齐后便可开始训练

究竟孩子几岁开始可以进行吃饭训练呢？ 0～3岁是学习饮食最重要的阶段，不过还是要视孩子牙齿发育的成熟度而定，最好等20颗乳牙完全长出后，再开始训练。此外，在进行吃饭训练前，可以先协助孩子训练嘴部肌肉的咀嚼和吞咽能力，还有嘴部肌肉的协调度。因为尚为未添加副食品之前，纯奶类的饮食方式只会训练到孩子的吸吮能力，所以建议家长，在婴幼儿4个月左右开始添加粉状或糊状的副食品后，就可以为下一步的吃饭训练做准备了。

做好身心准备，学习事半功倍

为孩子进行任何一项训练，想要事半功倍，家长最好必须自己先做好功课，首要之务就是了解孩子身心发展的状况。当你真正了解孩子的能力和情绪发展后，才能够掌握孩子的学习状况，而且也可以减少许多亲子间的冲突和不愉快。至于，帮孩子进行吃饭训练前，还应该注意哪些事情呢？家长必须挪出充分的时间，并且有十足的耐心，最好还要仔细观察孩子的身心状况是否已准备就绪。以下两个方法，可帮助家长让孩子在进行吃饭训练前，让身心发展就定位：

1.心理准备：以多种食材诱发进食兴趣

家长请准备具有不同香味的食材，多让孩子闻闻看，可刺激孩子嗅觉的发展。同时，也多准备口味不同的食物，让孩子在食物上多方尝试，并藉此观察孩子的胃口是否良好，能否接受新食物的味道。

2.生理准备：提供促进肌肉发展的器具

7～9个月大的婴幼儿已经能够自己坐在餐摇椅上了，家长可准备适合孩子使用、且安全性高的餐具，放在桌上，提供孩子把玩，同时也观察孩子粗细肌肉的运动是否协调，还有抓、取、拿、握的动作是否顺畅。

0～3岁婴幼儿学习饮食的4个阶段

阶段年龄饮食重点

牛奶期：出生～6个月，母奶、婴儿配方奶。

咀嚼期：6 个月～1 岁，添加糊状或粉末状的副食品。

过渡期：1～2 岁，臼齿已有磨牙的功能，可提供固体的绞肉，以及较软的块状蔬菜。

成熟期：3 岁以上，乳齿已完全长好，可如成人饮食。

4 个阶段，用餐时间不再伤脑筋

家有小小孩的父母，想必一到了吃饭时间，就是头痛的开始。大一点的孩子，可能边吃边玩，家长得跟在他屁股后面追着喂；年纪小、刚在学习吃饭的，可能搞得身上、桌上、地上都是脏兮兮。其实训练孩子自己吃饭是有阶段性作法的，只要循序渐进，并从小建立良好的用餐习惯（如一定要在餐桌上进食、不边看电视边吃饭、不可边玩边吃等），等孩子再大一些，亲子双方应能共度一个非常愉快的用餐时光。陈永绮的建议步骤如下：

准备物品：餐桌椅、围兜、塑料碗、塑料汤匙、塑料叉子、学习杯、地板垫材（报纸、垫子等）。

第 1 阶段，建立新的饮食习惯：先由家长喂食。在此时必须建立孩子新的饮食习惯，让他慢慢接受新食物的口感，由液状变成糊状，观察孩子肠胃道的吸收状况没问题之后，再给渐进式给予切成小丁小块的固体食物。

第 2 阶段，从游戏中学习使用餐具：当孩子可以做出抓、取、拿、握等动作后，就代表孩子的小肌肉发展已然成熟。此时，请家长准备适合孩子使用的餐具，例如大小适中的汤匙和碗盘，最好是塑料材质（耐摔），而且是无棱角的设计。然后，可以和孩子一起玩扮家家酒的游戏，饭碗里暂时不要装填食物，先让孩子喜欢拿汤匙，并且在游戏中教导他碗和汤匙的使用方法，等孩子的动作逐渐熟练、心态也准备好了之后，就可以进入实战训练的阶段了。

第 3 阶段，在专属餐桌椅上学习进食：请家长帮孩子准备个人专属的餐桌椅。餐桌椅是训练孩子用餐非常好的帮手，因为餐桌椅具备以下 2 项优点：

（1）可选择适合孩子身材的型号及尺寸。一来可提高孩子用餐的舒适感，并降低其排斥感；二来可建立定点吃饭的习惯，以此加强孩子的认同感。

（2）通常餐桌椅的桌面会设计为可收放式，而在用餐时，桌面必须放下来使用，如此一来可减少孩子乱跑的机会，这样也能够让孩子专心用餐。

第 4 阶段，与成人同坐用餐：4 岁以上的孩子已经经过前面 3 个步骤的训练，也能够自己坐稳后，就能够和成人同桌用餐了。这个阶段是建立良好餐桌礼仪的关键时期，所以请开始灌输孩子正确的用餐观念，譬如：

（1）餐前洗手，饭前刷牙；（2）不要狼吞虎咽，要细嚼慢咽；（3）吃多少、取多少，避免浪费食物；（4）口中有食物时，不要开口讲话；（5）不偏食、不挑嘴；（6）用餐完毕，才能离座。

关于吃饭训练的Q&A

Q：孩子出现不耐烦的反应，怎么办？

A：其实家长最好特别安排一段时间来训练孩子自己用餐，换句话说，也就是请给孩子一段充分的时间学习如何自己进食。假使你期望孩子能够速战速决，而把用餐时间安排的太紧凑、太伧促的话，那么当孩子把餐桌搞得一团乱、又把衣服弄脏时，家长的心情必定会受影响，因而大发脾气，这样一来，只会使孩子更加害怕用餐时间。所以当孩子感到不耐烦时，请马上停止孩子的进食，先好好安抚他的情绪，等孩子的情绪稳定下来之后，再让他继续用餐。

Q：孩子出现拒吃的情形，怎么办？

A：由于4～5个月大的婴幼儿还停留在喜好吸吮的时期，他们并不喜欢咀嚼的动作，所以家长必须先帮孩子做心理建设。若是引导无效的话，通常是因为孩子太过固执，最常见的就是孩子用紧闭嘴巴来表示抗议。不过，这类抗议通常无法持久，因为婴幼儿对于饥饿的忍耐度十分有限。家长只要除了正餐以外，不喂食孩子任何其他食物，等用餐时间一到，他也感觉到肚子饿，自己便会要求进食，此时请提供容易吞咽的食物。

Q：孩子进食量不如预期，怎么办？

A：请家长一方面先观察孩子的进食情形，另一方面也要了解孩子的情绪和身心发展是否已经适合进行吃饭训练，由此找出孩子食欲不佳的原因。如果是因为挑食，像是青椒、茄子、洋葱等食材最不受小朋友的欢迎，家长还是得要想办法让孩子吃，但是千万不要用强迫的手段，建议方法如下：（1）可以利用孩子的喜好去引导他接受不喜欢的食物。例如，吃一块青椒就可以盖一个乖宝宝奖章；（2）改变烹调方式。例如，将孩子不喜欢的食材剁碎，和孩子喜欢的食物混合在一起烹调；（3）利用营养替代品。例如，孩子不喜欢吃牛肉，而牛肉和猪肉都同样富有蛋白质，那么就以猪肉代替牛肉。

应对宝宝的怪异现象

奇怪的"外星人"——自言自语

有些宝宝总是特别喜欢自言自语，或是躺在床上或是坐在桌子边，叽叽咕咕地对自己说着什么。可是家长一靠近，他又不说了。有时候是对着书本或玩具说。旁人也都听不清他说什么，也弄不明白他在想些什么。妈妈很担心，他究竟在跟谁说话？难道是得了自闭症？

其实，这正是宝宝的语言能力迅猛增长，快要达到质的飞跃的标志。一般来说，宝宝到 3 岁左右，他们的语言能力将要有一个巨大的进步——形成内部语言，也就是在心里思考问题，而不用把事情的整个过程都说出来。而宝宝的自言自语就是从外部语言向内部语言转化的一个过渡阶段，在这一阶段，宝宝还不能顺利把自己心里想的内容用外部语言的方式讲出来，所以有人在的时候他就不说了。

倔犟的"反对派"——对立原本

乖巧的宝宝在这个时期，突然变得很不听话了，无论什么事他都会以相反的方式来回应。"反对派"现象在很多 3 岁左右的宝宝身上都会出现。这是因为宝宝的自我意识有了很大发展，他们认为自己能做很多事情。这个阶段，如果总是拒绝宝宝的"好意"，宝宝会觉得爸爸妈妈根本没发现自己已经能做许多事了，久而久之，这种不满情绪就会变成对抗情绪，认为只有和爸爸妈妈对着干才会表现出"我能够做很多事情，我想怎么样就能怎么样"。

出门如小老鼠——怕生

有些宝宝在家里天不怕地不怕，可是到了幼儿园却会哭个不停，不肯跟妈妈说再见，如果看见陌生人或者和爸爸妈妈出去，就会紧紧往妈妈怀里藏，不肯叫人，也不肯跟别的小朋友玩。这可能与宝宝的生活环境有关，如果宝宝一直很少有和小伙伴交往的机会，或者大多数时间都是跟最熟悉的家里人在一起，而很少跟陌生人来往，那就怪不得宝宝那么害羞怕生了。

一般，宝宝到了 6 个月的时候就开始怕生了，这种情况会持续很长时间。到 2 岁以后，他会开始喜欢和别人交往，特别喜欢和同年龄的小伙伴玩。所以，爸爸妈妈要给宝宝创造与同伴交往的机会，常带宝宝到社区里或其他陌生环境增加宝宝和陌生人的接触；在一定时候采取奖励的手段鼓励宝宝在陌生环境中控制自己的情绪；宝宝害怕时，及时支持，不嘲笑他胆小。一段时间后，会有所好转的。

玩具狂型

当家长带宝宝想到公园或朋友家去玩的时候，家长让宝宝挑选一件最喜欢的玩具带上，免得路上无聊。可是他几乎把所有的玩具都装进了包了，甚至包括那些只适合在家里玩的布娃娃。这时，家长不要给宝宝太多的选择，可以把适合带到公园玩的玩具放到一起（即使脏了、湿了或者进了沙子也不至于被损坏的玩具），然后告诉宝宝从这些玩具中挑选一件或两件带上。

记录宝宝的发育进程

在快 3 岁这一年，大多数宝宝的躯干都会长长，宝宝肥慢慢消失。如何判断宝宝的身高和体重是否正常呢？坚持儿保是最好的方法，让医生定期记录宝宝的身高和体重，同时与同龄宝宝的平均数据进行对比。通常来说，2 岁就担心宝宝的个头或体重还太早。因为即使宝宝现在矮矮胖胖，以后的发育和大量的活动都可能会改变他的体形。小时候矮胖，长大后不一定也会如此。

如果医生发现宝宝的确有肥胖的危险，他应该会建议你调整一下宝宝的生活方式。2 岁宝宝如果真的超重，通常是因为家长对他的牛奶与果汁量没有加以限制。如果可能，尽量把宝宝的奶量限定在每天 500 毫升左右，果汁量限定在大约 120 毫升，同时别让宝宝喝饮料，让宝宝喝水或者稀释后的果汁。如果你逐渐地把果汁稀释到一半是水一般是果汁，大多数宝宝是不会注意到其中的区别的。

另一方面，如果你没有咨询医生，千万不要自行更改宝宝的饮食习惯。宝宝现在最需要的是健康的食物以及均衡的营养，以满足身体和大脑目前及今后飞速发育的需要。

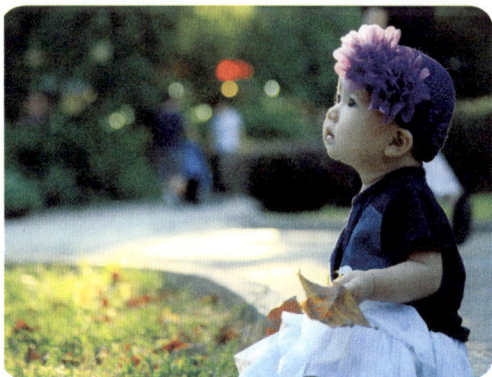

用左手用右手一样好

3岁即可观察出惯用手

确认孩子的惯用手需要透过比较精细的动作，所以观察宝宝是否为左撇子，可从他习惯用哪一只手握笔看出，因为握笔需要的精细动作多，必须透过惯用手才有足够的力气负荷。在3岁之前，若宝宝做什么事都习惯用左手，就有可能是左撇子，但要一直到7岁左右，才会明显表现在握笔、拿筷子等动作上。左撇子大多是先天的，统计数字显示，父母2人都使用左手，子女使用左手的机率较高（26%）；若父母1人用左手、1人用右手，子女为左撇子的机率为19%；当父母2人都用右手时，子女只有9%的机率是左撇子。但是也有社会文化因素使然，西方社会的左撇子就比国内高，并非是遗传所致，而是因为他们的文化对左撇子的包容性较高的缘故。

强迫改右手，不利发展

根据临床观察，现今社会对左撇子的成见不如以往深（100多年前，人们认为左撇子是不正常的生理现象，甚至有人视之为疾病），当父母为孩子的左撇子倾向苦恼，考虑是否矫正为右手，在门诊询问时，经由医疗人员的解说，多半会愿意让孩子保留原来的惯用手。当孩子3岁前，因为年纪尚小，大脑的单边优势尚未建立，左撇子倾向不明显，改变惯用手的影响还不那么大，但若到了6、7岁，已经很习惯用左手，才强迫孩子更改，在生理及心理上都会造成不良影响。

生理影响：口吃、动作不灵活

左撇子宝宝使用右脑的语言区说话，若强迫改为使用右手，变成说话时需使用两边大脑都用，对尚在学习的他来说，反而易混淆，进而造成口吃。在精细动作上亦是如此，强迫改右手后，容易使得惯用的左手失去原有的灵活度，后来强迫使用的右手也难以灵活运用，使得他在精细动作的操作上变得较吃力。

心理影响：抗压性不佳

受生理影响，宝宝在表达及动作上长期处于挫折与无助感中，造成他遇到事情容易紧张、情绪不安、注意力不集中，反而丧失了原先要他改变的美意。

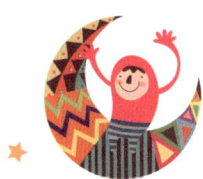

宝宝2岁12个月

宝宝早用筷子的3点好处

曾有学者调查过 50 个不同层次家庭 72 名子女，让家长们回忆其子女用筷子进餐开始时间的早晚。统计发现，使用筷子进餐时间越早的孩子，其智商和动手能力均优于其他的孩子。在日本，学习使用筷子很早就成为了一种幼教措施，而且还规定每年 8 月 4 日为"筷子节"。使用筷子对孩子有哪些好处呢？

1. 强化手的精细协调动作

使用筷子夹食物时，不仅是 5 个手指的活动，腕、肩及肘关节也要同时参与。日本科学家研究发现，使用筷子是一种复杂、精细的运动，可涉及肩部、臂部、手腕、手掌和手指等 30 多个大小关节 50 多条肌肉，一日三餐使用筷子，对儿童来说，是锻炼手功能的好机会。这就解释了为什么使用筷子越早的孩子，动手能力就越强。

2. 促进视觉发育

其实在使用筷子夹食物之前，离不开眼睛的视觉定位，即两眼注视同一目标，再将它们分别所得的物像融合成一个单一具三维空间完整的像。这一过程看似简单，但需要两眼外肌的平衡协调，视网膜黄斑中心凹有共同的视觉方向，以及大脑皮层中枢对成像的完善的融合机制，绝非一日之功！因此，经常使用筷子能促进视觉的发育，对于预防斜视和弱视都是大有帮助的！

3. 健脑益智

正如前面所讲，使用筷子需要依赖手部的精细动作和眼睛的视觉定位，但更离不开脑部通过神经反射，对它们的调节和修正，此即手脑和眼脑反射。从大脑皮层各区分工情况来看，控制手和眼部肌肉活动的区域要比其他肌肉运动区域大得多，肌肉活动时刺激了脑细胞，有助于大脑的发育，从而起到健脑益智的作用。

一般孩子到了 2～3 岁，就喜欢模仿大人用筷子吃饭，有拿筷子的要求，这时父母就应当因势利导，让他们学习用筷子进餐。对初学用筷的小孩来说，用木筷为宜，一是夹住东西后不容易滑掉，二是无色无毒。初学时，先让小孩夹一些较大的、容易夹起的食物，即使半途掉下来，家长也不要责怪。应给予必要的鼓励。

宝宝会偏爱爸爸或妈妈

如果你家宝宝开始偏爱你和你丈夫中的一位，千万别觉得宝宝这是针对你，是他不想要你了。其实，宝宝可能只是某一天觉得只有爸爸能给他读睡前故事，而不是妈妈。

有时候，习惯也是宝宝之所以这么做的理由。比如，如果以前都是妈妈送他去幼儿园，那么当爸爸去送时，宝宝就会因此哭闹。尤为明显的情况是，如果父母中的一方长期出差，那宝宝就更可能会避开他（她）。这是宝宝在用自己的方式告诉你："我真的、真的很想你，不愿意让你离开……我担心你会再次离开。"

你要知道这些都是暂时的。如果宝宝不愿意跟你在一起，千万别往心里去。如果宝宝就愿意跟你在一起，你要特别安排一些需要你丈夫参与的活动，以便你能偶尔休息一下。别太在意宝宝的这些行为，坚持他平常的日程，一切都会再次回归常态的。

不管你做什么，一定不要尝试用特殊的玩具或者放松要求来赢回宝宝对你的喜爱。一旦有这样的先例，宝宝的行为就更不好控制了。再说，宝宝真正想要的（哪怕表面看来并非如此）只是你。

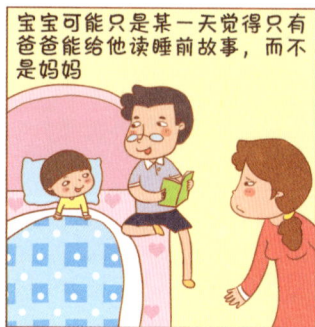

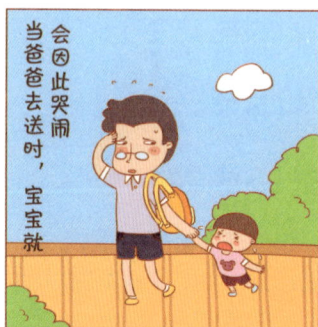

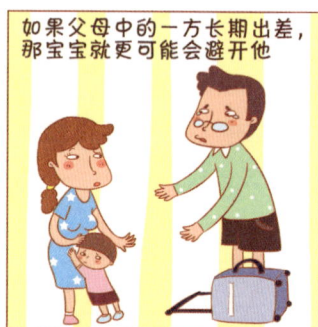

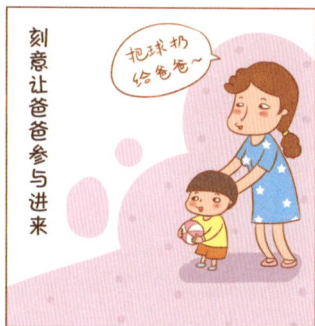

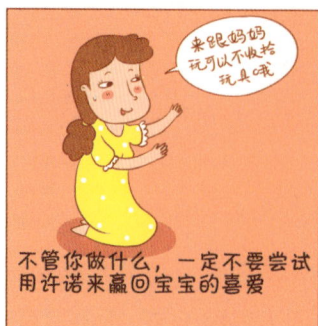

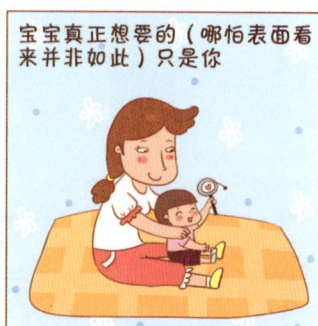

宝宝可能只是某一天觉得只有爸爸能给他读睡前故事，而不是妈妈

当爸爸去送时，宝宝就会因此哭闹

如果父母中的一方长期出差，那宝宝就更可能会避开他

刻意让爸爸参与进来

抱球扔给爸爸～

来跟妈妈玩可以不收拾玩具哦

不管你做什么，一定不要尝试用许诺来赢回宝宝的喜爱

宝宝真正想要的（哪怕表面看来并非如此）只是你

宝宝为什么说谎

对2岁宝宝而言，幻想与真实之间的界限很模糊，这也许能解释他为什么容易说谎。其实，宝宝的本意并不是要欺骗你。相反，他想说一些让你高兴的话，哪怕这些话不是真的。你要让他明白，说真话没有那么可怕，而且你也会帮助他说真话。

比方说，如果他不承认自己在墙上乱画，你要平静地帮他清理干净，然后告诉他彩笔是用来涂色和在纸上画画的。另一方面，可能你没有意识到，其实幽默也能帮助宝宝不撒谎。接着宝宝的牛皮往下说，你再添油加醋一番，宝宝多半可以因此明白自己的故事有多么荒谬。

2岁宝宝的谎言也是他活跃的想象力造成的，而且他相信自己想象出来的某些事情的确发生了。"也许真的是藏在床下的龙把衣服弄了一地。"

有时候，宝宝撒谎其实就是因为他忘了自己做过那件事了。"刚才你是不是把手插到蛋糕的奶油里了？"如果这件事发生的时间较早，而这一天又比较忙乱，那宝宝可能就是不能确定到底是自己做的，还是他的哥哥（或其他人）做的。

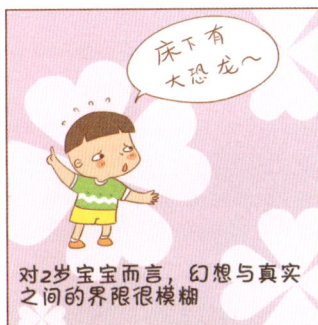

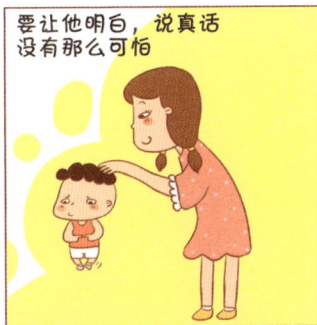

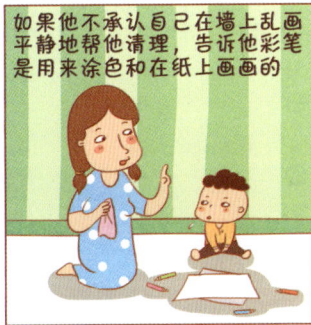

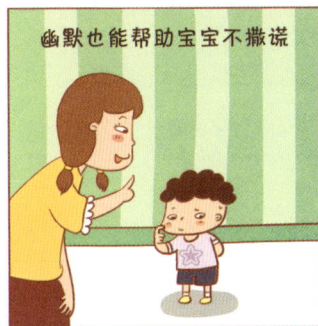

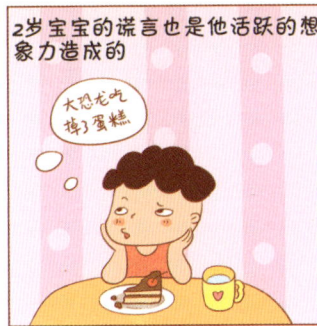

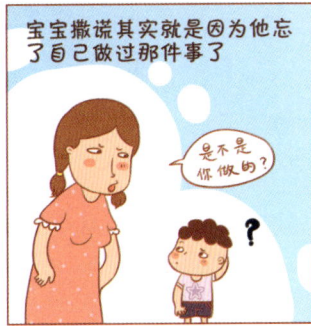

327

给宝宝一本好画册

为宝宝选择好的图画书，通过亲子共读，可以让宝宝在快乐中获得心智的全面发展。但在选图画书时，家长要注意下面的问题：

1. 画面大一点。 此阶段的宝宝生活经验有限，只凭语言欣赏故事还有一定的难度，而图则可以帮助他们理解故事。一本优秀的图画书往往会图文并茂。另外，此时宝宝的视觉和专注力大都还在发展之中，给他们看的插图最好大一些，像一页中放好多小插图的图画书，往往会使宝宝无所适从。

2. 插图需提升审美素养。 鲜艳的颜色固然能够引起宝宝的兴趣，而且在婴儿时期对视力的发育也有一定的积极作用，但是如果总是给宝宝看颜色鲜艳的画面，就像天天给宝宝吃味道特浓的菜，等他长大了，就吃不出菜本身的味道以及菜品的微小调味一样，这很不利于培养宝宝高品质的审美能力。为此，应该让他们从小多接触原汁原味的高品质艺术品。

3. 插图要充分说明文字内容，甚至有所补充。 由于此时的宝宝多数都不识字，他们首先读的是"图"。所以，图画书中精致优美的插图要充分地说明文字的内容，以帮助宝宝理解故事。同时，插图所表达出来的更多细节又可以让宝宝展开想象的翅膀。

4. 文字要朗朗上口，简单易懂。 当宝宝不断地欣赏用简练优美的语言表达生动有趣的故事时，就等于不断地给他的语言浇水施肥，总有一天会开出美丽的花朵。家长在给宝宝选书时，不妨小声念出来，确认是否朗朗上口，简练易懂。

5. 题材可来源于宝宝的生活经验，也可拓展宝宝的生活经验。 这易于使宝宝对题材产生兴趣，同时也有助于他们理解故事情节。随着年龄的增长，以及生活经验的积累，宝宝会逐渐开始对拓展他们生活经验的题材感兴趣。

6. 情节要为宝宝带来惊喜。 好的图画书不仅令宝宝着迷，更为宝宝带来惊喜。带给宝宝一个又一个的惊奇与惊喜的同时，让宝宝爱上读书。

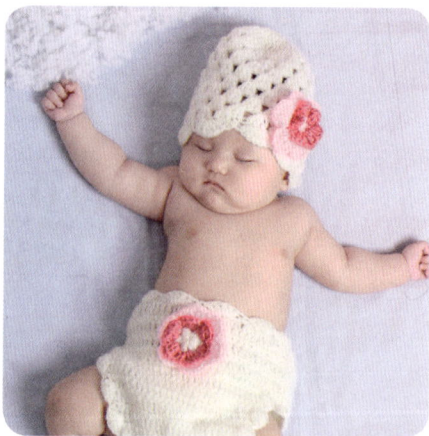

帮助宝宝平安度过患病高峰

　　宝宝这个时期进入幼儿园学习，因为环境的改变，宝宝更容易生病：一方面宝宝依恋父母，精神上波动起伏，思想情绪变化大，正所谓"水土不服"，这时的免疫力会降低，容易生病；另一方面，若班里有一个小孩子患了诸如水痘、腮腺炎、流感、红眼病、传染性肝病等流行性疾病，就会很快地波及集体。对此，爸爸妈妈要做到下面几点：

　　·父母要树立这样一种意识，即3岁宝宝客观上存在这一生病高峰，并注意加强对宝宝的卫生保健工作。

　　·不宜常带宝宝到人多密集的公共场所，尤其是在传染病流行季节，以减少感染疾病的机会。

　　·3岁宝宝活泼好动，独立意识增强，父母要加强对宝宝的监护，以免小儿发生外伤和事故。

　　·结合宝宝生理和心理特点，父母要多和宝宝交谈，以稳定宝宝不安的生长情绪。

　　·注意宝宝营养和口腔卫生，防止"病从口入"，安排宝宝身体锻炼，以增强抗病能力。

　　·做好宝宝入幼儿园前的心理教育，保证宝宝心情稳定，精神愉快。

　　·如果宝宝感染传染性疾病，应注意家庭护理，积极治疗。

　　·积极配合卫生所做好家庭护理，及时对宝宝完成计划免疫。

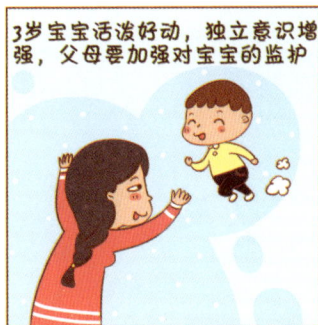

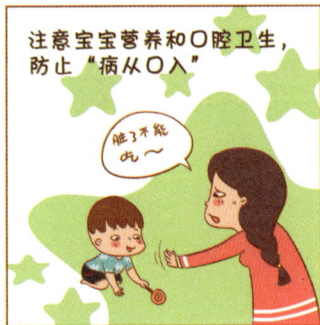

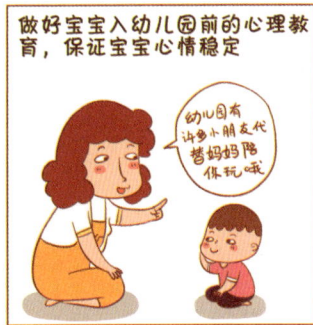

为宝宝拔除有害的牙

宝宝有一些有害的牙是应当拔除的，如：到了换牙的年龄，乳牙迟迟不脱落，妨碍恒牙的正常萌出，恒牙已萌出而乳牙仍未脱落而形成"双排牙"现象，此时应拔除滞留的乳牙。拔牙后，创口一般在 10 日左右基本愈合，在这期间要妥善保护伤口。拔牙后应让宝宝咬住纱布棉球，一方面可以止血，同时也可以使创面的血块凝结起来，有利于伤口的愈合。一般半小时左右出血停止，可吐出。不要老用舌头去舔伤口或吮吸伤口。也不要老是吐口水，因反复吐口水容易引起出血，嘴里口水较多时可咽下去。拔牙后要吃东西需等到 2 小时之后，因为麻醉药能维持 1～2 小时，过早进食会咬伤口唇、黏膜。为了防止冲刷掉伤口内凝结的血块，引发再出血，拔牙当天可以不刷牙、漱口。如果拔牙后仍有较多的出血，甚至能吐出血块时应到医院检查，看拔牙处是否有继续渗血，及时做好止血处理。

宝宝也需要心理保健

有些父母过早要求宝宝控制大小便，违反了生理发育的规律，因为只有经过耐心的训练，宝宝才能有控制大小便的能力。幼儿已能独立行走，与周围环境的接触越来越多，加上语言的迅速发展，他不但能理解大人的简单语言，自己也能运用语言与大人交流。此时孩子往往好奇心强，不停地问这问那，父母对此不应嫌麻烦而加以阻止，应多给宝宝进行言语交流的机会，并通过歌谣和讲故事的形式来增加宝宝的知识。

到 2～3 岁的时候，大人的语言对儿童行为的调节作用明显发展起来。因此，大人要特别注意自己的榜样作用，要从待人接物和处理问题等方面，去初步培养孩子的观点、方法以及道德品质。大约到 3 岁的时候，孩子随着经验和语言的发展，逐渐产生简单的想象。有些父母或外婆、奶奶在处理宝宝不听话时，经常采用恐吓的办法，如吓唬宝宝"狼来了"、"老虎来吃人了"等，宝宝在想象中加以夸大，可引起很大的惊恐。还有些家长因为宝宝不听话而把他单独锁在屋子里，孩子所产生的惊恐想象就更大了。家长这样做，会使宝宝认为外界事物都是可怕的，表现出胆小、畏缩和孤僻等性格特点。

宝宝不爱吃蔬菜的对策

从小让宝宝爱上蔬菜

蔬菜不仅含有丰富的营养，而且它还能在咀嚼中给宝宝提供丰富的口感体验。国外饮食心理方面的专家研究认为，蔬菜的多种滋味，与宝宝日后形成良好的性格及很强的环境适应能力有密切的关系，拒绝蔬菜的宝宝往往有不愿意接受周围环境的倾向。一般而言，幼年时对食物的种类尝试得越多，成年后对生活的包容性就越大，适应环境的能力也越强。

告诉宝宝多吃蔬菜的益处

不失时机地告诉宝宝多吃蔬菜有什么好处，不吃蔬菜会引起什么不好的结果，并有意识地通过一些故事让宝宝知道，多吃蔬菜会使他的身体长得更结实，更不容易生病。

为宝宝做榜样

父母应带头多吃蔬菜，并表现出津津有味的样子。千万不能在宝宝面前议论自己不爱吃什么菜，什么菜不好吃之类的话题，以免对宝宝产生误导。

不强制宝宝吃不喜欢的蔬菜

一些有辣味、苦味的蔬菜，不一定非强制宝宝去吃，包括味道有点怪的茴香、韭菜等，以免严重地伤害宝宝的心理。

从兴趣入手培养宝宝喜欢蔬菜

不要为了让宝宝吃蔬菜，妈妈就轻易地给他许愿，这样会使他更认为吃蔬菜是一件很苦的差事。正确的做法是培养宝宝对蔬菜的兴趣，对蔬菜产生味美的感官认识。儿童心理专家认为，农村的孩子几乎很少有厌吃蔬菜的现象，这与从小形成的良好意识相关。妈妈可通过让宝宝和自己一起择菜、洗菜来提高他对蔬菜的兴趣，如洗黄瓜、西红柿或择豆角等。吃自己择过、洗过的蔬菜，宝宝一定会觉得很有趣。

0~3岁健康长高完全手册

......膳食篇

0~3岁是人一生中长高的第一个高峰期。这个时期，营养最为重要。长高，其实长的是骨骼和肌肉，所以，在孩子的日常饮食中，要格外注意的是，让孩子摄入足够有利于骨骼强壮、肌肉结实的营养成分。

▶ 饮食应荤素合理搭配

孩子长高所需的营养，存在于各种食物之中，而蛋白质、锌、钙、磷、维生素A等营养成分，可直接影响身高的增长；至于铁、核黄素、锌、维生素A等营养成分，亦可影响儿童的食欲和免疫功能，对长高也具有间接作用。

世界上，没有哪一样食品吃了就能长高，比方含有大量的钙和其他营养物质的牛奶，吃多了会导致肥胖或者没有食欲；也没有哪一样食品绝对不能吃，比方汉堡，即含有大量蛋白质。由于偏荤的饮食，容易使孩子的骨龄提前，长高期缩短；而单吃素食，也容易出现营养不良，导致生长缓慢的现象发生。所以，孩子的饮食应荤素搭配且营养充足。孩子若具有偏食、挑食和吃太多零食等不良饮食习惯的话，爸妈一定要予以纠正。至于影响孩子生长的维生素及食物源详细介绍如下：

1. 以钙、锌代表的微量元素

钙、磷是构成骨骼的重要元素，促进骨骼和牙齿的生长。锌则是很重要的营养素。慢性中等程度缺锌患者，会导致生长迟缓；儿童若缺乏锌，还会直接影响骨细胞的分化和增殖。另外，锌对生长激素的合成也有着重要作用。

食物源：钙、磷——牛奶及奶制品（牛奶中的钙质最适合孩子吸收）、鱼类及水产品（海鱼比河鱼多）、紫菜等海菜、鸡肉、豆类及豆制品；锌——动物内脏、猪肉、牛肉、贝壳类；特别提醒：豆苗、青椒、西红柿、西兰花等蔬菜维生素C丰富，有促进钙、铁吸收的作用。

2. 蛋白质

刺激长高的成长激素，主要由蛋白质构成。而蛋白质被充分吸收时，钙才能被完全吸收。另外，肌肉的发育也需要蛋白质。

食物源：牛奶及奶制品、鱼类及水产品、肉、蛋、豆类及豆制品。

3. 多种维生素

维生素 D 对钙质的吸收有极大影响，缺乏维生素 D 会造成小儿佝偻病。维生素 B_2 是成长促进剂。维生素 A、B 族维生素、维生素 C、维生素 D 可促进体内蛋白质进行再合成工作。维生素 A 能提高免疫力，并促进软骨中细胞的活性，还可经由甲状腺激素来影响身高增长。

食物源： 维生素 D——阳光、食品、蛋；维生素 B_2——鱼、肉、蛋、海菜、牛奶及奶制品、豆类及豆制品；维生素 A——蛋、鱼类、动物肝脏；其他维生素——蔬菜、水果。特别提醒：豆油、麻油有利于脂溶性维生素溶解。

4. 纤维素

纤维素可清除肠道内对增高有阻碍的有害成分，并促进养分的消化与吸收。

食物源： 红薯、土豆等块茎蔬菜；韭菜、大葱等粗纤维蔬菜。但芹菜、笋等不利于小孩吸收，所以，不能吃太多，爸妈不妨放在包子、馄饨等里面当作馅来食用。

▶ 奶类食物是关键

帮助 0～3 岁孩子长高的最重要食物，就是各种奶类以及奶类制品。0～1 岁的婴儿，不论是母乳哺喂，还是混合哺喂、奶粉哺喂，每日补充的奶量必须达到 700～800 毫升。而 1 岁后的幼儿，每日补充的奶量，可以是配方奶粉，也可以是新鲜的全脂奶粉，但也须不低于 500 毫升。对于 0～3 岁孩子而言，牛奶里的脂肪绝不会引起孩子肥胖，所以，除非您的孩子被医生特别告诫要喝脱脂奶，否则没有必要让孩子喝脱脂奶。而除了牛奶以外，像西方饮食中常出现的奶酪，对孩子长高也很有帮助。

生活习惯篇

对 0～3 岁孩子而言，会对身高发育有着关键作用的影响，还有睡眠。因为人体生长激素的分泌，对长高有至关重要的影响。根据研究发现，生长激素的分泌高峰出现在孩子熟睡时，亦即晚上 10～11 点之间。也就是说，在晚上 10～11 点之间熟睡的孩子，体内会分泌大量生长激素。

所以，爸妈一定要让孩子在晚上 8 点前睡觉，并让孩子在晚上 10 点能进入熟睡状态方可达到。同时，生长激素的分泌，需要消耗掉部分的热量，所以，孩子非旦不会越睡越胖，反而会越睡越高，而睡眠好的孩子不仅会长得高，体重大多也会较为正常。

户外运动篇

0～3岁的孩子，每天至少要在户外待上2小时，在接受阳光充足照射后，除了能提高体内对钙的吸收外，又能呼吸新鲜的室外空气，进而加速身体的自然代谢。至于0～1岁的孩子，则可由大人带着，每天早晚出门散步各1小时左右，并以孩子感到舒适为原则。而1岁以后，则可让孩子多跑跑跳跳。一般来说，早晨锻炼的效果要比下午来得好。有的家长舍不得让孩子走路，即使2～3岁的孩子，还被整天抱在手里，其实这对孩子的身高发育十分不好。

爸妈应有意识的培养孩子对运动的兴趣，可让孩子从简单的跑跳活动开始，慢慢发展至运动性的游戏。由于运动能加速骨骼中矿物质的代谢，并促进骨细胞对营养物质的吸收，使骨骼强壮、肌肉结实。所以，不同的锻炼方法，对孩子身体生长的影响也不同，例如：跳跃可以牵伸肌肉和韧带，弹跳和跑步能促进下肢增长，而引体向上、垂吊、单杠等运动，亦能促进脊柱生长。但要注意的是，像负重、收缩或压缩性的运动，比如：举重、举哑铃、摔跤等运动，则不利于长高。

助长篇

▶ 鱼类

1. 鳕鱼：高蛋白，低脂肪，具有钙、铁、磷及维生素 A 等营养成分。

2. 鲑鱼：蛋白质、钙质、磷酸盐丰富，还含有维生素 A、B 族维生素。

3. 银鱼：蛋白质较多，富含钙、磷、铁和各种维生素等营养成分。

4. 虾：富含蛋白质、钙、磷等矿物质和维生素 A、B 族维生素等。

5. 海参：蛋白质、钙、铁质含量高，补肾养血。

▶ 肉类

1. 猪肉：蛋白质、锌、铁、维生素 B_1 尤其丰富，营养全面。

2. 牛肉：优质蛋白质

3. 猪腰、猪心、猪肝：富含蛋白质、铁、锌和维生素 A、B_1、B_2。

4. 肉松：食用方便、营养丰富。

▶ 蔬菜

1. 菠菜：维生素的宝库。

2. 芋头：含大量微量元素铜，能促进骨骼新陈代谢。

3. 红薯：胡萝卜素及维生素 C 极丰富，甚至超过胡萝卜中的含量。

4. 平菇、香菇、金针菇、鸡腿菇等菌类食品：蛋白质、钙、铁、磷和维生素齐全，营养丰富，可提高机体免疫力，并增强幼儿体质。

5. 大白菜：俗称百菜之王，含有丰富的锌、钙和维生素 C、维生素 B_2。特别提醒：有的蔬菜中的草酸较高，不易被幼儿吸收，爸妈应避免荠菜、菠菜烧豆腐。

6. 各种蔬菜泥：适合婴儿食用的辅食。

▶ 奶类及奶制品

奶酪：富含适合孩子吸收的钙质，比海鱼类还多。爸妈应让孩子从小吃一些西式食品，营养才会更加均衡。

▶ 豆类及豆制品

1. 黄豆：为优质植物蛋白之王，有植物肉及绿色乳牛之美誉。其中，蛋白质含量高于动物食品，尤其赖氨酸含量多。还有丰富的钙、铁、磷，可促进幼儿骨骼发育，其中所含的卵磷脂，则对大脑的神经系统很有营养。

2. 腐竹：营养全面的豆制品，富含优质植物蛋白、脂肪和碳水化合物，还富含钙、铁、磷、维生素 B_1、维生素 B_2 等营养素，被公认是幼儿的助高食品。

▶ 蛋类及蛋制品

鸡蛋：营养全面、容易消化吸收的优质动物蛋白，也是食物中质量、种类、组成平衡最为优良者，富含所有的必需氨基酸，和儿童容易吸收的蛋白质、维生素 A、维生素 D、维生素 B_2 等。

▶ 水果

1. 猕猴桃：富含维生素 C。

2. 柑橘类：维生素的含量是苹果的 3 倍。

3. 菠萝：具有丰富的果糖、各种维生素及钙、磷、铁、钾等，生津和健胃。

4. 香蕉：含有蛋白质、脂肪，还有多种维生素和果胶、钙、铁、磷及多种。

5. 草莓：含有蛋白质、果糖和钙、磷、钾等多种微量元素及各种维生素，尤其维生素 C 较丰富，健脾和胃。特别建议：进餐前后 1 小时吃水果，可提高机体对钙、铁、锌等营养素的吸收和利用。

6. 鲜果汁：富含维生素，不含任何添加剂。5 个月多大的婴儿已能喝一点加过水的果汁，可摄入丰富的营养，同时也是为宝宝开始吃辅食预做准备。

新妈妈最想要的
婴幼儿护理全书

感谢书中出现的漂亮宝宝，

希望你们健康长大，

平安快乐。

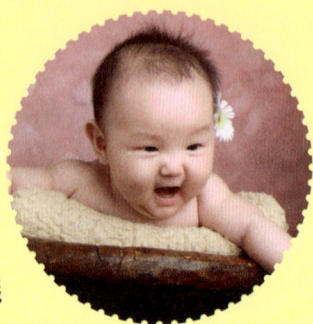

宝宝 翟晨曦

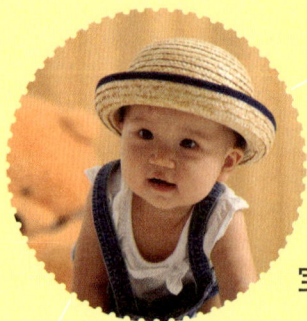

宝宝 乔安然

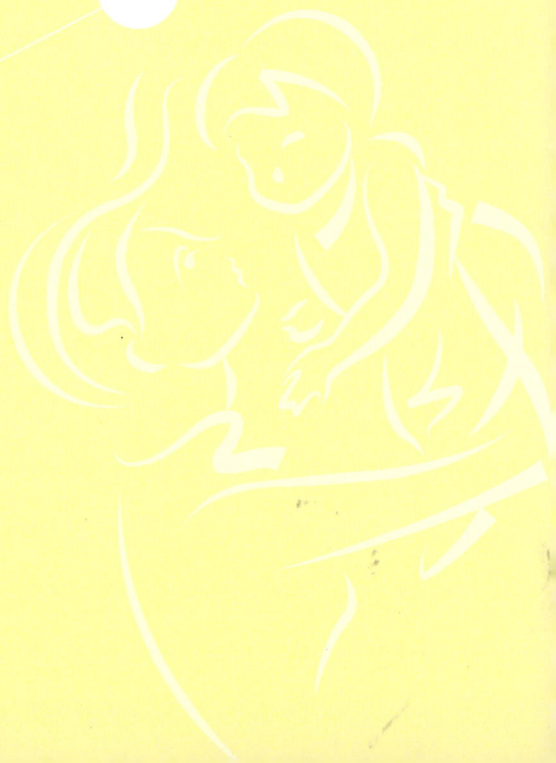